全国中医药行业高等中医药院校成人教育规划教材（专科）

# 药事管理与法规

供药学、中药学、药物制剂、生物制药、中药资源与开发、药物分析等专业使用

国家中医药管理局人事教育司／指导

全国中医药成人教育学会、湖南科学技术出版社／组织编写

主编单位：南京中医药大学

主　编：田　侃（南京中医药大学）

副主编：（按姓氏笔画为序）

万仁甫（浙江医药高等专科学校）

王世宇（成都中医药大学）

李卫平（岳阳职业技术学院）

何　宁（天津中医药大学）

朱晓卓（宁波卫生职业技术学院）

编　者：（按姓氏笔画为序）

万仁甫（浙江医药高等专科学校）

王世宇（成都中医药大学）

卢军锋（江苏畜牧兽医职业技术学院）

田　侃（南京中医药大学）

朱晓卓（宁波卫生职业技术学院）

米　岚（宁波卫生职业技术学院）

江　莹（浙江医药高等专科学校）

李卫平（岳阳职业技术学院）

陈　庆（南京师范大学泰州学院）

吴　杰（徐州医药高等职业学校）

吴颖雄（南京中医药大学）

何　宁（天津中医药大学）

邹　涛（上海浦东新区卫生监督所）

林津晶（福建中医学院）

杨　勇（南京中医药大学）

黄义斌（江西中医学院）

主　审：邵　蓉（中国药科大学）

U0756446

CMS K 湖南科学技术出版社

## 全国中医药行业高等中医药院校成人教育规划教材（专科）
## 编写领导小组名单

主　　任：　洪　净　郑炳生　黄一九

副 主 任：　周　杰　徐英敏　王子寿　黄政德　石　洪

小组成员：（按姓氏笔画为序）

马承严　王仁安　王济平　王彦辉　王慧生

卞　瑶　江　滨　许克祥　刘桂玲　张茂昌

张　志　李献平　李瑞洲　何文斌　何清平

陈革新　陈　莘　邹本贵　周国辉　金卫东

贺新怀　赵冀生　洪　雁　祝　捷　郝达富

贾　勇　聂亚飞　秦祖杰　常富林　曹世奎

黄水清　梁　华　鄂蕴娟　蒋冠斌　韩建民

韩爱丽　游卫平　魏希启　魏东明　戴其舟

办公室主任：　邹海心

# 出版说明

《全国中医药行业高等中医药院校成人教育规划教材》（专科、专升本）是在国家中医药管理局人事教育司精心指导下，首次组织全国二十多家高等中医药院校及全国高职高专学校编写的中药学等专业成人教育规划教材。本套教材的编写，旨在培养适应社会主义现代化建设和中医药事业发展需要的，德、智、体、美全面发展，具备中药学基础理论、基本知识、基本技能以及相关的中医学、药学等方面的知识和能力，掌握一定的人文社会科学、自然科学和中国传统文化知识，能从事中药生产、科研、教学、管理等方面工作，具有良好的职业道德和职业素质，富有创新意识的中药专门人才。

《全国中医药行业高等中医药院校成人教育规划教材》（专科、专升本）根据"政府指导，学会主办，学校联办，出版社协办"的精神编写出版，即国家中医药管理局人事教育司宏观指导；全国中医药成人教育学会、湖南科学技术出版社具体组织；全国高等中医药院校广泛参与，既是教材编写的主体，又是教材的使用单位；湖南科学技术出版社负责教材的出版，并协助政府、学会、院校，提供编辑出版方面的服务和经费支持。这种四位一体的运作机制，旨在有机结合各方面的优质资源，有效调动各方面的积极性，有力保证教材的科学性、权威性、公认性和教学适应性。

2008年1月在湖南长沙召开《全国中医药行业高等中医药院校成人教育规划教材》（专科、专升本）编写出版工作会议；2009年3月26日在北京召开本教材的编写领导小组组长会议；同年8月，在长沙召开全体主编会议。几次会议明确了本套教材的编写遵循以下原则：

1. 少而精的原则：中医药行业成人高等教育的形式为业余学习，均以自学为主，面授为辅。学员多为在职从业人员。因此，教材编写必须掌握理论够用为度，重在实用，便于自学，贯彻少而精的原则。要突出重点，讲清难点，切忌照搬全日制普通高校教材。各门课程教材字数篇幅限制在每面授课时3000字以下（含教学大纲，教学大纲作为附录编入教材）。

2. 循序渐进的原则：中医药行业成人高等教育分专科和本科两个层次，本科教育的适用对象为专升本学员，专科、本科分别编写教学大纲和教材。因此，同一课程的专科、本科教材内容，做到由浅入深，由易到难，逐步深化，紧密衔接，避免了知识点不必要的重复或疏漏，体现循序渐进的原则。各位主编负责同一课程的专科、专升本两个层次教材内容相互衔接，各课程之间的大纲教学内容相互协调。

3. 因材施教的原则：中医药行业成人教育的对象主要在基层，其学习、工作、文化基础条件相对较差。教材编写应正视现实，适应教学需求，避免内容过难、过繁、过宽。另外，本套教材中的中医类课程如《中医学基础》、西医类课程如《解剖生理学》、《药理学》等，编写时注意适应中药专业的需求，体现中医药思维，同时兼顾学历教育和执业资格、职称考试的需求。

中医药行业成人教育是中医药人才队伍建设的一个重要组成部分，尽管我们在全国高等中医成人教育教材上有着相当不错的成绩，积累了许多的经验，但是，中药成人教育教材是在国家中医药管理局人事教育司的指导下首次尝试，前进的道路仍十分漫长，还有许多课题需要我们去探索，还有很多困难有待我们去克服，教材编写是教育事业的一项基础工作，直接关系到教学质量的提高，编好教材不仅需要作者们呕心沥血，更需要教学师生的关心和支持，诸如课程设置是否合理、教学内容详略是否恰当、大纲安排是否切合实际等等，都有待于广大师生提出批评和建议，以便今后修订再版时更臻完善。

最后，我们要感谢参编院校的领导和各位主编、编者，他们为教材的编写做出了无私的贡献和积极的努力；感谢使用教材的院校领导和师生，他们一直关心教材的编写情况，并提出了很多的宝贵建议。由于时间紧，任务重，在编写和编辑的过程中难免存在着各种各样的问题，敬请各位读者谅解！

湖南科学技术出版社

2012 年 6 月

# 前　言

本套教材作为全国中医药行业高等中医院院校成人教育规划教材，是在国家中医药管理局人事教育司指导下，由全国中医药成人教育编委会、湖南科学技术出版社组织编写。本书根据近年对药学、中药学及相关专业人才培养目标的要求与药事管理学教学大纲，组织全国 12 所高等中医药和医药高职院校从事药事管理与药事法规教学和科研一线的教师编写而成。可供全国高等中医药院校和医药高职高专药学、中药学、制药工程及其相关专业使用，也可作国家执业药师资格考试及相关专业的本专科生学习药事管理学的参考用书，并为药学工作者的药学实践提供参考。

所谓药事，就是有关药品、医疗器械以及它们的生产经营者、药房事务及与上述事项相关的事项。药事管理与药事法规是每一位从事药学职业的人的必修课程。本教材在编写内容上力求使学生了解药事活动的基本规律，熟悉药事管理的体制及组织机构，掌握药事管理的基本理论、方法和技术，掌握我国药品管理的法律、法规，使之具备研究该学科知识的能力，提升自觉遵守药事法规的意识，提高药事活动组织管理的能力和水平，并能运用所学药事管理与法规知识指导实践工作，分析解决实际问题。

全书共分十六章，包括绪论，药品、药师与药学服务，药事组织，药事管理法律体系，国家药物政策与相关制度，新药研究与药品注册管理，药品生产管理，药品流通管理，医疗机构药事管理，药包材与药品标识物管理，药品价格和广告的管理，药品上市后再评价与不良反应监测，特殊药品管理，中药管理，药品知识产权保护，国（境）外药品监督管理及法规。

本教材有以下几个特点：一是在每章的开篇部分有学习要求、教学安排、学习内容概括等，帮助学生理解和掌握重点内容；二是增加国家药物政策与相关制度等内容，阐述了药事领域中的国家政策要求及其与药业可持续发展的相关内在联系，有利于提高学生对药事管理的宏观把握，强化学生的社会责任感；三是紧跟时代脉搏反映信息和法规的时效性，及时收录药事管理的最新信息和最新发布的法律法规内容，并进行了较为全面的解读；四是每章后设复习思考题，引导学生研究、复习和讨论。

本教材的编写分工，按各章的顺序其执笔人分别为：第一章田侃（南京中医药大学）；第二章李卫平（岳阳职业技术学院）；第三章朱晓卓（宁波卫生职业技术学院）；第四章江莹（浙江医药高等专科学校）；第五章吴杰（徐州医药高等职业学校）；第六章杨勇（南京中医药大学）；第七章王世宇（成都中医药大学）；第八章万仁甫（浙江医药高等专科学校）；第九章何宁（天津中医药大学）；第十章黄义斌（江西中医学院）；第十一章林津晶（福建中医学院）；第十二章卢军锋（江苏牧医职业技术学院）；第十三章米岚（宁波卫生职业技术学院）；第十四章吴颖雄（南京中医药大学）；第十五章陈庆（南京师范大学泰州学院）；第十六章邹涛（上海浦东新区卫生监督所）。田侃、何宁和朱晓卓一并进行了统稿，田侃和朱晓卓共同整理编写了本书附录，在中国药科大学邵蓉教授完成审读后，全书由田侃定稿。

本教材在编写过程中，得到了湖南科技出版社和各编委单位的大力支持和帮助，特别是宁波天一职业技术学院的朱晓卓老师承担了大量事务性工作，南京中医药大学经贸管理学院研究生樊亭亭、邵振、喻小勇及李晓同学也对本书的编撰做出了贡献，此外，全书在编撰过程中还参阅了国内外有关专家、学者的著作、论文等，在此一并表示衷心感谢！

由于编者水平有限，书中的不妥之处和错漏在所难免，我们诚恳地期待着药事管理学科领域的同仁与广大的师生读者提出宝贵意见，以便进一步修订、完善。

《药事管理与法规》(专科)编委会

2012 年 6 月

# 目　　录

# 第一章 绪 论

## 【目的要求】

1. 掌握药事管理的涵义；药事管理学的内容；药事管理学的研究步骤；药事管理学的研究方法。
2. 熟悉药事管理的主要内容；药事管理学的概念。
3. 了解药学及药学的社会功能；药事管理的发展；药事管理学的创建；药事管理学的基础理论。

## 【自学时数】

2 学时。

药学是指研究药物与人体或药物与各种病原微生物体的相互作用、规律以及药物的来源、成分、性状、作用机制、用途、研发生产、经营、使用、管理及药学职业等的广泛概念，一般由药学科学、药学职业、药事机构等构成。从药学现在所起和能起的作用来看，其社会功能主要有研发新药、产销药品、合理用药、培养人才等。现在"药事"为药学事业的简称，泛指所有与药品有关的事项。根据我国《药品管理法》以及国家《关于卫生改革与发展的决定》的规定，"药事是指与药品的研制、生产、流通、使用、价格及广告等活动有关的事项"。

药事管理是以药品为对象，以药品的质量与使用安全为核心，围绕与药品有关的各类事项开展的各种管理活动。药事管理的任务是保证患者有效、安全地获得药品的使用，药事管理的核心是药品质量与使用安全。药事管理的特点主要包括专业性、政策性、实践性和综合性四个方面。

药事管理的主要内容包括药事管理体制、药品质量管理、药品法制管理、药品注册管理、药品生产、经营管理、药品使用管理、药品包装、说明书、广告与价格管理、特殊管理药品的管理、中药管理和中药现代化、药品的知识产权保护、药学技术人员的管理。

了解药事管理学的研究内容，熟悉药事管理学的研究步骤和研究方法并将其运用到实践中去。

# 第一节　药学与药学事业

## 一、药学及其形成

所谓"药学（pharmacy）"，源于希腊文"pharmkeia"，原意是"药"、"毒"或"魔力"。我们这里所说的药学是指研究药物与人体或药物与各种病原微生物体的相互作用、规律以及药物的来源、成分、性状、作用机制、用途、研发生产、经营、使用、管理及药学职业等的广泛概念，一般由药学科学、药学职业、药事机构等构成。

药学科学是指由药剂学、药理学、药事管理（社会与管理药学）等学科组成的科学，多属自然科学范畴，当药学的研究集中在药物与人的相互作用方面时，由于人兼有自然属性和社会属性，因此其所包含的医院药学、药物经济学、药品营销学、药事法规等则更多地显现社会科学属性。药事管理学运用的研究方法和基本理论以属社会科学范畴的管理学和法学为主，而其研究的范畴又属于药学领域，所以药事管理学具有自然科学和社会科学的双重属性。

药学职业一般是指遵循药学伦理准则，为人类健康事业服务，依靠药学服务的收入为生的一种行业工作。从事这种职业的人员应系统学习药学科学的专业知识，掌握药学专业技术，具有相应的工作能力，应通过国家执业资格考试并合格，一般应拥有相应的药学专业技术职称。

药学机构主要有药学专业或行业领域的生产经营企业、社会团体、研究机构、教学机构、专业服务机构、检验机构以及监督管理机构等。

药学学科是逐步形成和发展的，药学科学和药学职业虽是不同范畴的概念，但二者相辅相成，密切相关。从各国各地区药学科学和药学职业形成的历史进程看，其形成过程一般可分为四个阶段：原始社会的医药、古代社会的医药、医药分业、现代药学。

1. 原始社会与古代社会的医药

原始社会的人们为了保护生命，人们在与大自然、疾病抗争的同时又盲目求助于大自然，认为人的生老病死由鬼神决定，所以常用祈祷咒符来治病。与此同时，在找寻食物的偶然过程中，人们逐渐发现某些物质可以减轻症状。原始社会里巫师充当了缓解病痛的使者，他们主要利用精神力量，也辅以一些物质来为人治病。随着社会分工的出现与深化，巫师在当时成为帮助人们寻求精神寄托的人，逐步演变为固定的宗教职业甚至治病者即最早的医生，这种职业的分化经过了较为漫长的历史时期。在现代社会，只有极少数地区仍有巫医，大部分早已禁止了巫医。

随着语言文字的出现及社会的发展，人们把伤病及其治疗方法和物质记载下来并传承给后代，逐渐形成书籍，如中国的《黄帝内经》、《神农本草经》、古希腊的《医典》、古埃及的《伊伯氏纸草本》等，公元9～13世纪阿拉伯文明在医学尤其是药学原理和技术上都有着卓越的贡献。这些都促成了医药学的发展，并初步形成了医药的独立职业。中医药在人类医药学发展史中占有重要的位置，目前在世界上仍有相当大的影响，从历史来看，中医中药的职业是一体的。

2. 医药分业与现代药学

医药分业通常是指药学从医学中分化出来，其结果是形成了医药行业的各自的社会独立职业。各国实行医药分业的背景、方式、过程及时间均不相同。1240 年，意大利西西里腓特烈二世（Fridich Ⅱ）出台的卫生法明确规定：药学从医学中分离；官方直接监督药学实践；用誓言保证制备的药品的可靠，并按照熟练的技艺，保证质量均匀一致等。这些法令对欧洲国家的医药行业产生了深远的影响。1617 年，英国法令中确立了药剂师是社会行业中的独立部分。我国医药分业较晚，直到 1911 年民国政府才在相关机构的文件中规定："审认、认可药剂士资格，发给或取消药剂士资格，对药剂业进行监督。"但此后因种种因素，中国医药分业进展缓慢。经过漫长的发展，现在世界上绝大多数国家实现了医药分业。

药学对提高人们生活质量、延长生命具有特殊的意义，作为一门独立的学科，其发展日益规范、深入，已成为包括药品研究、生产、经营、使用、药事组织、药学教育等内容的庞大体系。二战结束后，随着全球社会的快速和平发展，大多数国家先后建立健全了药事管理机构和制度，颁布和实行了药品及药事管理法律，促进了全球药学事业的迅速发展。

**二、药学的社会功能**

从药学现在所起的和能起的作用来看，其社会功能主要有研发新药、产销药品、合理用药、培养人才等。

1. 研发新药

药品是药学根基，民众期望药学能不断研制、开发新药，并提供源源不断的新产品，来防治疾病和延长寿命。研发新药具有专业性和趋利性的特点，它既能为医患双方提供疗效好、不良反应小、安全性高的药品，又能产生巨大的经济效益，同时促进医药学的不断发展。

2. 产销药品

产销药品是药学行业的基本任务。药品的生产具有品种规格多、更新换代快、质量要求严和技术程度高的特点，药品在物流与推广的各环节都有特殊的要求，以确保安全、有效的药品及时准确地供应给医疗机构和患者。近年来，我国制药工业和医药商业虽然始终保持着较高速度的增长，但我国的医药产业的国际竞争力尚不强。

3. 合理用药

20 世纪 30 年代以来，由于药品品种的急剧增加，药害事件不断发生，合理用药备受社会关注。至 20 世纪 60 年代，随着医药学的发展和社会需要，临床药师职业应运而生，作为医药行业新生的保障用药安全的关键岗位，在合理用药中起着较大作用，相应地在药学高等教育中也增设了临床药学专业和药学博士学位，这些均反映了药学的新发展。

4. 培养人才

现代药学教育始于 19 世纪初，20 世纪 80 年代全球很多国家的高等药学院校和药学职业学校的设置越发普遍，设置了药学、制药工程、生物制药等专业，在我国还设置了独具特色的中药学等专业。药学教育还在一定程度上担负起药师、药学技术人员继续教育的任务。在药学行业内，药品生产、经营以及药学教育、研究等系统内逐渐形成了若干社会群体如药业工程师、药师、药商、药学教育以及药学科研人员等，并由他们组成学术或行业协会及社团。随着药学的进一步发展，又形成了各种社会组织机构如药品管理机构、药品生产企业、药品经营企业、社会药房等。这些药学机构通过对药学人才的整合、培养与使用，为药学事业的发展创造了更好的条件。

### 三、药学事业

我国古代文献中早有"药事"一词，如我国史书《册府元龟》记载："北齐门下省尚药局，有典御药二人，侍御药二人，尚药监四人，总御药之事。"反映当时的药事多为与皇族用药求医相关的事宜。随着社会发展，"药事"的含义也在不断变化，古代药事及其规制先从皇族用药扩展至军队用药事宜，至近现代，药事更有了日益广泛的含义，如二战结束后日本颁布的《药事法》规定"药事"是指与药品、药品用具及化妆品的制造、调剂、流通、授予等有关的事项。现在"药事"为"药学事业"的简称，泛指所有与药品有关的事项。

我国《药品管理法》以及国家《关于卫生改革与发展的决定》规定："药事是指与药品的研制、生产、流通、使用、价格及广告等活动有关的事项。"对应的英文是 pharmaceuticalaffair。

## 第二节  药事管理与药事管理学

### 一、药事管理的含义

#### （一）药事管理的概念

"管理"是对组织的资源进行有效整合以追求最有效地达成组织既定目标与责任的动态创造性活动，是一个过程。其核心是用最小的投入获得最高的效率和最大的效益。

药事管理是以药品为对象，以药品的质量与使用安全为核心，围绕与药品有关的各类事项开展的各种管理活动。药事管理的任务是保证患者有效、安全地获得药品的使用，药事管理的核心是药品质量与使用安全。

狭义的药事管理又称药政管理或药品管理，是指国家对药品及药事的监督管理，以保证药品质量，提高药品疗效，保障用药安全，维护民众身体健康和用药的合法权益，对应的英文有 drug administration，或 pharmaceutical affairadministration。广义的药事管理泛指国家对药品相关各类事项的管理，对应的英文是 pharmacy administration。

#### （二）药事管理的特点

药事管理的特点主要包括专业性、政策性、实践性和综合性四个方面。

##### 1. 专业性

药事管理的核心是对药品的质量管理。药品从研发、标准制定、审批、生产、质量检验、经营、临床使用、不良反应监测、再评价以及药品监督管理，其过程复杂，涉及的部门较多，技术性较强。要做好药事管理，必须熟悉药品情况，掌握药学专业的基础知识、技术方法等。

##### 2. 政策性

药事管理必须依照国家有关药事管理的法律、行政法规、部门规章等，行使国家对药学事业的管理权力，具有很强的政策性。政府主管部门代表国家对药品进行管理时，必须以法律、政策为依据，与不同部门、人员沟通，做到公平、公正、合理、科学。

3. 实践性

药事管理是一项与实践紧密相连的工作。药事管理的理论、方法，甚至法律规范都是在药品生产、经营、使用、管理的实践基础上总结形成的。它们基于药学实践的进步与变化，也需要不断修订、完善，使药事管理工作在实践中不断改进和发展。

4. 综合性

药事管理的系统性很强，涉及药学事业的方方面面。管理者必须综合运用药学、法学、管理学、社会学、伦理学、心理学、数学等多学科的知识与方法，才能进行科学有效的管理。

（三）药事管理的发展

药事管理的发展也会受到社会、经济、历史及文化传统等因素的影响，概括地说，药事管理的发展大致经历了三个阶段。

1. 巫医分离后的医药管理

在欧洲文明发展之前，古代东方一些国家的巫医就已分离，并产生了医药知识技术，形成了国家对医药卫生最初的独立法来管理。如公元前 18 世纪，古巴比伦汉谟拉比王朝颁布的法令中，就有两条惩罚医师使人致死、致残的条文。中国也是古代建立医药管理制度最早的国家之一。《周礼》记载，公元前 11 世纪西周武王时代，就建立了六官体制，属天官管理的医师为"众医之长……掌众医之政令，聚毒药以供医事"。到了宋元时期，朝廷设置了掌管帝王用药的御药院和掌管药物的尚药局。

古代的医药管理完全为皇族及统治阶层服务，主要表现在：①国家医药管理的目的，最早是为保证王公贵族的药品供应与用药安全，后逐渐扩展为保障战争需要和防止瘟疫流行的药品供应；②方便供给的长期的医药合一的管理体制；③以集中的行政管理为主，有惩罚误用或用假药致人死亡的刑律，以及后来出现的用于管理药品质量的医药书籍。

2. 医药分家后的医药管理

药事管理的兴起、发展主要在 13～18 世纪。其表现有：首先开始了药事管理的立法活动，推动了医药行业的发展，如 1407 年热那亚市颁布的著名的《药师法》，制定了欧洲早期药师职业的法定标准；1683 年布鲁市颁布法律，禁止医生为自己的患者配药。其次，政府颁布了国家法定药品标准，如中国唐朝政府的《新修本草》是世界上第一部由政府颁布的药典。再次，药房业务日益发展，逐渐成为药物研制、销售及早期药学教育的重要场所，也成为药事管理重点监管对象。最后，出现了由药师、药商组成的行业协会及行业自律的药事管理活动的开展，如 1617 年在伦敦成立了药师协会（英国皇家药学会前身），标志着欧洲药学独立职业的建立及药事管理范畴的扩展。

3. 现代药事管理的发展

20 世纪 60 年代以来，随着药学事业的快速发展，药物品种越来越多，为了保证药品质量，确保用药安全，世界各国都制定和完善了本国药事相关的法律、法规，形成了符合国情的药事法律体系。国际上也建立了世界卫生组织（World Health Organization，WHO）、联合国麻醉品委员会（United Nations Commission Narcotic Drugs，UNCND）、国际麻醉品管制局（International Narcotic Control Board，INCB）、国际药学联合会（Federation International Pharmaceutical，FIP）等组织，形成了国际药典、麻醉药品和精神药品管理等国际药品标准与公约，从而使得药事管理向法制化、科学化、国际化的方向发展。近几十年，药事管理的内容从过去多单一的医药商业管理，发展为药品研发、生产、流通（含药品的价格、广告)、使用等的全过程管理。

## 二、药事管理的内容

### (一) 药事管理的目的

药事管理的目的是加强药品质量监督管理,确保药品质量,保障药品使用安全,维护民众身体健康和用药的合法权益。药事管理可分为宏观与微观的药学事务管理。宏观的药事管理是指国家对药学事业的管理,包括药品监督管理、基本药物管理、药品储备管理、药品价格管理、医疗保险用药和定点药店等的管理;微观的药事管理是指药学事业中各环节内部的管理,包括药品研发管理、生产管理、经营管理、药学服务管理、价格管理、医疗保险用药销售管理等。

### (二) 药事管理的方法

管理方法是指各种能够实现管理职能、完成管理目标、保证管理活动顺利进行的方法、手段和措施等。在药事管理中常用的方法主要有以下几种:

#### 1. 法律方法

依法管理在药事管理中占据了主导地位。在药品研发、生产、经营、使用过程中,通过严格遵循药事法,控制药学实践的各个环节,规范行为以保证药品质量。依法严惩制售假、劣药行为以增强药品生产、经营企业的约束力。坚决查处违法案件,对触犯刑律的,应追究其刑事责任。

#### 2. 行政方法

行政方法是指国家各级药品监督管理行政机构采用命令、规定、通知、颁行指令性计划及规章制度等手段,按照行政系统的行政辖权,对药品、人员、药事组织等进行管理的方法。行政方法具有权威性、强制性、时效性、针对性等特点,例如,可以针对某一药品、某一事件及时发布行政通知,处理一些具体的药品质量问题等。由于药品的特殊性,各国都强化了药品的行政管理方法。

#### 3. 技术方法和咨询方法

药学专业技术人员使用先进的质量检验仪器、采用新的检测方法可提高技术监督水平。药品行政管理机构在实际工作中,咨询专家意见,进行科学决策的规范操作可提高药品质量监督管理的效率。如在药品研究资料的审查、药品标准的制定、药品不良反应的确定、药品生产质量管理规范(Good Manufacturing Practice,GMP)和药品经营质量管理规范(Good Supplying Practice for Pharmaceutical Products,GSP)的认证等管理中,均应咨询相关领域专家的建议。

#### 4. 经济方法

经济方法是指运用价格、税收、信贷、投资、利润等经济手段对药品的生产和经营企业、医疗机构进行管理的方法。近年来,对药品采取政府定价、政府指导价与市场调节价并存的多种价格体系;采用GMP、GSP认证等优质优价定价方法;规定医疗机构药品独立核算、照章纳税;尝试医药分业、药房托管;对中药现代化研究加大投资力度等。随着市场经济的发展,经济手段将越来越多地应用于药品管理领域。

### (三) 药事管理的主要内容

#### 1. 药事管理体制

是指运用社会科学理论,通过分析、比较、设计等手段,研究药事工作的组织方式、管理制度和管理方法，以完善药事组织机构管理、优化职能配置和运行机制，减少行业、部门之间的重叠，提高管理效率。

### 2. 药品质量管理

药品质量管理的目的是保证药品的安全有效，维护民众的生命健康权益。其内容包括研究药品的特殊性及其管理办法，制定药品质量标准，制定影响药品质量标准的工作标准，制定国家基本药物目录，实施药品分类管理制度、药品不良反应监测报告制度、药品公报制度，对上市药品进行再评价，整顿与淘汰某些药品品种，并对药品质量监督、检验等进行研究。

### 3. 药品法制管理

药事管理中非常重要的一项工作就是药品和药事实践管理的立法与执法。随着药学与药学事业的不断发展，亟待不断完善药事管理法规体系，对过时的或不适用的法律、法规、规章、办法、条例等应尽快修订，以便药学人员在实践工作中更好地辨别合法与不合法，做到依法办事，并具备运用药事法的规范要求去分析和解决药品在实际生产、经营、使用及管理等环节存在问题的意识和能力。

### 4. 药品注册管理

药品注册是指依法定程序，对拟上市销售药品的安全性、有效性、质量可控性等进行系统评价。药品注册管理主要对新药研究进行管理，对新药的分类、新药临床前研究质量管理、临床研究质量管理及其申报、审批进行规范化、科学化的管理，制定实施管理规范，如《药物非临床研究质量管理规范》（Good Laboratory Practice for Nonclinical Laboratory Studies，GLP）、《药物临床试验质量管理规范》（Good Clinical Practice，GCP），建立公平、公正、高效的评审机制。

### 5. 药品生产、经营管理

运用科学的原理和方法，研究国家对药品生产、经营企业和企业自身的管理，研究制定科学的管理规范如 GMP、GSP，指导企业生产、经营活动。药品生产企业自身应根据 GMP 组织生产，药品经营企业应依据 GSP 组织经营，国家对药品生产、经营企业符合规范的情况组织认证和有效地督查。

### 6. 药品使用管理

药品使用管理的核心是保证用药的有效与安全。药品使用管理的重点是药房管理，涉及药房的作用、地位、组织机构，药师的职责及其能力，药师与医护人员、患者的关系及信息的沟通和顺利交流，药品的分级管理、经济管理、信息管理以及临床药学、药学服务的管理等。

### 7. 药品包装、说明书、广告与价格管理

药品包装管理包括药品包装材料及容器的管理，药品标签和说明书的管理。药品的包装直接影响到药品质量，与药品运输、储存和使用密切相关。药品的标签、说明书是药品使用的基本信息，它可以指导人们正确地经销、保管和使用药品。规范药品标志物（包装、标签、说明书等）能保证人们用药的安全、有效。运用经济学、管理学、社会学的原理和方法，研究药品定价原则，定价办法；建立合理的药品广告审批管理制度，研究处方药、非处方药广告内容的管理；制定、实施药品价格、广告管理的法律规范，加大对违法案件的处罚力度。

### 8. 特殊管理药品的管理

特殊管理的药品是指麻醉药品、精神药品、医疗用毒性药品和放射性药品，特殊管理药品在研发、生产、经营、使用、运输、进出口等各环节均实行严格的管制，国务院已对这四类药品颁布了相应的行政法规或部门规章进行依法管制，该四部法规文件为《麻醉药品和精神药品管理条例》、《医疗用毒性药品管理办法》、《放射性药品管理办法》。

9. 中药管理和中药现代化

中药是中华民族大家庭的传统药，是祖国医药学的重要组成部分，独具特色和优势，与西药共同承担着保护我国民众健康的法定任务。加强中药管理，保护野生药材资源并予合法开发利用，提高中药质量，发展中药产业，推进中药创新已成为我国医药产业和科技进步的重要任务。研究中药的管理，对加速中医药事业发展，提高中医药整体管理水平具有重要意义。

10. 药品的知识产权保护

主要内容包括知识产权的性质、特征、知识产权制度体系尤其是专利法，运用知识产权保护相关法律对药品知识产权进行保护，涉及药品的商标保护、专利保护以及必要的国内外涉药行政保护的法规内容。

11. 药学技术人员的管理

在药事管理中，药学技术人员的管理尤为重要。保证药品的质量，首先要有一支依法经过资格认定并获得资格证书的药学专业技术执业人员队伍。因此，培养药学专业人才，研究药师管理法制、执业资格、继续教育等是药事管理学中不可缺少的内容。

## 三、药事管理学

19 世纪以来，随着自然科学的飞速发展，药学逐渐分化形成了化学、生物学、工程学等为方向的药学各分支学科。药学科学的发展，使药品的品种和数量快速增长，大量新药上市，药品商业也日益繁荣，但许多问题也随之而来，如新药所带来的药害、假劣药的危害、药品的不合理使用、药物特别是抗生素类药物的滥用等。因此，必须保证药品的质量，规范新药的研发，规范药品的生产、经营活动，正确宣传医药知识，防止药物滥用并做到合理用药。这就迫切需要政府有关部门健全药事管理组织，制定实施药品管理的法律来规范人们的行为；也迫切需要政府有关部门制定药品标准，使科研、生产、经营、使用单位及其工作人员都能共同遵守。同时更加需要设立一门独立的专门学科，来研究药学事业管理中面临的各种问题，总结药品管理及药事各个部门运作的规律和方法，用于指导日益庞大的药事活动及管理工作，提高药事工作质量。药事管理学（the discipline of pharmacy administration）作为研究药学知识，特别是由此拓展而来的药事管理活动的一门新学科，于是应运而生。

（一）药事管理学的概念

药事管理学作为一门尚处于发展中的新型学科，其概念目前学界尚无公认的统一说法。

美国学者 Manasse and Rucker 认为："药事管理学是药学科学的一个分支学科，它的研究和教育集中于应用社会、行为、管理和法律科学，去研究药学实践中完成专业服务的环境的性质与影响。"

美国明尼苏达大学药学院认为："与现在的以强调药物的合成、分离、吸收、分布、代谢、机制、活性物质等方面的药学学科比较，社会与管理药学（亦即我国学者所称的"药事管理学"）研究的是药学的另一个系统，它研究药师、患者、其他医药卫生人员的相互关系、表现、行为、报酬、服务、教育；它研究这一系统与环境的关系。"

我国有学者认为，药事管理学是药学科学的分支学科，是一个知识领域，是应用性很强的一门学科。它的理论基础与研究对象，与药学其他分支学科（如药剂学、药物化学、药理学、临床药学等）不同，具有社会科学性质。它应用社会学、经济学、法学、管理学与行为科学的原理和方法，研究药学事业中的生产、分配、人员、机构、信息；研究社会、经济、法律与伦理、历史与文化等内外环境因素，以及管理因素对药学事业的影响作用；探索药学事业科学管理的规律，促进药学事业的发展。

药事管理学的学科名称亦有争议，目前多数学者愿意约定俗成地称之为药事管理学，中国药科大学的邵蓉教授等认为该学科宜更正命名为社会与管理药学，这种观点从药学的学科分类及相应的逻辑关系角度看似有一定的道理，也方便与国际接轨。

（二）药事管理学的创建

1. 国外药事管理学的创建

由于 19 世纪的美国贸易发展迅速，开设了很多药房、药店。药师既要配方发药，又要经营生意，因此学习如何开展药房的经营业务以维持药房的生存，就理所当然地被列入当时的学徒式药学教育活动中，这是现代药事管理学科的萌芽。1821 年成立的费城药学院，开始了药学教育，并将"药房业务管理"列为药学教育基本课程；1910 年，美国药学教师联合会首次在药学教育大纲中提出了"商业药学"课程，1916 年，开设了"商业与法律药学"课程，在 1928 年，又将其更名为"药学经济"，1950 年再次更名为"药事管理"，最终将其定名为"药事管理科"，对应的英文为 the discipline of pharmacy administration。随后几十年中，药事管理学科有了较大的发展。各药学院校相继成立了药事管理教研室，开设了多门课程。据 1993 年美国药学院协会统计，在美国药学院校中 35% 开设了经济学、管理学、行为药学、药物流行病学、药学经济与政策、药品市场、药学实践伦理学、药学法律和规范等课程。20 世纪 50 年代以后，药事管理学科在美国高等药学教育中日益受重视，药事管理学科这门专业不仅招收学士，而且还招收硕士、博士。目前攻读药事管理的硕士、博士研究生占全美药学研究生的 8% 左右。在高校，该学科的教师人数与药剂学、药物化学、药理学等学科基本相当。

俄罗斯的前苏联时期曾将"药事管理学科"称为"药事组织"。1924 年，当时的苏联在药学教育大会上明确提出："药事组织学"是高、中等药学教育的必修专业课，各药学院校均设置药事组织学教研室。国家设有中央药事科学研究所和地方药事科学研究室（站）。20世纪 50 年代后在全苏药师进修学校，设有药事组织专业，开设多门专业课程。其课程设置侧重于药事行政组织、规章制度及行政管理方面。

一些欧洲国家及日本则称药事管理学为社会药学（social pharmacy）。在药学教育中也开设多门课程，如日本设有医院药局学、药事关系法规、药业经济、品质管理等课程。

2. 我国药事管理学科的创建

我国药事管理学科始建于 20 世纪 30 年代，当时在部分教会学校开设了"药物管理法及药学伦理"、"药房管理"等课程。1954 年我国高教部仿照前苏联的做法，在颁布的药学专业教学计划中将"药学组织"列为高等药学院（系）药学专业的必修课程和生产实习内容。各高等药学院校于 1956 年普遍开设了"药事组织"课程。"文革"中由于各种原因，此类课程被迫停开。改革开放以来，我国药事管理学科蓬勃发展，主要表现为以下几个方面：

（1）国家重视药事管理学科建设：1984 年颁布的《中华人民共和国药品管理法》在1985 年 7 月 1 日正式实施后，我国药事管理学科建设得到医药卫生、教育行政主管部门重视。卫生部先后在当时的华西医科大学、浙江医科大学以及大连市建立了三个国家级药事管理干部培训中心，在全国建立了七个卫生干部培训中心，对在职医药卫生干部进行现代管理知识和药事管理专业技术培训。

（2）药事管理学课程正式列入我国高等药学教育课程体系：于1985年正式开设了"药事管理学"，出版了相应的教材，并于1994年和2000年分别开始招收药事管理研究方向的硕士研究生和博士生，1996年开设药事管理学独立的本科专业。

（3）药事管理学术得到发展：继1987年我国创办《中国药事》杂志后，1995年，国家在执业药师、执业中药师资格考试中将《药事管理与法规》列为四大必考科目之一。1996年，中国药学会组建成立药事管理专业委员会这个药事管理学科领域的最高学术组织机构，每年举办全国性药事学术交流。这一系列教学、科研学术活动的开展，使我国药事管理学科进入健康、快速发展时期。

（4）药事管理学的发展趋势：药事管理学科在发展过程中，必然要受到各国政治、经济、文化等多种因素的影响，这种影响也使药事管理学科不断地发展变化。总的趋势是：从早期的商业药学（药品经营管理）向药品生产、经营企业的管理发展；继而发展到运用法律、行政手段进行药品的监督管理；并向保证药品安全有效、合理用药为目的的全面质量管理发展，直至发展到今天以人及人权保障为核心，综合运用药学、社会学、法学、心理学等知识，面向患者和用药者的社会与技术服务的日臻完善。

这一发展趋势要求药事管理学科的研究从以往的以药品为核心、以人为对象，转向以人及人的健康权保障为核心、以药品为对象，运用社会学、心理学、法学等知识，研究人与药品的社会关系、法律关系；研究心理因素对用药的影响与变化；在加强药品质量管理的同时，研究药学事业中各分支系统如何以患者为中心，为患者、为用药者提供全面的药学服务，从而体现维护民众身体健康和保障其用药的合法权益的宗旨。

整个20世纪，药事管理学科的发展，对药学学科和药学实践作出了重大贡献，并开辟了药学新领域。特别是一个国家、一个地区药品管理的有效经验，通过药事管理学科的传播，能迅速地推广到其他国家。现在被国际上广泛采用的GMP就曾于1963年经美国国会通过并颁布实施后，于1969年世界卫生组织（WHO）将其向其会员国正式推荐，到20世纪80年代有100多个国家和地区实行了自己的GMP或采用其他先进国家的GMP，并陆续开展了GMP认证工作。其他先进的管理规范如GLP、GCP、GSP等，现早已共同形成国际公认的药物研究、生产、经营规范体系，成为各国药事管理的主要内容和有力措施，并向新的管理规范领域发展，如我国的《中药材生产质量管理规范》（Good Agricultural Practicefor Chinese Crude Drugs，GAP）。这些规范的实施，推动了药品质量管理的科学化、规范化、法制化进程，丰富了药事管理学的研究与教学内容。药事管理理论与药学实践相结合，也提高了药学领域各分支系统的水平，活跃了学术气氛，极大地推动了整个药学事业的发展。

### 四、药事管理学的内容

（一）学习药事管理学的目的和方法

药事管理学是以药事管理活动为研究对象，研究如何保证药事活动中药品安全的理论、方法与技术的学科。药事管理学是每一位从事药学职业人的必修课。在药事活动中，每一个环节都与药品的安全密切相关。学习药事管理学，就是要提高药学工作者的安全意识、责任意识、法律意识，掌握药事管理的基本理论、方法和技术，提高药事管理能力和水平。

（二）药事管理学的基础理论

药事管理学是药学科学的一个分支学科，是一门综合性的应用学科，其基础理论主要来源于社会科学，主要有以下五个方面：

1. 法学

法学（law）又称法律学，是专门以法律现象及其规律为研究对象的知识和学科的总称，具有科学性、逻辑性、适用性、理论性。法学在药事管理学科中具有特别重要的作用，主要是由于药事管理中所涉及的药品法、药师法、麻醉药品和精神药品的国际公约、医药卫生法，以及药师职业道德规范等的制定均以法学理论为基础，药事法的相关规定甚至构成了药事管理的大部分内容，因而药事管理学的教材又常命名为《药事管理与法规》（本教材亦如此）。依法才能管理的药品当然离不开法学。

2. 管理学

管理学（management）是研究管理活动及其规律和一般方法的科学。其理论和方法对药事管理具有一定的指导意义。在药事管理实际工作中设计管理对象、管理过程和管理方法等，其核心是对现实药学资源的有效整合并提高药学资源使用的效率。在药事管理过程中可以运用管理学的原理、方法进行分析，探索以最少的时间、精力和物质投入来实现药事组织及行为的目标。

3. 社会学

社会学（sociology）是以人类的社会生活及发展为研究对象，揭示存在于人类各历史阶段的各种社会形态的结构以及发展过程和规律的学科。药事管理是人类社会中有关药学活动的管理行为，故有学者也将药事管理学称为社会药学或社会与管理药学。此外，药事管理学的许多术语如功能、职业、社会群体等，以及药事管理研究的方法如社会调查等均来自社会学，因此，有效地利用社会学理论，能够更好地促进药事管理学科的发展。

4. 经济学

经济学（economics）是研究社会物质资料的生产、交换、分配与消费等经济关系和经济活动规律及其应用的一门学科。药品也是一类商品，具有商品的一般属性，其生产、经营均应遵循经济规律，药物研制、使用和价格管理都有承受能力和效益的问题。用经济学的原理和方法研究药事活动中的经济问题，能以最少的人力、财力和物力取得最好的经济效益及优质药品，在药学服务中尤其应重视药物经济学研究，以降低治疗成本，提高药物治疗质量，减轻药物对人体可能的副作用伤害。

5. 卫生管理学

卫生管理学（hygiene and management）是研究卫生事业的计划、组织、控制的管理过程和研究预测、决策、用人、领导、指挥、协调等管理活动一般规律的学科。药事管理学与卫生管理学共同构成卫生事业这一社会大系统，二者关系密切，相辅相成，卫生管理学的理论与成果对药事管理学的发展起着重大而直接的影响作用。

（三）药事管理学培养的基本能力

1. 学术交流的能力

通过对该学科知识的学习，能进行口头和书面的学术交流，语言表达清晰、逻辑性强，具有较强的沟通能力，能进行药事管理的课题设计，撰写开题报告、药事管理学论文，并能准确地报告论文，具有学术答辩的技能。

2. 自觉执行药事法的能力

掌握我国药事管理的法律、法规、规章制度，具备药品研发、生产、经营、使用等环节管理和监督的能力，能在药事实践中分析解决实际问题。

3. 药事组织管理的能力

注重素质教育，通过综合学习，具有一定的组织、协调能力，能组织召开药品研讨会议、药品质量评估会、药品销售座谈会、学习交流研讨会等，为药品监督管理部门提供药品监督管理信息，能组织药品知识和药事管理法规的宣传活动。

# 第三节　药事管理学的研究

## 一、药事管理学的研究内容

药事管理学科研究的领域十分宽广，研究方向和内容也复杂多样，目前主要有：①从社会、法律、心理、管理甚至历史文化方面研究药品的定义及分类。②从质量管理、法律控制、经营管理、市场营销、社会公正、资源合理利用等方面研究药品的研制、生产、流通和使用等过程。③从患者心理、社会经济条件、用药管理等心理、经济、管理方面研究影响药品作用的因素。④从人们的健康权利、生命质量、对医疗的满意程度、人均期望寿命、社会经济发展水平等社会、心理、经济方面研究和评价药品的效用。

## 二、药事管理学的研究步骤

药事管理学的研究可分为六步（图 1-1），按顺序进行，相互影响，应随实际情况改变而作相应的调整。

1. 确定研究课题

药事管理研究与其他研究一样，课题的确定是研究工作的首要环节，更是研究的核心。课题一般来源于：①基于药事活动中的疑难问题或热点问题，亟待解决的办法等确定的项目研究；②接受药事相关部门委托进行专题研究；③基于个人对药事某一问题的兴趣的选择研究。

2. 查阅文献

确定研究课题及研究目标后，必须查阅、分析与课题有关的文献资料，并进行研究整理归纳，以了解在本课题范围内，有哪些相关的理论，哪些方面已有人研究，使用了哪些研究方法，哪些方面尚无定论，或无人探讨的空白点等情况。一般多根据文献研究结果来建立研究框架。

3. 提出问题或假设，确定变项和对象

一般来说，描述性研究、概况或探索性研究，以提出待答问题为宜。而相关性研究、因果性研究或验证性研究，则以提出研究性假设较适宜。无论是提出问题或假设，均应符合研究目标。研究行为以变项或样本为基本展开单位，故研究者应确定研究问题中所包括的主要变项或选择样本。药事管理研究对象通常是与药事活动有关的个人、群体、组织、社会产品或社会实体及其行为。

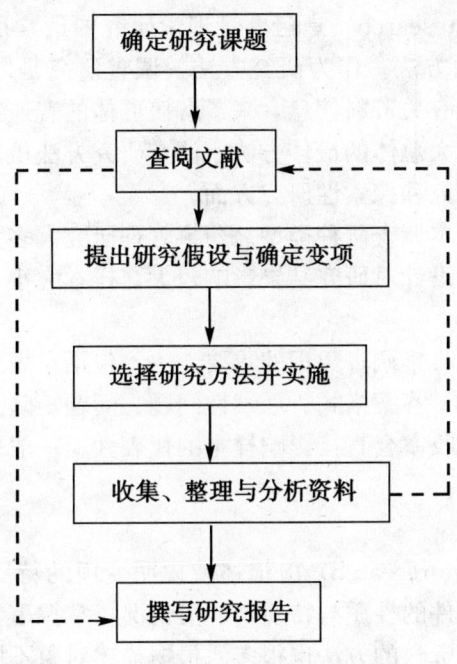

图1-1 药事管理学研究流程

4. 选择研究方法

根据研究问题的性质、目的及对象，决定收集资料的方法。并对研究对象、研究工具以及实施程序作出合理的规划。由于药事管理学的研究常用调查研究、实地考察等方法来收集资料，故常需编制调查问卷、观察量表、整理访谈笔录等。

5. 收集、整理与分析资料

药事管理研究可采用以下方法：调查研究，实验方法，实地研究方法，内容分析方法，统计资料分析，历史—比较分析方法，评价研究方法等。应用各种工具所收集的第一手资料，又称"原始资料"，必须作进一步的整理与分析，使之能表述其意义。若是"量的研究"，应选择适当的统计方法。若是"质的研究"，也要将原始资料整理后再作适当的阐述。

6. 撰写研究报告

研究报告是一种用文字、图表等形式将研究的过程、研究方法和结果展现出来的书面报告。其目的是将研究的结果、结论公之于众，以发挥传播知识或解决实际问题的作用。研究报告的主要内容一般包括标题、摘要、绪论、文献探讨、研究方法、研究结果与讨论、研究结论与建议、附注及参考文献九个方面。学生的有关药事管理内容的毕业论文也可参照这一结构模式来撰写。

**三、药事管理学的研究方法**

药事管理学具有社会科学属性，其研究方法多属于社会科学研究方法范畴，研究的是药事活动的各个方面，研究范围很广，研究方法也很多。根据研究的目标与问题的性质，可将研究方法分为调查研究、描述性研究、历史研究、发展性研究、实验研究、原因比较研究等。在实际研究中，各类研究方法常有所交叉，但应明确主要是哪种类型的研究并反映其特点。

1. 调查研究

调查研究（investigate research）是药事管理学研究中最常用、最重要的方法，同时也是一种最常用的收集资料的方法。作为研究方法，调查研究是以特定群体为对象，使用问卷、访问等工具手段，收集有关资料信息，来了解该群体的普遍特征，是收集第一手数据用以描述一个难以直接观察的大总体的最佳方法。调查研究方法虽准确性稍低，却较可靠，常用于描述性研究、解释性研究和探索性研究方面。

调查研究分为普查和样本调查两种类型。药事管理研究大多为样本调查。抽样方法是样本调查中的基本步骤，抽样设计对研究结果影响较大，样本大小、抽样方式和判断标准是样本研究设计的关键环节。

在调查研究中，问卷是收集调查数据的重要方法，包括自填式、访问调查问卷。设计问卷时，应充分考虑问卷形式、答案格式、后续性问题、问题矩阵、提问顺序、答问指南等方面。邮寄的自填式问卷的回收率会直接影响样本的代表性，一般来说，50％的回收率是可以用来分析和报告的起码比例。

**2. 描述性研究**

描述性研究（descriptive research）应描述或说明变项的特质，是对相关情况或事件进行描述、说明，解释现存条件的性质与特质，弄清情况，掌握事实，了解真相的方法。描述研究的应用范围很广，收集资料的方法也很多。根据描述对象不同，描述性研究可分为概况研究（如我国药品生产企业现状分析）、个案研究（如先声药业营销现状分析）。目前，药事管理学研究大多为描述性研究。

**3. 历史研究**

历史研究（historical research）的主要目的是了解过去事件，明确当前事件的背景，探索其中的因果关系，进而予现在以启示甚至可预测未来发展趋势。如探讨我国药品监督管理模式的制度性起源与发展；探讨国际药事法的发展及启示。也可以结合药事管理的热点论题，作历史性的追溯与分析。如以医药分业为题材，应用历史研究方法，探本溯源，了解其发展背景及发展轨迹，对预测未来可能的发展将有所帮助。

历史研究主要的工作是历史资料的收集、分析、阐述。史料的收集与鉴别往往比研究设计更为重要。历史研究的应用价值及结论囿于只能在已存的文献、史料中寻找证据，因而，这种研究方法在药事管理中单独出现并不多见。

**4. 发展性研究**

发展性研究（develop research）是指相关研究随着时间的演变，事物、群体变化的模式及顺序。如探讨我国中药学高等教育的发展，了解不同时期中药学高等教育的培养目标、课程设置、教学计划及教学内容，进而归纳其发展模式。发展性研究集中研究在一定时间内的事物的变化和发展，研究变化的模式是什么，它们的发展方向、速度及影响因素分别是什么等问题。

发展性研究一般可分为 3 类：①纵向发展研究。由于只适用于连续性问题的研究，所以纵向研究需要投入较多人力、财力、物力。②横向发展研究。横向研究虽然花费少，时间短，但由于取样的样本不同，进行比较有难度。③发展趋势研究。易受不确定性因素影响，长期预测一般多猜想，短期预测相对比较可靠、有效。

**5. 实验研究**

实验研究（experimental research）是指通过一个或多个实验组，用一个或多个控制处理措施后的结果，与一个或多个未进行处理的对照组进行比较，以研究可能的因果关系，多用于自然科学如药学领域的研究，在具更多社会科学属性的药事管理学科的研究中，可用于概念和命题相对有限的、定义明确的研究课题以及假设检验课题。如学生的学习方法与学习效率可采用此方法来研究。药事管理学实验研究与自然科学的实验研究在设计方法上有相似之处，但在随机取样、确定自变量、测量结果、条件控制等方面均有差异，由于人为因素的影响，因果关系的准确度不高，多为可能的研究结果。此外，药事管理学研究多在社会事件的一般过程中进行所谓实验研究，而不是传统上的实验室。

6. 原因比较分析

原因比较分析（cause-compa reresearch）是指通过观察现在的结果和追溯可能的原因材料，调查可能的原因和结果的关系。原因比较研究的性质是"事后"，这是指在有关的所有事件已发生后收集资料，调查者随后取一个或多个结果并通过追溯去核查材料，找出原因、关系和意义。如药害事件发生的原因搜寻及分析比较各种致害因素的关系。

### 四、影响药事管理学研究方法的因素

药事管理学研究方法的选择，除受可用资源限制外，还与研究者、研究组织者、研究目的等因素有关。

1. 可用资源限制的影响

可用资源的限制主要指资金、人力、分析工具和技术的限制。如在药事管理相关研究项目资金多有限的情况下，研究者一般会倾向于用文献研究的方法搜集资料，减少访问调查的使用；在研究者不能掌握计算机辅助分析软件使用技能或在药事管理活动中缺乏使用分析软件的情况下，研究方法的应用也会受到限制。

2. 研究者的影响

研究者是指实际进行研究的个人或团体。其研究的经验和能力以及对研究方法的偏好和掌握程度将直接决定研究方法的选择。

3. 研究组织者的影响

研究的组织者具体指研究的监督者，包括纵向课题的发起者，如药品监督管理机构、药业社会团体等；横向课题的发起者或资助者，如医药企业、行业协会等。在研究方法的选择上，研究的组织者可以要求或指导选择科学的研究方法。

4. 研究目的的影响

通常，研究目的决定着研究方法的使用。若研究目的是揭示目前药事管理活动的现状，则必须采用调查研究方法；通常若研究目的是评价某项药品监督管理政策或措施的价值，则需要采用比较研究的方法，说明政策实施前后的效果差别；若研究目的是探索性研究药事管理活动的现状，不需要预测准确的趋势，则文献调查就已足够；但若要深入了解某些现象产生的原因和背景，可能就需要采用访问调查及统计分析方法。

药事管理学研究中可以应用的研究方法多种多样，在具体研究方法的应用上，应根据实际研究的需要灵活运用。还应该充分利用各种研究工具，如数学工具、计算机辅助决策工具等，使药事管理学的研究方法更为科学、有效，以促进药事管理研究成果更好更多地涌现。

# 自学指导

**【重点难点】**

　　我国《药品管理法》以及国家《关于卫生改革与发展的决定》规定："药事是指与药品的研制、生产、流通、使用、价格及广告等活动有关的事项。"药事管理是以药品为对象，以药品的质量与使用安全为核心，围绕与药品有关的各类事项开展的各种管理活动。药事管理有狭义和广义之分。狭义的药事管理又称药政管理或药品管理，是指国家对药品及药事的监督管理，以保证药品质量，增加药品疗效，保障用药安全，维护民众身体健康和用药的合法权益；广义的药事管理泛指国家对药品相关各类事项的管理。

　　理解药学事业发展对推动社会与经济发展的作用，熟悉药事管理学的基本理论，掌握药事管理学的内容、研究步骤及研究方法，充分认识药事管理与法规的重要性和意义，为深入学习药事管理与法规奠定基础。

**【复习思考题】**

　　1. 简述药学的概念和药学的社会功能。
　　2. 简述药事管理的涵义。
　　3. 阐述药事管理的主要内容。
　　4. 简述药事管理学研究步骤及研究方法。

# 第二章　药品、药师与药学服务

## 【目的要求】

1. 掌握药品的定义、药品的分类。
2. 熟悉药师的定义、分类、药师的社会功能和职业道德准则。
3. 熟悉药学服务的具体要求。
4. 了解药品的来源和发展，药品商品特征。
5. 了解药学服务的形成和发展。

## 【自学时数】

2 学时。

药品的定义与药品定义的内涵；药品类别中现代药与传统药、处方药与非处方药、新药、首次在中国销售的药品、医疗机构制剂、国家基本药物、基本医疗保险药品、特殊管理的药品的概念内涵、药品的来源和发展及药品商品特征。

药师的定义、类别；不同岗位药师的社会功能；药师的职业道德准则；执业药师制度的主要内容及药学专业人员的职业道德。

药学服务的定义及概念内涵，药学服务的基本要素及特点，药学服务的具体要求，药学服务的内容及实施药学服务的步骤。

# 第一节　药　　品

药品是人与疾病斗争的产物，在人类社会的发展过程中，在保证生命健康、续延生命、提高生命质量方面，药品发挥了不可替代的作用。药品不仅是药事管理的基本要素，也是现代医药卫生事业的重要组成部分。什么是药品，它有哪些特性，如何进行分类等问题，在不同的社会阶段，从不同的角度或观点出发，有不同的解释。本节主要从现行法律和社会学的角度来阐述这些问题。

## 一、药品的来源和发展

### （一）药品的来源

人类最初的药物来自自然界，许多古代使用的药物至今仍有疗效，例如，鸦片在公元前1500 多年就已列入著名的 Eber's 纸草本上。当然现代药品中有许多药物是合成的，它们中有些是有计划地合成防治疾病的药品，而有些则是在其他化学工作中偶然发现的。人从盲目地探索药品，到有目的、有计划、有组织、有投资、多学科地合作并按严格管理方法开发药品，这是治疗疾病的一大突破，标志着人类社会的进步。

（二）20世纪药品的发展

1. 成功地研制开发了大批新药

20世纪初期，新药砷凡纳明，亦称洒尔佛散（又称606）、新砷凡纳明（又称914）的研制成功，为当时医学的一大成就，开创了化学治疗的先河。20世纪30～40年代，磺胺和青霉素的研制开发成功，成为化学治疗药物发展的里程碑。医药界常以新化合物实体（NCEs）的数目来表示新药研制开发的进展。20世纪90年代以来，每年有40个左右NCEs投产上市。其他各类新药的品种繁多，难以统计。

2. 继承、整理提高、发挥传统医药的工作取得很大进展

在化学治疗药物突飞猛进发展的20世纪中叶，以我国为代表的一些国家坚持现代医药学与传统医药学结合，有计划地整理传统医药，以提高传统医药水平，使之更好地为人类医疗保健服务。自80年代以来，用现代科学技术手段发掘、整理、提高传统医药方面取得显著成果。

3. 制药工业持续高速发展，成为重要的高科技、高附加值的工业部门

20世纪以前，人们制药都在药房或作坊进行，二战前后制药厂逐渐发展，到20世纪50年代制药工业迅速发展起来，并成为社会经济中的一个重要产业。

4. 合理用药已被提到重要议事日程

WHO早在20世纪70年代便提出合理用药标准，即用适宜的药物，在适宜的时间，以公众能支付的价格保证药品供应，正确地调配处方，在正确的剂量、用药间隔、用药日数下使用药物，确保药物质量安全有效。20多年来，合理用药观点已广泛被大众接受，人们开展了大量研究，并采取了许多措施。

**二、药品的概念**

世界上，没有任何物质天生就是药品，只有当人们把它用作预防、治疗和诊断疾病，有目的地调节生理功能时，才能称为药品。《中华人民共和国药品管理法》中关于药品的定义是："药品是指用于预防、治疗、诊断人的疾病，有目的地调节人的生理机能并规定有适应证或者功能与主治、用法和用量的物质，包括中药材、中药饮片、中成药、化学原料药及其制剂、抗生素、生化药品、放射性药品、血清、疫苗、血液制品和诊断药品等。"上述定义包含以下要点：

第一，药品规定有适应证或者功能主治、用法和用量，界定了药品与食品、保健品的区别。

第二，明确规定传统药（中药材、中药饮片、中成药）和现代药（化学药品等）均是药品，这和一些西方国家的定义不完全相同。

第三，明确了《药品管理法》管理的是人用药品。这与日本、美国、英国等国家的药事法、药品法对药品的定义不同，其药品定义包括了人用药和兽用药。

第四，确定了以"药品"作为药物、原料药、制剂、药材、成药、中药、西药、医药等用语的总称。

### 三、药品的类型

根据不同的标准，药品有多种不同的分类方法。从药品管理分类的角度，药品可有以下几种分类方法：

（一）现代药与传统药

1. 现代药

一般是指 19 世纪以来发展起来的化学药品、抗生素、生化药品、放射性药品、血清疫苗、血液制品等。其特点是用现代医学的理论和方法筛选确定其药效，并按照现代医学理论来防治疾病。一般是用合成、分离提取、化学修饰、生物技术等方法制取的物质，其结构基本清楚，有控制质量的标准和方法。

2. 传统药

一般是指在传统医药学理论指导下用于预防和治疗疾病的物质，其主要来源为天然药物及其加工品，包括植物、动物和矿物药。我国的传统药包括中药材、中药饮片、中成药和民族药（如藏药、蒙药、苗药、维药），又称天然药物。中药最本质的特点是在中医理论指导下应用，中医药是一个整体。中药不仅历史悠久，且至今仍是我国人民防治疾病不可缺少的药物，而且在许多其他国家也有较大影响。

（二）处方药与非处方药

1. 处方药

是指凭执业医师和执业助理医师处方方可购买、调配和使用的药品。除医师外，其他人不能决定患者是否使用此类药品。处方药一般专用性强。

2. 非处方药

是指由国务院药品监督管理部门公布的，不需要凭执业医师和执业助理医师处方，消费者可以自行判断、购买和使用的药品。根据药品的安全性，非处方药分为甲、乙两类。非处方药具有安全性高、疗效确切、质量稳定、使用方便等特点。

（三）新药、首次在中国销售的药品、医疗机构制剂

1. 新药（new drugs）

是指未曾在中国境内上市销售的药品，已上市药品改变剂型、改变给药途径、增加新的适应证，按照新药管理。

2. 首次在中国销售的药品

是指国内或国外药品生产企业第一次在中国销售的药品，包括不同药品生产企业生产的相同品种。

3. 医疗机构制剂

是指医疗机构根据本单位临床需要经批准而配制、自用的固定处方制剂。医疗机构制剂不得上市销售。

（四）国家基本药物、基本医疗保险药品、特殊管理的药品

1. 国家基本药物

是指能够满足大多数人基本医疗保健需要的药物。WHO 于 1975 年建议发展中国家制定《国家基本药物目录》，其目的是降低医疗费用，促进合理用药。我国于 1982 年开始遴选国家基本药物，每两年公布一次《国家基本药物目录》。遴选原则是"临床必需、安全有效、价格合理、使用方便、中西药并举。"这些药物具有疗效肯定、不良反应小、质量稳定、价

格合理、使用方便等特点。2009 年我国公布的国家基本药物共 307 种，其中西药 205 种，中药 102 种。

### 2. 基本医疗保险药品

为了合理控制医疗保险用药费用，保障城镇职工基本医疗用药需要，规范用药范围，提高基本医疗保险资金使用效率，国务院医疗保险行政管理部门在国家药品标准收载的药品和进口药品中，确定了城镇职工基本医疗保险用药品种并列入《基本医疗保险药品目录》之中。目录分为"甲类目录"和"乙类目录"。纳入"甲类目录"的药品是临床治疗必需品，使用广泛，疗效好，同类药品中价格低的药品。纳入"乙类目录"的药品是可供临床治疗选择使用，疗效好，同类药品中比"甲类目录"药品价格略高的药品。"甲类目录"由国家统一制定，各地不得自行调整。"乙类目录"由国家制定，各地（省级）可适当调整。

### 3. 特殊管理的药品

国家对麻醉药品、精神药品、医疗用毒性药品、放射性药品实行特殊管理。

# 第二节 药 师

药师是医药卫生保健体系的重要组成部分，担负着保证药品质量，保障人们合理、安全用药的神圣使命。本节将介绍什么是药师，药师的社会功能与作用、药师法和药师的职业道德。

## 一、药师的定义、类别及其功能

### （一）药师的定义

《辞海》中药师的定义是："指受过高等药学教育或在医疗预防机构、药事机构和制药企业从事药品调剂、制备、检定和生产等工作并经卫生部门审查合格的高级药学人员。"美国《药房法》中药师的定义是指州药房理事会正式发给执照并准予从事药房工作的个人。"

广义的药师泛指受过高等药学专业教育，从事药学专业技术工作的个人。而执业药师是指依法经资格认定，准予在药品生产、经营、使用单位中执业的药学技术人员。

### （二）药师的类别

依据不同的标准，药师可划分为不同的类别。

#### 1. 按从业专业划分

西药师、中药师、临床药师。

#### 2. 按专业技术等级划分

药师、主管药师、副主任药师、主任药师。

#### 3. 按所属单位性质划分

药房药师（包括医院药房药师和社会药房药师）、药品生产企业药师、药品批发公司药师、药物科研单位药师、药检所药师、药品监督管理部门药师。

#### 4. 按是否拥有药房所有权划分

开业药师（practicing 或 practitioner pharmacist）、被聘任药师。

（三）药师的功能

药师的功能主要有以下几方面。

1. 专业性功能

各药学工作部门药师的具体专业功能有所不同，例如医院药房药师的专业功能，主要是医疗活动中药品的合理使用、质量控制、药品评价以及药学服务的功能。而药厂和药品生产中药师的主要专业功能是制造、生产计划和库存控制等功能。

2. 基本技术功能

例如调配、制造、合成、分离、提取、鉴别等等。各种岗位上药师的基本技术功能的重点不尽相同。

3. 行政、监督和管理的功能

其中有些是药学专业性的功能，也有非专业性的，如一般的人事管理。

4. 企业家功能

负责药品生产、经营企业管理的药师，尚有企业家功能（有效管理、生产和经营药品）。

## 二、我国执业药师制度

（一）药师执业管理立法

药师的执业行为直接关系到人们的生命安全和健康保障，为了加强对药师执业行为的管理，世界上许多国家都制定了药师法或药房法。1929 年，国民党政府颁布了《药师暂行条例》，这一条例成为我国历史上第一个关于药师的专门法规。1984 年人大常委会颁布了《中华人民共和国药品管理法》，其中对药师的地位和执业作了规定。为了贯彻《药品管理法》，1994 年人事部与原国家医药管理局、国家中医药管理局发布《执业药师资格制度暂行规定》，我国开始实施执业药师资格制度。

（二）执业药师资格制度的性质

执业药师资格制度是我国不断加强药师队伍建设，提高药师职业道德和业务素质，切实保护人民群众生命健康的重要措施。执业药师资格制度纳入全国专业技术人员执业资格制度范围，其性质是对药学技术人员的职业准入控制。所谓执业资格，是指政府对某些责任较大、社会通用性强、关系公共利益的专业（工种）施行准入控制，是依法独立开业或从事某一特定专业（工种）学识、技术和能力的必备标准。执业药师资格制度的全面推行，对于规范、引导和保障药师行业的发展，促进我国药品生产、经营、使用和管理与国际接轨具有重要的意义和影响。

（三）执业药师资格考试

执业药师资格考试属于职业资格准入考试，实行全国统一大纲、统一命题、统一组织的考试制度。一般每年 10 月份举行一次。凡经过考试成绩合格者，国家发给"执业药师资格证书"，表明其具备执业药师的学识、技术和能力。该证书在全国范围内有效。

1. 参加考试的条件

中华人民共和国公民和获准在我国境内就业的其他国籍的人员具备以下条件之一者，均可报名参加执业药师资格考试：

取得药学、中药学或相关专业中专学历，从事药学或中药学专业工作满七年。

取得药学、中药学或相关专业大专学历，从事药学或中药学专业工作满五年。

取得药学、中药学或相关专业本科学历，从事药学或中药学专业工作满三年。

取得药学、中药学或相关专业第二学士学位研究生班毕业或取得硕士学位，从事药学或中药学专业工作满一年。

取得药学、中药学或相关专业博士学位。

2. 考试科目

共4个科目，除药事管理与法规为共同考试科目外，其余3科分药学和中药学类别。

中药学类：中药学专业知识（一），包括中药学和中药药剂学两部分内容；中药学专业知识（二），包括中药鉴定学和中药化学两部分内容；中药学综合知识与技能。

药学类：药学专业知识（一），包括药理学和药物分析两部分内容；药学专业知识（二），包括药剂学和药物化学两部分内容；药学综合知识与技能。

（四）执业药师注册

执业药师实行注册制度。国务院药品监督管理部门为全国执业药师注册管理机构，省级药品监督管理部门为本辖区执业药师注册机构。

1. 申请注册

（1）申请人必须同时具备以下四项条件：①取得"执业药师资格证书"；②遵纪守法，遵守职业道德；③身体健康，能坚持在执业药师岗位工作；④经执业单位同意。

（2）有下列情况之一者不予注册：①不具有完全民事行为之一者；②因受刑事处罚，自处罚执行完毕之日到申请之日不满2年的；③受过取消执业药师资格处分不满2年的；④因其他情形国家规定不宜从事执业药师业务的。

（3）注册程序：首次申请人填写"执业药师首次注册申请表"，并按规定提交有关材料；注册机构在收到申请30日内，对符合条件者根据专业类别进行注册；在"执业药师资格证书"中的注册情况栏内加盖注册专用印章；发给国家药品监督管理部门统一印制的"执业药师注册证"。

2. 再次注册

执业药师注册有效期为3年，有效期满前3个月，持证者须到原注册机构申请办理再次注册。再次注册必须提交"执业药师继续教育登记证书"。

3. 变更注册

执业药师在同一执业地区变更执业单位或范围的，以及变更执业地区的，均须依法变更注册。

4. 注销注册

执业药师有下列情况之一的，予以注销注册：①死亡或被宣告失踪的；②受刑事处罚的；③被吊销"执业药师资格证书"的；④受开除行政处分的；⑤因健康或其他原因不能从事执业药师业务的。

（五）执业药师的职责、权利和义务

1. 执业药师必须遵守职业道德，忠于职守，以对药品质量负责，保证人民用药安全有效为基本准则。

2. 执业药师必须严格执行《药品管理法》及相关法规、政策，对违法行为或决定，有责任提出劝告制止、拒绝执行或向上级报告。

3. 执业药师在执业范围内负责对药品质量的监督和管理，参与制定、实施药品全面质量管理及对本单位违反规定的处理。

4. 执业药师负责处方的审核及监督调配，提供用药咨询与信息，指导合理用药，开展药物治疗的监测及药品疗效的评价等临床药学工作。

（六）执业药师的继续教育

为了使执业药师始终能以较高的专业水平为人民健康服务，《执业药师资格制度暂行规定》明确将执业药师继续教育纳入法制化管理范畴，规定执业药师必须接受继续教育。执业药师每年参加继续教育不得少于 25 学分，注册期 3 年内累计不少于 75 学分。继续教育项目分为指定、指导和自修三类，包括培训、研修、学术会议、学术讲座、专题研讨会、专题调研和考察、撰写论文和专著等。执业药师继续教育由各省级药品监督管理部门组织实施，由批准的执业药师培训机构承担。执业药师接受继续教育经考核合格后，由培训机构在"执业药师继续教育登记证书"上登记盖章，以此作为再次注册的依据。

（七）法律责任

1. 凡以骗取、转让、借用"执业药师资格证书"、"执业药师注册证"、"执业药师继续教育登记证书"等不正当手段进行注册的人员，由执业药师注册机构收缴注册证并注销注册；构成犯罪的，依法追究其刑事责任。

2. 执业药师注册机构工作人员，在注册工作中玩忽职守、滥用职权、徇私舞弊，由所在单位给予行政处分；构成犯罪的，依法追究刑事责任。

### 三、药学专业人员的职业道德

（一）道德

一般来讲，法（law）与道德（morality）都是一定社会调整人们的行为和社会关系的行为规范，二者既有区别，又有相互作用。法律是国家强制力保证其实施的行为规范体系，对人们行为的制约具有强制性。而道德则是通过各种形式的教育和社会舆论的力量，使人们具有善和恶、荣誉与耻辱、正义与非正义等概念，并逐渐形成一定的习惯和传统，以指导或控制自己的行为。道德与法律在内容上相互渗透。

（二）药学职业道德规范

规范是规则、标准或规矩的意思。社会生活不同领域中，都有各自的特定规范，如法律规范、语言规范、技术规范等等，这些规范都对人们的某些行为构成约束。药学职业道德规范是调整和处理药师、药学技术人员在药学职业实践中的道德行为和道德关系的最普遍规律的反映，是药师、药学技术人员在药学职业实践中，处理个人与服务对象、个人与同事、个人与社会之间关系的行为准则。

药学职业道德规范有广义的共同行为规范要求，也有各类药学实践具体的行为规范要求。药师的职业道德是调整和正确处理药师与患者或服务对象之间、药师与社会之间以及药师之间关系的行为规范的总和。

（三）药师的职业道德规范

药师的职业道德规范，是在长期的药学职业化过程中逐渐形成的。药师是一个特殊的职业，与人们的健康和生命有着特殊的关系。因此，为了保证患者的健康和生命安全，特别需要药师有高尚的道德水准。药学职业道德规范主要由以下几部分构成：

1. 药师与患者的关系

（1）药师必须把患者的健康和安全放在首位。

（2）药师要维护用药者的合法权益：药师应保证药品质量，满足需求；关爱患者，热忱服务；药师应尽力向患者提供专业、真实、全面的药品信息。

（3）药师要对患者的利益负责：在患者利益和商业利益之间要做到充分考虑患者利益，要确保患者享有接受安全、有效治疗的权利。

（4）药师要为患者保密：药师必须严守病历中的个人秘密，除非法律要求，不得将患者的病情和治疗泄露给第三者。

（5）药师要公平对待所有患者：尊重患者的生命和尊严，并尊重人格，平等对待，并依据患者的不同情况保证合理的药物治疗。

（6）药师应努力完善和扩大自己的专业知识面，并应有效地运用这些知识，确保所提供的药学服务中，专业判断力达到最佳水平。

2. 药师与同事的关系

（1）药师应尊重他人的价值和能力，在防治疾病中与有关人员和机构通力合作，并应与同事保持良好的业务协作关系。

（2）药师应加强自信心，在同行中为大家所信赖。

（3）药师绝不能利用自己的职业便利同意或参与其他医务人员或他人进行私下的钱财交易和别的剥削性行为。

3. 药师与社会的关系

（1）药师应贯彻药品管理法律法规，遵守药师职业道德规范，药师绝不能从事任何可能败坏职业荣誉的活动。

（2）药师在任何时候都只能为自己的服务索取公正合理的报酬。

（3）药师应加入以发展药学事业为目标的组织，并应为这些组织贡献才能和财力。

（4）药师有服务于个人、社区和社会的义务，并处理好满足患者个人服务需求与满足社会服务需求之间的关系。

（5）药师应采取建立良好职业信誉方法吸引顾客，禁止采用其他手段吸引顾客。

# 第三节　药学服务

药学服务（pharmaceuti calcare，PC）也称药学保健、药学监护，即提供负责的药物治疗，获得确定的结果，以改善患者的生活质量。其特点是无固定服务对象、固定服务时间、固定服务场所。

## 一、药学服务形成的背景

1. 药源性疾病发病率和死亡率持续增加，医疗费用不断上涨

药物治疗是当今治疗疾病最重要的手段之一。随着制药工业的发展，新药品种层出不穷，随之而来的是与用药相关的药源性疾病发病率和死亡率的不断增加。目前，我国每年约有 1000 万人发生药物不良反应，与此相关的医疗费用达 45 亿元以上。造成药源性疾病的原因错综复杂，临床药师的介入和临床药学的发展一定程度上减少了药源性疾病的发生，但仍然无法有效地控制因用药不当或药物相互作用等因素引起的药源性疾病。另一方面，因新药、贵药的滥用造成的医疗费用上涨，新的形势呼唤新的机制，临床药学需要新的工作模式。

2. 经济文化的发展促进人民群众健康意识的增强，单纯的开方治病不能满足群众日益增长的全方位多层次的医疗保健需求

1978 年的 WHO 会议明确提出：2000 年人人享有健康，包括大众通过 SC（self care）对自己的健康负责。社会的进步促进人民群众健康意识增强，患者会主动寻求专业咨询、主动配合治疗干预，同时人们对健康的需求从过去的有病治病扩展到预防、保健等范畴；从单纯的治愈疾病发展到生存质量的提高，这对药师的工作提出了更高要求。药师所能提供的药学服务在空间上从医院扩展到了社区及家庭，在对象上从病患者拓展到了普通的健康人。

3. 药师群体寻求自我价值的实现也成为药学服务形成和发展的又一重要动力

药学事业的快速发展促进新药不断涌现，使医疗用药品种选择和使用的复杂性不断提高。随着药师队伍的不断壮大，接受过药学高等教育的药师群体全程而深入地介入药物使用的全过程，为医师和患者提供专业的建议和指导，已成为药师工作模式发展的必然趋势；另外，药师参与临床治疗对缩短住院周期，减少医疗费用，促进病患者身心康复起到积极的作用。药师通过药学服务来充分体现这一群体的自我价值。

## 二、药学服务的定义、基本要素及特点

### （一）药学服务的定义

1990 年，美国学者 Hepler 和 Strand 明确了药学服务的定义，即药学服务是提供负责的药物治疗，目的在于实现改善患者生存质量的既定结果，使患者得到安全、有效、经济、合理的治疗药物，实现改善患者生活质量的既定结果。这些结果包括：①治愈疾病；②消除和减轻患者的症状；③阻止或延缓疾病进程；④防止疾病或症状的发生。国内学者在药学服务定义上达成了基本共识，即：药学服务是药师应用药学专业知识向公众（含医务人员、患者及其家属）提供直接的、负责任的、与药物使用有关的服务（包括药物选择、药物使用知识和信息），以期提高药物治疗的安全性、有效性与经济性，实现改善与提高患者生活质量的目标。

### （二）药学服务的基本要素

药学服务的完整概念由以下几个基本要素构成：

1. 与药物治疗有关

药学服务所包含的不仅是提供药物治疗（提供药品），而且还包括对患者个体的药物治疗决策，药物治疗决策不仅决定是否用药，而且对药物的选择、给药途径、剂量、给药方法作出正确的判断，同时向患者提供与用药有关的情报和咨询服务，与患者交谈、治疗药物监测等。

2. 服务

药学服务在药师与患者之间建立起一种一对一的关系，药学服务的对象涉及面很广，但其服务中心是患者，是一种以患者为中心的主动服务。药学服务注重关心或关怀（care），要求药学人员在药物治疗过程中，关注患者的心理、行为、环境、经济、生活方式、职业等影响药物治疗的各种社会因素。

3. 结果

药学服务的目的是"获得预期的结果"，因此，药师必须了解药物治疗各种可能的结果，包括期望得到的好的结果，以及不希望得到的不利的甚至有害的结果。期望得到的有益结果

可能是药学服务定义中提到的四种结果之中的任何一种；不利甚至有害的结果包括以下方面：①用药导致的不良反应；②合并使用多种药物出现有害的相互作用；③累计人体一个以上器官或组织的药源性疾病等。

4. 生活质量

药学服务的最终目标是通过达到药物治疗的预期结果，改善每位患者的生活质量。目前已有一些方法评价患者的生活质量，药师应当了解这方面的进展情况。对患者生活质量的完整评价应当包括客观和主观（例如患者自己的评价）评价两部分。

5. 责任

在药学服务中，患者授权给药师，后者对患者承担义务和责任。药师和患者之间的关系是一种专业的契约关系，患者将自身的安全和健康托付给药师，药师对患者因自己的行为和决定而产生的结果承担责任。

（三）药学服务的特点

药学服务的目的就是通过提供直接的和有责任的、与药物有关的服务，以达到提高患者的生活质量这一目的。优质的药学服务应该具有易获得性、高质量性、连续性和有效性四个特点。

1. 易获得性

不管是预防性的、治疗性的或恢复性的，所有服务要直接面向需要服务的患者，渗透于医疗保健行为的方方面面和日常工作中。

2. 有效性

以成本—效益的方式提供服务。对患者而言，通过药学服务可以降低总的医药费用，提高治疗效果。对医院而言，通过药学服务可以提高整体用药水平，保证治疗的有效性。

3. 高质量性

药学服务要求药师用自己独有的知识和技巧来保证药物使用获得满意的结果，是高度专业化的服务过程。药学服务作为一种有偿服务，服务人员还要做到质量和成本相平衡。

4. 连续性

药学服务是贯穿于整个用药过程中的全程服务。提供服务时既可以通过个人，也可以通过整个集体合作实施。

## 三、药学服务的内容

（一）药学服务的核心思想

药学服务的核心思想是：药师应当对每位用药患者的药物治疗结果（包括防治疾病和改善生存质量）承担责任。要真正做到这一点，药学人员必须首先更新观念，强化"以患者为本"的观念，在思想上完成"一个转变、四个超越"。

1. 实现由"对药品质量负责"向"对患者用药结果负责"的转变

药师在药学服务中作为主体角色主要体现在药师在整个药学服务中享有更多的专业处置的权力，同时也要承担更多的责任，即要对患者的用药结果负责。

2. 超越用生物指标评价治疗结果的观念

目前惯用的生物学测量指标（如血药浓度）很难评价患者的药物治疗结果，尤其是与健康有关的生活质量。评价患者的用药效果应当包括客观指标（生物学测量指标）和主观指标，即患者的主观感受、对治疗的偏好以及对治疗结果的满意程度等方面。

3. 超越以治愈疾病为目标的观念

药学人员的全部努力不仅仅是把患者现存的疾病治好，而是要恢复患者的健康，使患者保持正常的机体功能和精神状态，生活得健康幸福，通过药物和药学服务的手段改善患者的生活质量。

4. 超越现行的药学业务分工

所有药师不管是医院药师还是社会药师，无论药师的业务内容是采购药品，配方发药，还是直接参与患者的药物治疗，均有责任和义务保证患者得到完整的药物治疗。

5. 超越具体医疗机构的狭小地域观念

所有人群，只要使用药物（包括治疗性、预防性），不管是在医疗机构，还是在社区、家庭，均有享受药学服务的权利。

（二）药学服务的主要内容

1. 药品调配供应服务

药品调配是指药师为患者提供最基本、最直接的药学服务工作。药师通过严格审查处方以排除药品使用中的配伍禁忌；仔细询问患者的疾病情况和用药史；详细介绍药品知识及药物使用的方法、剂量、不良反应、注意事项等，促进患者合理用药。

2. 药物咨询服务

开设专门的药物咨询服务窗口，解答患者关于药品购买、使用、储藏、不良反应、禁忌证等各种问题。尤其是广泛开展全程化的药学服务后，药物咨询服务将成为广泛分布在基层的药师最主要也是最重要的任务。

3. 药师临床服务

药师深入临床第一线，参与查房、会诊、抢救、病案讨论等，增强医药间的沟通，帮助临床医师选择治疗药物，指导合理用药，改变临床医师的一些不良用药习惯；向临床推荐和介绍新药及药物信息，及时解答医护人员提出的有关药物治疗、相互作用、配伍禁忌以及药物不良反应等方面的问题，提高医护人员的用药能力。

4. 药学科研服务

积极开展药学科学研究，为药学服务提供理论基础；对不同病理（肝、肾功能不全，胃肠道疾病等）、生理（儿童、老年人、肥胖等）状况下的药动学、药物相互作用、时辰药理学、遗传药理学（药物基因组学）等进行深入研究，建立相应的基础数据库；根据疾病特征和药物临床治疗难点，对现有药物疗效进行再评价，并在此基础上拟定新的设计思路，研究更具临床疾病针对性的新药并及时研制医院制剂。

5. 药学信息服务

向药物研制开发者提供疾病变化趋势、药物疗效、新药研究进展等信息；向药品供应商提供药物消耗、市场需求、临床应用变化等信息；向药物使用者提供药物本身特性、药物疗效、不良反应及与饮食间相互作用等信息；向政府管理者提供药物使用人群的安全性、有效性及宏观调控药品市场等方面的信息。

6. 药物经济学服务

从经济学的角度出发，结合临床疗效，针对某一药物、具有某些特性的药物、某一疾病的药物治疗选择或具体到某个患者的药物治疗方案，从节约卫生资源、合理用药的社会和经济效益等方面，综合分析评价药物使用的合理性。

### 四、实施药学服务的步骤

**（一）制订药学服务计划**

制订药学服务计划是药师工作的重要组成部分。书面的药学服务计划为药师提供逻辑性强、统一的框架，便于发现患者的用药问题，明确表达解决和预防用药问题的干预活动，用以登记药师的发现，并考察是否朝着期望的结果发展。药学保健计划的制订分五个步骤：

1. 收集信息

包括患者的人口统计学资料（姓名、年龄、性别、住址、婚姻状况、家庭成员等）、现病史、既往病史、家族史、诊断、既往和当前用药情况、各种检查报告等。

2. 了解情况

通过患者的叙述，医师或药师对患者的检查测试，掌握病情。

3. 分析归纳

药师分析和归纳前两步收集到的信息，发现需要解决的问题，确定某种临床症状与药物的相关性，如哪些药物可能引发或加重症状，大致勾画出药学服务计划的轮廓。

4. 制订计划

药师针对临床药物治疗中出现的问题寻找原因，提出解决方法。

5. 明确目标

药师制定药学服务用药计划并制定解决用药问题的干预方案。

**（二）执行药学服务计划**

药师面对面服务于患者，监测药物治疗过程，了解患者及医护人员的反映，实施必要的干预措施（如测定血药浓度，调整给药剂量，对发生的药物不良反应采取相应对策，纠正不合理的合并用药等），追踪随访用药结果，提高药学服务的效益和质量。药学服务计划是动态的，执行过程中应随时根据患者情况的变化进行修正。药学服务计划因患者而异，不存在固定的模式，也没有标准的执行公式。

**（三）评价药学服务结果**

药学服务的结果是与既定的药物治疗结果联系在一起的，可以用 Hepler 和 Strand 提出的药学服务定义中提到的四种结果进行评价，也可以用目前比较流行的 ECHO 模型全面衡量和评价药学服务的价值，就是用临床的（clinical）、经济的（economical）和人道的（humanistic）三方面综合指标，评价药学服务的必要性、过程的合理性和结果的效益性。

随着人类对生活质量的要求越来越高，药学的发展也更关注于患者的需要，应充分调动包括医师在内的各级各类工作人员，提高开展药学服务的积极性与主动性。开展药学服务，是时代的呼唤、患者的需要，是社会发展的必然趋势。

# 自学指导

**【重点难点】**

药品是指用于预防、治疗、诊断人的疾病，有目的地调节人的生理功能并规定有适应证或者功能与主治、用法和用量的物质，包括中药材、中药饮片、中成药、化学原料药及其制剂、抗生素、生化药品、放射性药品、血清、疫苗、血液制品和诊断药品等。

从药品管理分类的角度，药品可分为现代药与传统药，处方药与非处方药，新药、首次在中国销售的药品、医疗机构制剂，国家基本药物、基本医疗保险药品、特殊管理的药品等。

药师是指受过高等药学教育或在医疗预防机构、药事机构和制药企业从事药品调剂、制备、检定和生产等工作并经卫生部门审查合格的高级药学人员。药师依据不同标准，可划分为不同的类别。药师具有药学的专业性功能、基本技术功能、行政、监督和管理的功能和企业家功能。

1994年我国开始实施执业药师资格制度，其性质是对药学技术人员的职业准入控制。执业药师分为药学类、中药学类，要获得执业药师资格必须参加执业药师考试并进行注册。

所有药学专业人员必须遵守职业道德。

药学服务是提供负责的药物治疗，目的在于实现改善患者生存质量的既定结果，使患者得到安全、有效、经济、合理的治疗药物，实现改善患者生活质量的既定结果。药学服务的完整概念由几个基本要素构成，即它与药物治疗有关；它是一种直接提供给患者的服务；提供的目的是产生确定的结果；这些结果旨在改善患者的生存质量；提供者个人对结果负有责任。

优质的药学服务应该具有易获得性、高质量性、连续性和有效性四个特点。

药学服务的主要内容有药品调配供应服务、药物咨询服务、药师临床服务、药学科研服务、药物经济学服务和药学信息服务等。

【复习思考题】

1. 解析药品概念的内涵，对药品进行分类。
2. 简述药师的社会功能和职业道德准则。
3. 简述我国执业药师制度的主要内容。
4. 简述药学服务的步骤和服务内容。

# 第三章  药事组织

【目的要求】

1. 掌握药事组织、药事管理体制的定义。
2. 熟悉药事组织的类型。
3. 熟悉我国的药品监督管理体系。
4. 了解药品监督管理机构和药品检验机构的职责。

【自学时数】

1 学时。

药事组织一般是指为实现药学的社会任务（如药品研制、生产、经营、使用、教育、管理等），人为分工形成的各种形式的组织机构。根据药事组织在药品研制、生产、经营、使用、教育、管理等方面不同功能进行分类，药事组织有药品行政监督管理机构、药品检验机构、药品生产企业、药品经营企业、药品使用单位和药学教育机构等，如高等医药院校、药学科研机构以及药学社会组织。

2008 年国务院机构改革后，国家食品药品监督管理局归入卫生部管理，实行大部制，取消对省以下垂直管理，各省也按"三定"方案陆续将药监局纳入省级卫生厅管理了。

对药品的研制、生产、经营、使用进行全过程的监督检查是药品监督管理部门的主要职责，药品监督管理部门根据监督检查的需要，可以对药品质量进行抽查检验，对药品生产企业、药品经营企业进行认证后的跟踪检查，但药品监督管理部门不得参与药品生产经营活动，地方人民政府和药品监督管理部门不得以要求实施药品检验、审批等手段限制或者排斥非本地区药品生产企业依法生产的药品进入本地区。

药品检验机构是执行国家对药品监督检验的法定专业性机构。我国药品检验机构分为：中国药品生物制品检定所，省、自治区、直辖市药品检验所，地（市、州、盟）药品检验所及监督任务较重的县（区、市、旗）药品检验所。中国药品生物制品检定所是全国药品生物制品检验的业务技术指导中心。各级药检所受同级药品监督管理部门的行政领导，在业务和技术方面受上一级药检所的指导。

# 第一节　药事组织概述

## 一、药事组织的含义

从广义上说，组织是指由诸多要素按照一定方式相互联系起来的系统，狭义上说，组织就是人们为实现一定的目标，相互协作结合而形成的集体或团体，如党团组织、工会组织等。在现代社会生活中，组织是人们按照一定的目的、任务和形式编制起来的社会集团。组织是实现管理目标的工具和载体，在社会文化的形成中起着塑造者的作用，而且也是现代生产中不可缺少的要素。

药事组织一般是指为实现药学的社会任务（如药品研制、生产、经营、使用、教育、管理等），人为分工形成的各种形式的组织机构。

## 二、药事组织的类型

根据药事组织在药品研制、生产、经营、使用、教育、管理等方面的不同功能，药事组织的类型主要有以下几类：

1. 药品行政监督管理机构，如食品药品监督管理局等。
2. 药品检验机构，如药品质量检验机构等。
3. 药品生产企业。
4. 药品经营企业。
5. 药品使用单位，如医疗机构、诊所、门诊部等。
6. 药学教育机构，如高等医药院校等。
7. 药学科研机构。
8. 药事社会组织，如药学会等。

# 第二节　我国药品监督管理组织

## 一、我国药品监督管理机构设置

### （一）全国和地方药品监督管理体制

1998 年在国务院机构改革中新组建了国家药品监督管理局（SDA），是国务院药品监管的主管部门，将原国家医药管理局行使的药品生产、流通监管职能，卫生部的药政、药检职能，国家中医药管理局的中药生产流通监管职能，统一交给国家药品监督管理局行使，以加强对药品的监督管理，提高行政效率，减轻企业负担，保证药品质量。

2003 年 3 月，根据新一轮机构改革方案，国务院决定在原国家药品监督管理局的基础上成立国家食品药品监督管理局，同年 4 月 16 日，国家食品药品监督管理局（SFDA）正式挂牌，随后各省市的食品药品监督管理局也陆续成立。

2008 年，根据第十一届全国人民代表大会第一次会议批准的国务院机构改革方案和《国务院关于机构设置的通知》，又重新将国家食品药品监督管理局归入卫生部管理。本次机构调整理顺了医药之间的工作关系，实现了公共卫生、医疗服务和药品保障管理职能的统一和融合，对于整合医药卫生资源、实现医药统一管理、推动医药卫生体制改革都具有重大意义。此次改革强化了卫生部对卫生事业的宏观管理、法制建设、综合协调以及对医疗服务、医疗机构的监管职责，将餐饮环节食品安全、保健食品、化妆品的市场监管职责交由国家食品药品监管局监管，对于转变政府部门职能，推动卫生改革发展都将产生深远影响。

（二）我国目前药品监督管理体制的特点

2008 年国务院机构改革前，在省级以下实行垂直管理，各省、自治区、直辖市政府设药品监督管理部门，各市县的药品监督管理机构是省级药品监督管理部门的工作组成部门。国务院药品监督管理部门和各省、自治区、直辖市药品监督管理部门是业务指导关系而不是行政指导关系，而省级药品监督管理部门和各市县药品监督管理部门是行政指导关系。县以上地方各级药品监督管理机构主管所辖行政区域内的药品监督管理工作。

2008 年国务院机构改革后，国家食品药品监督管理局归入卫生部管理，实行大部制，取消省以下垂直管理，各省也按"三定"方案陆续将药监局纳入省级卫生厅管理了。

## 二、药品监督管理机构职能

（一）药品监督机构的职责

在国务院机构改革后，国家食品药品监督管理局职责有两个大的变化，一是将综合协调食品安全、组织查处食品安全重大事故的职责划给了卫生部，二是将卫生部食品卫生许可，餐饮业、食堂餐饮环节的食品安全监管和保健食品、化妆品卫生监督管理的职责，由卫生部划入国家食品药品监督管理局监管。其主要职责是：

1. 制定药品、医疗器械、化妆品和消费环节食品安全监督管理的政策、规划并监督实施，参与起草相关法律法规和部门规章草案。

2. 负责消费环节食品卫生许可和食品安全监督管理。

3. 制定消费环节食品安全管理规范并监督实施，开展消费环节食品安全状况调查和监测工作，发布与消费环节食品安全监管有关的信息。

4. 负责化妆品卫生许可、卫生监督管理和有关化妆品的审批工作。

5. 负责药品、医疗器械行政监督和技术监督，负责制定药品和医疗器械研制、生产、流通、使用方面的质量管理规范并监督实施。

6. 负责药品、医疗器械注册和监督管理，拟订国家药品、医疗器械标准并监督实施，组织开展药品不良反应和医疗器械不良事件监测，负责药品、医疗器械的再评价和淘汰方案的确定，参与制定国家基本药物目录，配合有关部门实施国家基本药物制度，组织实施处方药和非处方药分类管理制度。

7. 负责制定中药、民族药监督管理规范并组织实施，拟订中药、民族药质量标准，组织制定中药材生产质量管理规范、中药饮片炮制规范并监督实施，组织实施中药品种保护制度。

8. 监督管理药品、医疗器械质量安全，监督管理放射性药品、麻醉药品、毒性药品及精神药品，发布药品、医疗器械质量安全信息。

9. 组织查处消费环节食品安全和药品、医疗器械、化妆品等的研制、生产、流通、使用方面的违法行为。

10. 指导地方食品药品有关方面的监督管理、应急、稽查和信息化建设工作。

11. 拟订并完善执业药师资格准入制度，指导监督执业药师注册工作。

12. 开展与食品药品监督管理有关的国际交流与合作。

13. 承办国务院及卫生部交办的其他事项。

此外，国务院各有关部门，包括卫生部、国家中医药管理局、商务部、国家发改委、国家工商行政管理总局、海关总署、监察部和社会保障部在各自的职责范围内负责与药品有关的监督管理工作。国务院食品药品监督管理部门应当配合国务院经济综合主管部门，执行国家制定的药品行业发展规划和产业政策，加强宏观调控，控制低水平重复建设，以促进我国医药事业的健康发展。

省、自治区、直辖市人民政府食品药品监督管理部门负责本行政区域内的药品监督管理工作，省级政府的各有关部门在各自的职责范围内负责与药品有关的监督管理工作。

（二）药品监督检查的内容

对药品的研制、生产、经营、使用进行全过程的监督检查是药品监督管理部门的主要职责，主要包括：

1. 对报经药品监督管理部门审批的药品研制的督查

药品监督管理部门对药品研制的监督限于对向其申请审批的药品研究，非作用于人体的药品科研活动不属于药品监督管理部门的职责。药品研制包括新药的临床前研究和临床研究两个方面，按照药品管理法的规定，研制新药必须按照国务院食品药品监督管理部门的规定如实报送研制方法、质量指标、药理及毒理试验结果等有关资料和样品，经批准后方可进行临床研究，对未按照《药品非临床研究质量管理规范》（GLP）、《药品临床试验管理规范》（GCP）的要求开展非临床研究和临床试验的，其非临床研究资料和临床试验资料不得作为药品审查批准的依据。

2. 对药品的生产、经营活动的督查

主要包括：①对药品生产经营者的资格管理，建立许可证管理制度和《药品生产质量管理规范》（GMP）、《药品经营质量管理规范》（GSP）制度。②对企业生产药品实行药品生产批准文号制度，生产新药或者已有国家标准药品的，须经国务院药品监督部门批准，并发给药品批准文号，对部分中药材和中药饮片实施批准文号管理，医疗机构配制制剂需经省级药品监督部门审查批准。③进口药品的监督检验制度，国家对进口药品实行进口注册和口岸药品监督管理部门备案检验，对部分特殊药品实行经检验后方可进口的制度。

3. 对医疗机构使用药品的监督

药品监督管理部门对医疗机构使用药品的监督主要是依照药品管理法及其配套的行政法规的规定，对医疗机构购进药品、药剂人员调配处方、药品保管以及对药品不良反应的报告等进行监督检查。

药品监督管理部门有权按照法律、行政法规的规定对报经其审批的药品研制和药品的生产、经营以及医疗机构使用药品的事项进行监督检查，有关单位和个人不得拒绝和隐瞒。

药品监督管理部门进行监督检查时，必须出示证明文件，对监督检查中知悉的被检查人的技术秘密和业务秘密应当保密。

（三）药品监督部门的抽查检验

药品监督管理部门根据监督检查的需要，可以对药品质量进行抽查检验。抽查检验应当按照规定抽样，并不得收取任何费用。所需费用按照国务院规定列支。

国务院和省、自治区、直辖市人民政府的药品监督管理部门应当定期公告药品质量抽查检验的结果，药品质量公告应当包括抽验药品的品名、检品来源、生产企业、生产批号、药品规格、检验机构、检验依据、检验结果、不合格项目等内容；公告不当的，必须在原公告范围内予以更正。

药品监督管理部门对有证据证明可能危害人体健康的药品及其有关材料可以采取查封、扣押的行政强制措施，并在 7 日内做出行政处理决定；药品需要检验的，必须自检验报告书发出之日起 15 日内做出行政处理决定。

（四）对药品生产企业、药品经营企业进行认证后的跟踪检查

药品监督管理部门应当按照规定，依据《药品生产质量管理规范》、《药品经营质量管理规范》，对经其认证合格的药品生产企业、药品经营企业进行认证后的跟踪检查。

（五）对药品监督部门的禁止性规定

地方人民政府和药品监督管理部门不得以要求实施药品检验、审批等手段限制或者排斥非本地区药品生产企业依法生产的药品进入本地区。

药品监督管理部门不得参与药品生产经营活动，不得以其名义推荐或者监制、监销药品；药品监督管理部门的工作人员不得参与药品生产经营活动。

（六）药品不良反应报告制度

国家实行药品不良反应报告制度（详见第十二章"药品上市后再评价与不良反应监测"）。

### 三、国家药品监督检验机构职能

（一）药品检验机构的职责

药品检验机构是执行国家对药品监督检验的法定专业性机构。我国药品检验机构分为：中国药品生物制品检定所，省、自治区、直辖市药品检验所，地（市、州、盟）药品检验所及监督任务较重的县（区、市、旗）的（市、旗）药品检验所。中国药品生物制品检定所是全国药品生物制品检验的业务技术指导中心。各级药检所受同级药品监督管理部门的行政领导，在业务和技术方面受上一级药检所的指导。

1. 中国药品生物制品检定所的职责

（1）负责全国性药品质量监督、检验和技术仲裁。

（2）参加《中华人民共和国药典》和部颁药品标准的拟订和修订。

（3）对审批的新药进行技术复核检验。

（4）负责药品检定用的国家标准品（对照品）的研究、标定、保管、分发以及国际标准品的保管。

（5）有计划地开展有关药品质量、检定方法、标准规格等科研工作。

（6）组织拟定药检科学技术发展规划，举办药检进修班与药检情报交流等。

2. 省级药检所的职责

（1）负责本地区药品质量监督、检验、仲裁工作。

（2）对当地药厂、医药经营、医疗单位的药品进行质量抽查，掌握药品质量动态。

（3）拟定、审查地方药品标准，承担上级药检所及国家交办的药品标准起草、标准品的标定、新药技术复核及修订药品标准工作。

3. 市（县）级药检所的职责

（1）负责本地区药品质量监督、检验、仲裁工作。

（2）进行药品质量抽验，掌握药品质量情况。

（3）对本地区药品生产负责审查、复核、检查。

（4）监督医药生产、供应、使用部门的产品质量。

（二）药品检验机构的检验工作

药品质量的日常检验通过抽检来完成。首先是药品抽样，必须由两名以上药品监督检查人员实施，并按照国务院药品监督管理部门的规定进行抽样；被抽检方应当提供抽检样品，不得拒绝。药品被抽检单位没有正当理由，拒绝抽查检验的，国务院药品监督管理部门和被抽检单位所在地省、自治区、直辖市人民政府药品监督管理部门可以宣布停止该单位拒绝抽检的药品上市销售和使用。对有掺杂、掺假嫌疑的药品，在国家药品标准规定的检验方法和检验项目不能检验时，药品检验机构可以补充检验方法和检验项目进行药品检验；经国家食品药品监督管理局批准后，使用补充检验方法和检验项目所得出的检验结果，可以作为药品监督管理部门认定药品质量的依据。

（三）对药品检验结果申请复验程序

与检验机构有法律的利害关系的当事人对药品检验机构的检验结果有异议的，可以自收到药品检验结果之日起 7 日内向原药品检验机构或者上一级药品监督管理部门设置或者确定的药品检验机构申请复验，也可以直接向国务院药品监督管理部门设置或者确定的药品检验机构申请复验，并向负责复验的药品检验机构提交书面申请、原药品检验报告书。受理复验的药品检验机构必须在国务院药品监督管理部门规定的时间内做出复验结论。复验的样品从原药品检验机构留样中抽取。

（四）对药品检验机构的禁止性规定

药品检验机构不得参与药品生产经营活动，不得以其名义推荐或者监制、监销药品。药品检验机构工作人员不得参与药品生产经营活动。

（五）药品检验机构的业务指导

药品生产企业、药品经营企业和医疗机构的药品检验机构或者人员，应当接受当地药品监督管理部门设置的药品检验机构的业务指导。

# 第三节 药品生产、经营和使用组织

## 一、药品生产、经营组织

### 1. 药品生产企业

《药品管理法》明确规定了开办药品生产企业必须具备的条件，具体可见第七章第一节。

按照生产资料所有制形式，药品生产企业可以分为全民所有制企业、集体所有制企业、私营企业、合营企业和外资企业。

按照生产药品类型，药品生产企业可以分为中成药企业、化学药企业、生化药企业。

2. 药品经营企业

《药品管理法》明确规定了开办药品经营企业必须具备的条件如下：

1. 依法经过资格认定的药学技术人员；

2. 具有与所经营药品相适应的营业场所、设备、仓储设施、卫生环境；

3. 有与所经营药品相适应的质量管理机构或者人员；

4. 有保证所经营药品质量的规章制度。

按照生产资料所有制形式，药品经营企业可以分为全民所有制企业、集体所有制企业、私营企业、合营企业和外资企业。

按照药品经营的规模，药品经营企业可以分为药品批发企业和药品零售企业，前者如医药公司或中药材公司，后者如零售药房。

## 二、药品使用组织

药品使用单位主要是指各级各类医疗机构。医疗机构一般是指从事疾病诊断、治疗等医疗活动，依据《医疗机构管理条例》和《医疗机构管理条例实施细则》的规定，经登记取得"医疗机构执业许可证"的机构，如各级各类医院、专科医院、卫生院、诊所等。2011年3月1日生效的《医疗机构药事管理规定》规定医疗机构药事管理是指医疗机构内以医院药学为基础，以临床药学为核心，促进临床科学、合理用药的药学技术服务和相关的药品管理工作。

# 第四节 药学教育、科研机构及学术团体

## 一、药学教育机构

药学教育组织的主要功能是教育，是为维持和发展药学事业培养药师、药学家、药学工程师、药学企业家和药事管理干部的机构，属于药学事业性组织。药学教育组织的目标是双重的，既培养药学人才，也要取得药学研究成果。对社会来说，教育的作用只有在长期的发展中才能体现出来。药学教育应不断深化改革，建立教育新体制的基本框架，培养和造就一批高水平的具有创新能力的人才，以主动适应经济社会的发展需要。

药学教育组织一般比较稳定，它们的子系统基本上可以按学科专业类型划分，或以学历层次划分，也可以根据办学形式划分。目前，国内有药学类专业的高等院校多为综合性大学，其中有独立药科大学2所，高等中医药高校23所，药学继续教育主要由设有药学类专业的高等院校、中等学校和药学会承担。

## 二、药学科研机构

从20世纪80年代开始，随着由计划经济向市场经济的转变，我国的科技政策相应进行了调整，科研体制的改革也在逐步深化，许多独立设置的研究机构正在由事业单位向企业单位转制，药学科研机构的自主权也在不断扩大，逐步使企业成为研究创新药物的主体；同时

改变科研投资的机制，国家对药学科研机构的行政事业性经费投入逐渐减少，实行重大科研项目招标制，从而保证国家对药学重大科研项目的扶持力度和宏观管理。

药学科研组织可分两大类，即独立的药物研究机构或企业与附设在高等院校、大型制药企业、大型医院中的药物研究所。自从国家开展科技体制改革以来，各类药物研究机构大多进行市场化运作，通过开辟科技市场，利用新药证书转让、专利或技术转让、国家各项自然科学基金支持、合同开发、委托开发、技术服务等方式推动新药的研发，同时也取得了经济效益。

由此可见，药学科研组织的主要功能是研究开发新药、改进现有药品，以及围绕药品和药学的发展进行基础研究，提高创新能力，发展药学事业。

### 三、药学学术团体

1. 中国药学会（Chinese Pharmaceutical Association CPA）

中国药学会成立于 1907 年，是中国最早成立的学术团体之一，是由全国药学科学技术工作者自愿组成、依法登记成立的学术性、公益性、非盈利性的法人社会团体，是党和政府联系我国药学科学技术工作者的桥梁和纽带，是国家推动药学科学技术和民族医药事业健康发展，为公共健康服务的重要力量。

中国药学会的主要任务是开展药学科学技术的国内外学术交流；编辑出版、发行药学学术期刊、书籍；发展同世界各国及地区药学相关团体、药学科学技术工作者的友好交往与合作；举荐、表彰、奖励在科学技术活动中取得优异成绩的药学科学技术工作者；开展对会员和药学科学技术工作者的继续教育培训；普及推广药学以及相关学科的科学技术知识；反映药学科学技术工作者的意见和要求，维护药学科学技术工作者的合法权益；接受政府委托，承办与药学发展及药品监督管理等有关事项，组织药学科学技术工作者参与国家有关项目的科学论证和科学技术咨询；开展医药产品展示、提供医药技术服务与推广科研成果转化等活动；举办为会员服务的事业和活动；依法兴办符合本会业务范围的事业与企业单位。

中国药学会主管单位为中国科学技术协会，办事机构为秘书处，行政挂靠国家食品药品监督管理局。秘书处内设办公室、组织工作部、学术部、编辑出版部、继续教育与科普部、国际交流部、科技开发中心。

2. 其他药学协会

我国药学学术团体还包括了中国医药教育协会、中国执业药师协会、中国医药企业管理协会、中国化学制药工业协会、中国医药商业协会、中国非处方药物协会、中国医药质量管理协会、中国中药协会、中国麻醉药品协会等。

# 自学指导

**【重点难点】**

药事组织一般是指为实现药学的社会任务（如药品研制、生产、经营、使用、教育、管理等），人为分工形成的各种形式的组织机构。

2008 年，根据国务院机构改革方案，重新将国家食品药品监督管理局归入卫生部管理，但国家食品药品监督管理局职责有两个大的变化，一是将综合协调食品安全、组织查处食品安全重大事故的职责划给了卫生部，二是将卫生部食品卫生许可，餐饮业、食堂餐饮环节的食品安全监管和保健食品、化妆品卫生监督管理的职责，由卫生部划入国家食品药品监督管理局。

开办药品生产企业必须具备的条件如下：①具有依法经过资格认定的药学技术人员、工程技术人员及相应的技术工人；②具有与其药品生产相适应的厂房、设施和卫生环境；③具有能对所生产药品进行质量管理和质量检验的机构、人员以及必要的仪器设备；④具有保证药品质量的规章制度。

开办药品经营企业必须具备的条件如下：①具有依法经过资格认定的药学技术人员；②具有与所经营药品相适应的营业场所、设备、仓储设施、卫生环境；③具有与所经营药品相适应的质量管理机构或者人员；④具有保证所经营药品质量的规章制度。

药品使用单位主要是指各级各类医疗机构，如各级各类医院、专科医院、卫生院、诊所等。医疗机构药事管理是指医疗机构内以医院药学为基础，以临床药学为核心，促进临床科学、合理用药的药学技术服务和相关的药品管理工作。

药学教育组织的主要功能是教育，是为维持和发展药学事业培养药师、药学家、药学工程师、药学企业家和药事管理干部的机构，属于药学事业性组织。药学科研组织的主要功能是研究开发新药、改进现有药品，以及围绕药品和药学的发展进行基础医学教育网搜集整理研究，提高创新能力，发展药学事业。中国药学会是由全国药学科学技术工作者自愿组成、依法登记成立的学术性、公益性、非盈利性的法人社会团体。

【复习思考题】

1. 简述药事组织的含义和类型。
2. 2008 年国务院机构改革后，国家食品药品监督管理局工作职责有哪些变化？
3. 试简述药品行政监督管理部门的主要工作职责。
4. 简述成立药品生产经营组织所要具备的条件。
5. 简述我国药学教育、科研组织和社会团体的情况。

# 第四章  药事管理法律体系

## 【目的要求】

1. 掌握药事管理法的渊源、效力等级和适用原则；掌握《药品管理法》的基本内容。
2. 熟悉药事管理法律体系的基本内容。
3. 了解《药品管理法》的立法历程。

## 【自学时数】

6 学时。

药事管理法是指由国家制定或认可，并由国家强制力保证实施，具有普遍效力和严格程序的行为规范体系，是调整和保护公民在药事活动中为维护人体生命健康权益而形成的各种社会关系的法律规范的总和。

药事管理法的渊源，是指药事管理法律规范的具体表现形式，主要包括宪法、药事法律、药事行政法规、药事部门规章、地方行政法规等。

在所有药事法律体系中，宪法的效力等级最高，其次是药事法律，高于药事行政法规，行政法规的效力高于地方性法规和地方政府规章；地方性法规的效力高于本级和下级地方政府规章。

药事管理法律体系是指以宪法为依据，以药品管理法为基本法，由数量众多的药事行政法规、部门规章以及地方性药事法规和地方性药事规章组成的多层次、多门类的法律体系，它可以从药品的研制、生产、经营、使用及特殊管理的药品这五个方面来阐述。

《药品管理法》是我国目前具有最高法律效力的药品监督管理规范性文件，是我国药品管理的基本法。1984 年 9 月 20 日，第六届全国人民代表大会常务委员会第七次会议通过了我国第一版《药品管理法》，现今的《药品管理法》是 2001 年 2 月 28 日经全国人民代表大会常务委员会修订后的版本，自 2001 年 12 月 1 日起施行，一共有 106 条，分为十个章节，分别对药品生产、经营、研制、价格、广告及监管等方面进行了规定。

## 第一节  药事管理法概述

### 一、药事管理法的概念

药事管理法是指由国家制定或认可，并由国家强制力保证实施，具有普遍效力和严格程序的行为规范体系,是调整和保护公民在药事活动中为维护人体生命健康权益而形成的各种社会关系的法律规范的总和。药事管理法属于法的范畴,有着法的一般特性,因此,虽然药事管理法是一种行为规范,但不同于药学职业道德,它具有鲜明的国家强制性、效力上的普遍性、实施上的程序性。

药事管理法是一个广义的概念,是指药事管理法律体系,并非指代具体的法律名称(例如我国的药品管理法,日本的药事法),包括有关药事管理的法律、行政法规、规章等规范性法律文件等的总称,简而言之,是所有有关药事的法律规范的总称。

### 二、药事管理法的渊源

渊源,即法的效力渊源,指一定的国家机关依照法定职权和程序制定或认可的具有不同效力和地位的法的不同表现形式,我国法的正式渊源包括宪法、法律、行政法规、地方性法规、经济特区的规范性文件、民族自治法规、特别行政区的法律、国际条约等。

药事管理法的渊源,是指药事管理法律规范的具体表现形式,主要是指某种药事法律规范是由何种国家机关制定或认可,具有何种表现形式或效力等级。

1. 宪法

宪法是我国的根本大法,是综合性地规定国家根本制度和任务,保障公民基本权利的规范性文件。宪法有最高的法律效力,是其他法律规范的基础。它是由我国最高权力机关——全国人民代表大会制定和修改。宪法的第二十一条对我国医药行业作出了原则性的规定:"国家发展医疗卫生事业,发展现代医药和我国传统医药,鼓励和支持农村集体经济组织、国家企业事业组织和街道组织举办各种医疗卫生设施,开展群众性的卫生活动,保护人民健康。"

2. 药事法律

法律是指由全国人大及其常委会制定的规范性文件,其地位和效力仅次于宪法。与药事活动相关的法律类规范主要是《中华人民共和国药品管理法》,是由全国人大常委会制定、修改的,规定和调整药事活动的基本问题,是药事法最重要的基础性渊源。

3. 药事行政法规

行政法规是由国家最高行政机关即国务院依法制定、修改并发布的规范性文件。行政法规的效力低于宪法、法律,高于地方性法规。与药事活动相关的行政法规主要有:《中华人民共和国药品管理法实施条例》、《麻醉药品和精神药品管理条例》、《中药品种保护条例》、《野生药材资源保护管理条例》《医疗器械监督管理条例》等。

4. 药事部门规章

部门规章是由国务院所属各部委和直属机构,在本部门权限内发布的各种规范性法律文件,其地位低于宪法、法律、行政法规。药事法律规范中的部门规章,主要表现为国家食品药品监督管理局制定、修订并发布的行政规章,是药事法渊源中数量最为庞大的表现形式,2008年国家食品药品监督管理局并入卫生部以后,众多药事法律规章转由卫生部发布。现今主要的药事规章包括《药品注册管理办法》、《处方药与非处方药分类管理办法(试行)》、《药品生产质量管理规范》、《药品经营质量管理规范》、《药品不良反应报告和监测管理办法》、《药品召回管理办法》、《药品流通监督管理办法》、《药品进口管理办法》、《药品经营许可证管理办法》等。

5. 药事地方性法规

地方性法规是由各省、自治区、直辖市人大及其常委会依法制定、修改，效力不超出本行政区域的法律规范，其效力低于宪法、法律、行政法规。比如黑龙江人大颁布的《黑龙江省野生药材资源保护条例》。

6. 药事地方政府规章

地方政府规章是指有权制定地方性法规的地方人民政府根据法律、行政法规制订的规范性文件，其效力低于宪法、法律、行政法规、上级和同级地方性法规，比如浙江省人民政府颁布的《浙江省医疗机构药品和医疗器械管理办法》。

7. 国际公约

指两个或两个以上国家或国际组织之间缔结的确定相互权利义务关系的各种协议，包括条约、宪章、公约、协定、规约、专约、公报、最后决议书、联合宣言等。国际条约也是我国法的一种形式，与国内法具有同等效力。具体到药品领域，包括《1961年麻醉药品单一公约》和《1971年精神药物公约》等。

### 三、药事管理法的效力等级和适用规则

（一）药事管理法的效力等级

在所有的药事法律体系中，宪法的效力等级最高，其次是药事法律，高于药事行政法规，行政法规的效力高于药事部门规章和地方性法规；地方性法规的效力高于本级和下级地方政府规章。

地方性药事法规与药事部门规章之间对同一事项的规定不一致，不能确定如何适用时，由国务院提出意见，国务院认为应当适用地方性药事法规的，应当决定在该地方适用地方性药事法规；认为应当适用药事部门规章的，应当提请全国人民代表大会常务委员会裁决。部门规章与地方政府规章对同一事项规定不一致时，由国务院提出裁决。

（二）药事管理法的适用原则

在药事实践过程中，药事管理法体系中各种法律法规在适用中可能会出现冲突情形，在处理这种冲突时，法律层面通常有以下几种适用原则：

1. 层级冲突适用规则——上位法优于下位法原则

不同层级机关所制定的法律规范发生冲突时，遵循上级机关制定的法律规范效力优于下级机关制定的，即"上位法优于下位法"，比方说《药品管理法》和《药品管理法实施条例》内容发生冲突时，两者比较之，《药品管理法》是上位法，《药品管理法实施条例》是下位法，因此应该适用《药品管理法》的相关规定。

2. 特别冲突适用规则——特别法优于一般法原则

此原则一般适用于同一层级机关制定的法律规范出现的冲突，特别领域的法律规范优于一般领域的法律规范，比如当同一机关制定的药事法律法规与一般法律法规发生冲突时，应适用药事法律法规的规定；当药事法律法规对此没有规定时，适用一般法律法规。比如《药品管理法》和《广告法》均是由全国人大常委会颁布的，两者中都有涉及对广告的规定，一旦两者发生冲突，一般优先适用《药品管理法》的规定，因为相较于《广告法》，《药品管理法》是特殊法。

3. 新旧法冲突适用规则——新法优于旧法原则

也称后法优于先法原则，这个原则同样是适用同一层级机关制定的法律规范出现的冲突，当新法和旧法对同一事项有不同规定时，新法的效力优于旧法，在新的法律生效后，与

新法内容相抵触的原法律内容自动失效、不再适用。如修订后的《药品管理法》于 2001 年 12 月 1 日施行时，1984 年颁布的《药品管理法》同时废止。

## 第二节　药事管理法律体系

鉴于药品的重要性，以及药品领域监管的复杂性，药事管理法并不是单纯指代具体某一部法律规范，而是指多种关于药品的法律规范的综合，因此，它是一个庞大的法律规范体系。药事法律体系，是指以宪法为依据，以药品管理法为基本法，由数量众多的药事行政法规、部门规章以及地方性药事法规和地方性药事规章组成的多层次、多门类的法律体系。

从药品领域的法律体系特点可以看出，除《中华人民共和国药品管理法》和《中华人民共和国药品管理法实施条例》外，属于法律与行政法规层级的规范性文件较少，大多数都是部门规章层级的规范性文件，它构成了药品管理法律体系的主体。

药事管理法律体系的主要内容可以从药品研制、生产、经营、使用等环节以及特殊管理的药品这五个方面进行阐述，因为这五个领域也是药品监督管理的主要领域。

### 一、药品研制与生产法律体系

药品的研制阶段，从狭义的角度来看，指的就是药品的非临床研究、临床试验以及药品上市注册阶段。此阶段是药品的质量确定阶段，直接关系到上市后药品的质量和人民的用药安全，因此这个阶段的法律体系在我国较为齐全，主要包括以下几个法律规范：

表 4-1　　　　　　　　　　　药品研制阶段主要法律规范简介

| 名　称 | 药事法渊源 | 颁布主体 | 意　义 |
|---|---|---|---|
| 《药物非临床研究质量管理规范》（GLP） | 部门规章 | 国家食品药品监督管理局 | GLP 主要对药品非临床研究机构、人员、实验设施等进行规范，从而确保试验资料真实可靠，试验操作标准规范 |
| 《药物临床试验质量管理规范》（GCP） | 部门规章 | 国家食品药品监督管理局 | GCP 主要对药品临床研究机构的设施设备、操作程序、人员资质等进行规范，从而保证试验的安全可靠，资料的真实，保障受试者的合法权益，保证药品研制的质量 |
| 《药品注册管理办法》 | 部门规章 | 国家食品药品监督管理局 | 对在中华人民共和国境内申请药物临床试验、药品生产与进口，以及药品审批、注册检验和监督管理做出详细规定，以规范药品注册行为，保证药品安全、有效、质量可控 |

　　药品的生产是决定药品质量的关键阶段，药品制造水平的好坏直接影响最终产出药品的质量，况且我国制药企业相比较国外发达国家来讲，仍然处于较低水平，因此此阶段的法律规范极为重要，主要包括以下几种：

表 4 - 2　　　　　　　　　　　药品生产环节主要法律规范简介

| 名　　称 | 药事法渊源 | 颁布主体 | 意　　义 |
|---|---|---|---|
| 《药品生产质量管理规范》（GMP） | 部门规章 | 国家食品药品监督管理局 | GMP 是药品生产和全面质量管理的基本准则。适用于药品制剂生产的全过程、原料药生产中影响成品质量的关键工序 |
| 《药品生产监督管理规范》 | 部门规章 | 国家食品药品监督管理局 | 为药品监督管理部门对药品生产条件和生产过程进行审查、许可、监督检查等提供法律依据，进一步加强药品生产的监督管理，保障药品安全、有效、质量可控 |
| 《药品说明书和标签管理规定》 | 部门规章 | 国家食品药品监督管理局 | 规范药品名称、说明书、标签的管理，指导公众科学、合理使用药品，维护公众健康权益 |

## 二、药品流通法律体系

　　药品的流通阶段比较复杂，涉及的主体较多，它涵盖了药品从生产企业出厂后到消费者得到药品这一阶段的所有活动，尤其在药品运输和储存过程中，存在很多影响药品质量的因素，这一阶段的法律规范的特点是种类多而散，具体包括以下几种：

表 4 - 3　　　　　　　　　　　药品流通阶段的主要法律规范简介

| 名　　称 | 药事法渊源 | 颁布主体 | 意　　义 |
|---|---|---|---|
| 《药品经营质量管理规范》（GSP） | 部门规章 | 国家食品药品监督管理局 | GSP 是指在药品流通过程中，针对计划采购、购进验收、储存、销售等环节而制定的保证药品符合质量标准的一项管理制度。对药品经营全过程进行质量控制，保证向用户提供优质的药品 |
| 《药品流通监督管理办法》 | 部门规章 | 国家食品药品监督管理局 | 对中华人民共和国境内从事药品购销及监督管理的有关事项做出规定，确保药品在流通过程中保持质量均一 |

续表

| 名　称 | 药事法渊源 | 颁布主体 | 意　义 |
|---|---|---|---|
| 《药品广告审查办法》 | 部门规章 | 国家食品药品监督管理局 | 加强药品广告管理，保证广告真实性与合法性，净化药品流通秩序，保障人民群众用药安全 |
| 《药品召回管理办法》 | 部门规章 | 国家食品药品监督管理局 | 召回是一种强化制药企业责任的预警措施，在保障消费者权益，维护公民生命健康权方面起着重要的作用 |
| 《药品进口管理办法》 | 部门规章 | 国家食品药品监督管理局 | 规范药品进口备案、报关和口岸检验工作，保证进口药品的质量 |
| 《零售药店设置暂行规定》 | 部门规章 | 国家食品药品监督管理局 | 加强对零售药店的监督管理，促进零售药店合理布局，方便群众购药 |
| 《互联网药品信息服务管理办法》 | 部门规章 | 国家食品药品监督管理局 | 加强对互联网药品交易的管理，规范药品流通市场秩序 |

### 三、药品使用法律体系

药品使用阶段是指医疗机构和消费者使用药品的活动，这一阶段监管的方向侧重于完善医疗机构的临床合理用药，改善治疗效果方面，同时对医疗机构配制制剂也加大法律监管的力度，这一阶段的主要法律规范有如下几种：

表 4-4　　　　　　　　　　　药品使用领域主要法律规范示例

| 名　称 | 药事法渊源 | 颁布主体 | 意　义 |
|---|---|---|---|
| 《医疗机构制剂注册管理办法》（试行） | 部门规章 | 国家食品药品监督管理局 | 加强医疗机构制剂的管理，规范医疗机构制剂的申报与审批行为，主要对医疗机构制剂的配制、调剂使用，以及进行相关的审批、检验和监督管理活动做了明确的法律规定 |
| 《医疗机构制剂配制质量管理规范》 | 部门规章 | 国家食品药品监督管理局 | 规范医疗机构配制制剂的行为，保证群众的用药安全。对医疗机构制剂室的人员机构、设施设备等进行规定 |
| 《处方管理办法》 | 部门规章 | 卫生部 | 规范处方管理，提高处方质量，促进合理用药，保障医疗安全 |

### 四、特殊管理药品法律体系

麻醉药品、精神药品、医疗用毒性药品和放射性药品在我国是属于特殊管理的药品范畴，由于这些药品自身风险巨大，一旦监管不严，将极大危害群众身体健康和影响社会的稳定，因此，这一领域的法律规范由国务院颁布。主要有以下几种：

表 4 - 5　　　　　　　　　特殊管理药品领域的法律规范简介

| 名　称 | 药事法渊源 | 颁布主体 | 意　义 |
|---|---|---|---|
| 《麻醉药品和精神药品管理条例》 | 行政法规 | 国务院 | 加强麻醉药品和精神药品的管理，保证麻醉药品和精神药品的合法、安全、合理使用，防止流入非法渠道，保障群众的生命健康和社会的稳定 |
| 《戒毒条例》 | 行政法规 | 国务院 | 为了规范戒毒工作，帮助吸毒成瘾人员戒除毒瘾，维护社会秩序 |
| 《反兴奋剂条例》 | 行政法规 | 国务院 | 为了防止在体育运动中使用兴奋剂，保护体育运动参加者的身心健康，维护体育竞赛的公平竞争 |

# 第三节　《药品管理法》及其实施条例

在药事管理法律体系中，无论从法律规范的层级高度还是重要性来讲，作为药事法律基本法的《药品管理法》及作为其配套文件的处于行政法规位阶的《药品管理法实施条例》都名列其中。

### 一、《药品管理法》的立法历程

1.《药品管理法》制定及颁布阶段

在《药品管理法》颁布之前，我国药品领域的监管很不规范，可依据的法律法规较为缺乏，尤其是法律层级的药品规范性文件更是空白。因此，《药品管理法》是我国第一部通过现代立法颁布的药品管理法律，具有划时代的意义。它由中华人民共和国第六届全国人民代表大会常务委员会第七次会议于1984年9月20日通过，自1985年7月1日起实施。至此，我国的药事法成为我国法律体系中的一个重要组成部分，明确了药事管理工作的法律地位，开启了我国药品监管的法制化进程。

2.《药品管理法》的修订

随着我国经济体制改革的逐步深化和对外开放的进一步扩大，药品研究、生产、流通、使用方面出现了一系列新情况、新问题。首先，普遍反映 1984 年的《药品管理法》存在一些不足，比如在规定法律责任方面过于片面和笼统，导致对违法行为的处罚不严，尤其是对药品流通领域出现的问题以及对执法主体的违法行为缺乏相应的处罚条款；此外，全国药品监督管理的主管部门由国务院卫生行政部门改为国务院药品监督管理部门，部门的改变往往伴随着相应政策的转变和改进，因此，1984 年制定的《药品管理法》已经不能完全适应现实的发展及需要，对其进行修改和完善是时代发展的必然趋势。新的《药品管理法》于 2001 年 2 月 28 日由中华人民共和国第九届全国人民代表大会常委会第二十次会议修订通过，以国家主席令第四十五号文件公布，自 2001 年 12 月 1 日开始实施。

3.《药品管理法》的再完善

2001 年修订的《药品管理法》发挥了其应有的作用，极大地规范了我国药品市场的秩序，但随着社会的发展，也暴露出一些问题和不足。而且一些重要的问题是无法通过制定规章等下位法或者通过法律解释的形式能够解决的，在这种情况下，《药品管理法》的再修订被提上了日程。

目前，《药品管理法》修订已列入全国人大常委会 2008～2012 年立法计划。国家食品药品监督管理局初步整理了《药品管理法》修订研究课题，包括药品生产、经营、注册、监督等六方面内容。任何一部法律法规都不可能一步到位，针对一些新问题和新情况，《药品管理法》只有不断调整、补充和完善，才能更好地适应药品监管工作和形势的发展需要。

## 二、《药品管理法》及其实施条例的主要内容

1.《药品管理法》内容简介

现今的《药品管理法》是 2001 年修订后的版本，当时在修订的过程中，从 1985 年版的 60 条增加到现版的 106 条，分为十个章节，分别对药品生产、经营、研制、价格、广告及监管等方面进行了规定。

表 4-6　　　　　　　　　　《中华人民共和国药品管理法》简介

| 名　称 | 《中华人民共和国药品管理法》 | |
|---|---|---|
| 药事法渊源 | 法律 | |
| 实施时间 | 2001 年 12 月 1 日 | |
| 颁布主体 | 全国人民代表大会常务委员会 | |
| 制定及修订 | 1984 年 9 月 20 日，第六届全国人民代表大会常务委员会第七次会议通过了我国第一版《药品管理法》，2001 年 2 月 28 日第九届全国人民代表大会常务委员会第二十次会议重新修订通过。自 2001 年 12 月 1 日开始实施。 | |
| 法律框架及主要内容 | 第一章 总则（第 1～6 条）； | 总则部分是对药品管理法总原则的概括性规定，包括立法宗旨、适用范围、国家发展中药事业和鼓励研制新药的政策、药品监督管理体制以及药品监督检验检测职责 |

续表 1

| 名称 | 《中华人民共和国药品管理法》 | |
|---|---|---|
| 法律框架及主要内容 | 第二章<br>药品生产企业管理（第 7～13 条）； | 第二章是关于药品生产的规定，内容包括：开办药品生产企业的审批规定和审批程序；开办药品生产企业应当具备的基本条件；GMP 制度；生产药品所需的原料、辅料必须符合的要求；药品生产必须遵守的其他规定 |
| | 第三章<br>药品经营企业管理（第 14～21 条）； | 第三章是关于药品经营企业的规定，内容包括：开办药品经营企业的审批规定和审批程序；开办药品经营企业应当具备的基本条件；GSP 制度；进货检查验收制度；药品保管制度；药品销售必须遵守的其他规定 |
| | 第四章<br>医疗机构的药剂管理（第 22～28 条）； | 第四章是关于医疗机构的药剂管理的规定。医疗机构的药剂管理，是指根据临床需要采购药品、自制制剂、储存药品、分发药品、进行药品的质量管理和经济管理。内容包括：①从事医疗机构药剂技术工作的人员规定；②医疗机构制剂许可证的审批、品种审批及使用管理；③采购及保存药品管理的规定；④调配处方规定 |
| | 第五章<br>药品管理<br>（第 29～51 条）； | 本章是本法的重要组成部分，其内容涉及药品的研制、生产、经营、进口、上市后管理以及国家对药品实施的一些特殊制度。主要内容包括：①新药的申报和审批的规定；②GLP、GCP 制度；③关于药品生产批准文号管理的规定；④关于药品标准、药品标准品、对照品、药品通用名称及商品名称管理的规定；⑤关于国家药品标准和药典委员会的规定；⑥关于购进药品监督管理的规定；⑦对一些药品实行特殊管理的规定；⑧实行中药品种保护和处方药与非处方药分类管理的规定；⑨对药品进口、出口管理的规定；⑩对新发现的和从国外引种的药材以及民间习用药材管理的规定；⑪关于假药和劣药的认定以及按假药处理和按劣药处理的规定；⑫对药品从业有关人员卫生要求的规定 |
| | 第六章<br>药品包装的管理（第 52～54 条） | 第六章是对药品包装的必要性规定，分为直接接触药品的包装材料和容器、药品包装、药品标签和说明书三方面的监督管理内容 |
| | 第七章<br>药品价格和广告的管理（第 55～63 条）； | 第七章是对药品价格和广告管理的规定，包括实行政府定价和政府指导价药品的原则性规定；实行市场调节价药品的原则性规定；对药品广告的规则性规定；对药品广告内容的具体要求等 |

续表 2

| 名称 | 《中华人民共和国药品管理法》 | |
|---|---|---|
| 法律框架及<br>主要内容 | 第八章<br>药品监督<br>（第 64～72 条）； | 第八章是关于药品监督的规定，本章主要规定了药品监督管理部门和药品检验机构在药品管理工作中拥有的权利和承担的义务、责任；设立了不良反应报告制度；明确了药品检验部门对药品生产经营企业的业务指导关系 |
| | 第九章<br>法律责任<br>（第 73～101 条）； | 本章共 29 条，是关于法律责任的规定，主要包括：违反许可证及药品批准证明文件管理应当承担的法律责任；生产假劣药的法律责任；药品监督管理部门及药检所违反药品管理法规定应当承担的法律责任等内容 |
| | 第十章<br>附则<br>（第 102～106 条）。 | 本章是附则部分，附则一般是附在法律最后的补充性及说明性条文，章的内容包括对药品等名词的定义，对制定中药材生产管理法规授权，以及适用本法的时间效力的规定等 |

2.《药品管理法实施条例》的简介

《药品管理法实施条例》由国务院于 2002 年颁布实施，它与《药品管理法》是一个整体，《药品管理法实施条例》遵循《药品管理法》的立法宗旨和原则，依据法的相关规定进一步细化，是对《药品管理法》实施的解释和补充，增加了操作性规定。

**表 4-7** **《中华人民共和国药品管理法实施条例》简介**

| 名称 | 《中华人民共和国药品管理法实施条例》 |
|---|---|
| 药事法渊源 | 行政法规 |
| 施行时间 | 2002 年 9 月 15 日 |
| 颁布主体 | 国务院 |
| 制定及修订 | 《药品管理法实施条例》于 2001 年 3 月由国家药监局开始起草，经过广泛调查研究，征求意见，多次讨论、修改，于 2001 年 7 月完成了起草工作，2002 年 8 月 4 日，国务院以第 360 号令公布了《药品管理法实施条例》 |
| 法律框架 | 以《药品管理法》的体例为基准，并与《药品管理法》的章节相对应，共 10 章 86 条 |

# 自学指导

## 【重点难点】

药事管理法是指由国家制定或认可，并由国家强制力保证实施，具有普遍效力和严格程序的行为规范体系，是调整和保护公民在药事活动中为维护人体生命健康权益而形成的各种社会关系的法律规范的总和。

药事管理法的渊源，是指药事管理法律规范的具体表现形式，主要是指某种药事法律规范是由何种国家机关制定或认可，具有何种表现形式或效力等级。一般包括宪法、药事法律、药事行政法规、药事部门规章、药事地方性法规等内容。

在所有的药事法律体系中，宪法的效力等级最高，其次是药事法律，高于药事行政法规，行政法规的效力高于地方性法规和地方政府规章；地方性法规的效力高于本级和下级地方政府规章。

在药事实践过程中，药事管理法体系中不同效力层级的法律法规在适用中可能会出现冲突情形，在处理这种冲突时，法律层面通常有以下几种适用原则：特别法优于一般法、上位法优于下位法以及新法优于旧法。

药事管理法律体系的主要内容可以从药品研制、生产、经营、使用等环节以及特殊管理的药品这五个方面进行阐述。

在药品的研制与生产阶段，主要的法律规范包括：《药物非临床研究质量管理规范》（GLP）、《药物临床试验质量管理规范》（GCP）、《药品注册管理办法》以及《药品生产质量管理规范》（GMP）等；在药品流通阶段，主要的法律规范包括：《药品经营质量管理规范》（GSP）、《药品流通监督管理办法》等；在药品的使用阶段，主要的法律规范包括：《医疗机构制剂注册管理办法》和《医疗机构制剂配制质量管理规范》等；在特殊药品管理领域，主要的法律规范是《麻醉药品和精神药品管理条例》和《医疗用毒性药品管理办法》等。

《药品管理法》是我国目前具有最高法律效力的药品监督管理规范性文件，是我国药品管理的基本法。现今的《药品管理法》是 2001 年全国人民代表大会常务委员会修订后的版本，一共有 106 条，分为十个章节，分别对药品生产、经营、研制、价格、广告及监管等方面进行了规定。

其中第一章是总则，总则部分是对药品管理法总的原则的概括性规定；第二章是对药品生产企业管理的规定，包括药品生产企业开办的审批程序及实施 GMP 等；第三章是对药品经营企业管理的规定，包括开办药品经营企业的审批规定和审批程序及实施 GSP 等；第四章是对医疗机构的药剂管理的规定；第五章是药品管理，这是《药品管理法》中内容较多的一个章节，其内容涉及药品的研制、生产、经营、进口、上市后管理以及国家对药品实施的一些特殊制度，包括新药的申报与审批制度、GLP 及 GCP 制度以及假劣药制度等；第六章是有关药品包装的规定；第七章是关于药品价格和广告的管理规定，包括实行政府定价和政府指导价药品的原则性规定等；第八章是药品监督，主要规定了药品监督管理部门和药品检验机构在药品管理工作中拥有的权利和承担的义务、责任等；第九章是法律责任，主要针对违反上述规定所应受到的行政处罚；第十章是附录部分，附则一般是附在法律最后的补充性及说明性条文，《药品管理法》附录中最重要的内容是规定了药品的定义。

【复习思考题】

1. 药事法律、药事行政法规及药事部门规章的含义各是什么？并各举一例。
2. 列举《药品管理法》的法律地位和主要内容。
3. 列举各药事相关法律规范发生冲突时的适用原则。
4. 列举药品经营领域的法律规范的种类及主要内容。

# 第五章　国家药物政策与相关制度

## 【目的要求】

1. 掌握国家药物政策的含义及其构成；掌握国家基本药物的含义及其遴选原则；掌握医疗保障制度的含义及《药品目录》的分类；掌握药品分类管理及国家储备药品的含义。

2. 熟悉城镇职工基本医疗保险、城镇居民基本医疗保险及新型农村合作医疗制度的基本内容；熟悉《药品目录》的调整要求及费用支付原则；熟悉药品分类管理的基本内容；熟悉药品储备制度的基本内容。

3. 了解国家基本药品目录的发展及调整过程；药品分类管理的产生与发展过程。

## 【自学时数】

2 学时。

国家药物政策是国家卫生政策的组成部分，是在一定时期内指导药品研究、生产、流通、使用和监督管理的总体纲领。

国家药物政策主要由基本药物、财政支持、供应系统、质量保证、合理用药、价格调整、药物研究、资源开发、不良反应监测与评估等内容组成。

基本药物是适应基本医疗卫生需求，剂型适宜，价格合理，能够保障供应，公众可公平获得的药品。国家基本药物制度是对基本药物的遴选、生产、流通、使用、定价、报销、监测评价等环节实施有效管理的制度。1981 年，我国第一版《国家基本药物目录》编制完成，截至 2011 年，我国对《国家基本药物目录》进行了第 6 次修订。

医疗保障制度是指一个国家或地区按照保险原则为解决居民防病治病问题而筹集、分配和使用医疗保险基金的制度。我国目前建立了城镇职工基本医疗保险制度、城镇居民基本医疗保险制度、新型农村合作医疗制度和城乡医疗救助制度。基本医疗保险用药是在国家基本医疗保险制度指导下，为了保障职工基本医疗用药，合理控制药品费用，指定可供职工基本医疗保险需要的品种范围，而市场能够保证供应的药品。《药品目录》分"甲类目录"和"乙类目录"。

药品分类管理是根据药品的安全性、有效性原则，依其品种、规格、适应证、剂量及给药途径等的不同，将药品分为处方药和非处方药并做出相应的管理规定。其核心目的就是有效地加强对处方药的监督管理，防止消费者因自我行为不当导致滥用药物和危及健康。

国家药品储备是国家为了维护社会公共身体健康，保证紧急需要而平时储备管理的，在国内发生重大灾情、疫情及其他突发事件时可以紧急调用药品。我国实行药品两级储备制度。

# 第一节　国家药物政策

## 一、国家药物政策的概念

国家药物政策的概念是世界卫生组织在 1975 年第 28 次国际卫生会议上首次提出来的，它是国家卫生政策的组成部分，是由政府制定的，在一定时期内指导药品研究、生产、流通、使用和监督管理的总体纲领（包括工作方针、原则、策略、计划、行为准则、措施等）。

国家药物政策主要由基本药物、财政支持、供应系统、质量保证、合理用药、价格调整、药物研究、资源开发、不良反应监测与评估等内容组成。国家药物政策最基本的目标有三点：让消费者买得到、买得起基本药物；保证向公众提供安全、有效、优质的药物；医护人员与公众共同改善处方，促进合理用药。

## 二、国家药物政策的产生与发展

国家药物政策作为一种宏观性的纲领，对各项药品管理制度的制定和实施以及药事管理立法具有普遍的导向作用。国家药物政策的实施在全世界取得了巨大成就，目前已有 160 多个国家拥有正式的基本药物目录，100 多个国家制定了国家药物政策。

近年来，我国不断推进国家药物政策的发展，在制定并推行国家基本药物、加强药品不良反应监测、实施药品分类管理、加强监管法规建设、改革药品价格管理等方面取得了很大进展。

基本药物制度是国家药物政策的核心内容，1996 年，我国首次发布了国家基本药物中成药和化学药品目录，至今已对该目录进行了六次调整。1999 年，国家食品药品监管局发布了《处方药与非处方药分类管理办法》，并制定了一系列相应的管理规范。2004 年，发布了《药品不良反应报告和监测管理办法》。近年来，国家食品药品监督管理局还先后修订了《药品管理法》及其《药品管理法实施条例》，并围绕修订后的《药品管理法》修订、制定了一系列相关规章、办法，基本形成了较为完善的药品监管法规体系，初步实现了对药品的研究、生产、流通、使用等环节依法监管。严格了药品注册审批制度，逐步统一了药品批准文号，规范了药品的包装、标签和说明书，建立了国家药品数据库，健全了国家药品标准体系。初步建立了一个适应社会主义市场经济体制、以基本医疗保险制度为核心的多层次医疗保障制度体系。实施了新型农村合作医疗制度，解决了农民对医药卫生的可获得性问题。

## 三、国家药物政策的构成要素

国家药物政策的关键构成要素包括以下几项内容：

1. 基本药物的遴选

基本药物的遴选是国家药物政策的核心原则之一，基本药物的遴选充分考虑了药物安全性、有效性、经济性的最优化结合，它不仅提供了一个在国家水平上购买药物的合理基础，而且提供了一个在卫生保健系统的不同层次上建立药物需求的合理基础。

2. 可负担性

可负担得起的价格是在公共和私立领域获得基本药物的一个重要先决条件。使药品的价格处于一个能够为大多数人所负担的水平上，需要在国家药物政策指导下协调多方利益，建立规范的药品价格体系。要对不同药品采取不同措施，确保药物价格的可负担性。

3. 药品资金筹措

药品财政支持不仅是确保药物可获得性的一个重要因素，而且直接关系到国家药物政策总体框架的可持续性。国家应当充分运用基本药物政策，提倡"提高效率，减少浪费"；增加政府对基本药物、重点疾病、贫苦人口和困难人群的财政支持；增加健康保险的覆盖面及药品的可获得性。

4. 供应系统

实施药品采购规范、制定批发配送策略、完善紧急情况下的药品供应，完善药品供应体系，提高药品的可获得性。

5. 药品监管

药品监管和质量保证体系是国家药物政策目标中药品质量的根本保证，同时也是可获得药品和合理用药的基本保障。应当建立一个高效的药品管理机构，并制定相应的法规规范，对药品研究、生产、流通、使用全过程的监督，其主要职责是保证药品的质量、保障用药安全，以及对产品信息（包括说明书、药品广告宣传）真实性、准确性进行监控。

6. 药物的合理使用

合理用药作为国家药物政策的目标与内容，对于国家药物政策的实施具有极其重要的作用，提高合理用药水平是建立国家药物政策的主要目的之一。

7. 研究

进行相关研究可以促进药物政策中各个部分的实施、监测和评估。

8. 人力资源开发

人力资源开发包括选择各种政策和策略以保证经过充分培训的、有进取心的人员来有效执行国家药物政策的各个部分。

9. 监测和评估

监测和评估是国家药物政策的一个必需部分，其必要的条款需列入政策内。

## 第二节　国家基本药物制度

### 一、国家基本药物制度的含义

基本药物是适应基本医疗卫生需求，剂型适宜，价格合理，能够保障供应，公众可公平获得的药品。政府举办的基层医疗卫生机构全部配备和使用基本药物，其他各类医疗机构也都必须按规定使用基本药物。基本药物的特点是疗效好，不良反应小，质量稳定，价格合理，使用方便等。

国家基本药物制度是对基本药物的遴选、生产、流通、使用、定价、报销、监测评价等环节实施有效管理的制度，与公共卫生、医疗服务、医疗保障体系相衔接。推行国家基本药物制度的目的是最大限度地满足和保证公众的用药需求及合理用药，从而降低医药费用，减轻群众用药负担，体现社会公平，维护人民健康，促进药品生产流通企业资源优化整合，使国家有限的医药卫生资源得到有效利用。

### 二、国家基本药物的遴选

国家基本药物遴选原则的确立，是形成国家基本药物目录的前提，也反映出一个国家建立国家医药政策的倾向和基本定位。2009 年，我国在医改方案中提出，"中央政府统一制定和发布国家基本药物目录，按照防治必需、安全有效、价格合理、使用方便、中西药并重的原则，结合我国用药的特点，参照国际经验，合理确定品种和数量"。而此前，我国在基本药物的遴选中一直遵循的是在 1992～1996 年确立的"临床必需、安全有效、价格合理、使用方便、中西药并重"原则。这种微调，使得基本药物的覆盖范围更加广泛，也更加符合现实需求，体现了"预防用药"与"治疗用药"同等重要的地位。

国家基本药物遴选主要有五项要求：一是与我国公共卫生、基本医疗卫生服务和基本医疗保障水平相适应；二是符合我国疾病谱的特点，能够满足我国常见病、多发病和传染病预防、诊断、治疗的需求；三是遴选品种应当能够保证供应；四是应是临床首先选择使用的药品；五是目录遴选调整应当科学、公正、公开、公平。无论是基本药物的遴选原则还是遴选要求，都与保障公众基本用药权益紧密相关。

### 三、国家基本药物目录

1981 年，我国第一版《国家基本药物目录》编制完成。1996 年，我国公布《国家基本药物（目录）》。此时的基本药物品种数量还不到 300 种。1998 年、2000 年、2002 年、2004 年、2009 年、2011 年，我国对《国家基本药物目录》进行了 6 次修订和调整，历版《国家基本药物目录》收载药品情况见下表：

| 发布（调整）时间 | 西 药 | 中 药 |
| --- | --- | --- |
| 1982 年 | 178 个品种 | 未遴选 |
| 1996 年 | 699 个品种 | 1699 个品种 |
| 1998 年 | 740 个品种 | 1333 个品种 |
| 2000 年 | 770 个品种 | 1249 个品种 |
| 2002 年 | 759 个品种 | 1242 个品种 |
| 2004 年 | 773 个品种 | 1260 个品种 |
| 2009 年 | 205 个品种 | 102 个品种 |
| 2011 年 | 292 个品种 | 184 个品种 |

世界卫生组织的基本药物目录是 312 种，多数国家是 200～300 种，最多也不超过 400 种，已能满足临床将近 80% 的患者使用需要。2011 版新目录中的基本药物"在保持数量相

对稳定的基础上，根据医疗保障水平的变化、国民经济的发展、科学技术的进步等情况下，不断优化基本药物品种、类别与结构比例"。国家基本药物目录实行动态管理，原则上每3年调整一次。

## 第三节　保障制度与基本医疗保险用药政策

### 一、医疗保障制度的含义

医疗保障制度是指一个国家或地区按照保险原则为解决居民防病治病问题而筹集、分配和使用医疗保险基金的制度。它是居民医疗保健事业的有效筹资机制，是构成社会保险制度的一种比较进步的制度，也是目前世界上应用相当普遍的一种卫生费用管理模式。基本医疗保险是社会保险制度中最重要的险种之一，它与基本养老保险、工伤保险、失业保险、生育保险等共同构成现代社会保险制度。

我国目前建立了城镇职工基本医疗保险制度、城镇居民基本医疗保险制度、新型农村合作医疗制度和城乡医疗救助制度，分别覆盖城镇就业人口、城镇非就业人口、农村人口和城乡困难人群。

1998年我国开始建立城镇职工基本医疗保险制度，城镇职工基本医疗保险由用人单位和职工按照国家规定共同缴纳基本医疗保险费，建立医疗保险基金，参保人员患病就诊发生医疗费用后，由医疗保险经办机构给予一定的经济补偿，以避免或减轻劳动者因患病、治疗等所带来的经济风险。

城镇居民基本医疗保险从2007年起开展试点，2009年全面推广，2011年基本覆盖全体城镇非从业居民。城镇居民基本医疗保险是以没有参加城镇职工医疗保险的城镇未成年人和没有工作的居民为主要参保对象的医疗保险制度。它具有强制性的特点，采取以政府为主导，以居民个人（家庭）缴费为主，政府适度补助为辅的筹资方式，按照缴费标准和待遇水平相一致的原则，为城镇居民提供医疗需求的医疗服务。

新型农村合作医疗简称"新农合"，是由政府组织、引导、支持，农民自愿参加，个人、集体和政府多方筹资，以大病统筹为主的农民医疗互助共济制度。它采取个人缴费、集体扶持和政府资助的方式筹集资金。新型农村合作医疗和城镇居民基本医疗保险实行个人缴费和政府补贴相结合，待遇标准按照国家规定执行。新型农村合作医疗制度从2003年起在全国部分县（市）试点，到2010年逐步实现基本覆盖全国农村居民。

城乡医疗救助制度是指通过政府拨款和社会捐助等多渠道筹资建立基金，对患大病的农村五保户和贫困农民家庭、城市居民最低生活保障对象中未参加城镇职工基本医疗保险人员、已参加城镇职工基本医疗保险但个人负担仍然较重的人员以及其他特殊困难群众给予医疗费用补助的救助制度。我国在2009年4月公布的《中共中央国务院关于深化医药卫生体制改革的意见》中提出应实现城乡医疗救助制度覆盖到全国所有困难家庭的这一目标。

### 二、基本医疗保险用药政策

基本医疗保险用药是指在国家基本医疗保险制度指导下，为了保障职工基本医疗用药，合理控制药品费用，由国家有关部门按照临床必需、安全有效、价格合理、使用方便的收载原则，调整和指定可供职工基本医疗保险需要的品种范围，而市场能够保证供应的药品。

1999 年 5 月，根据《国务院关于建立城镇职工基本医疗保险制度的决定》，由劳动和社会保障部、国家药品监管局等 7 部门联合下发了《城镇职工基本医疗保险用药范围管理暂行办法》，规定基本医疗保险用药范围通过制定《基本医疗保险药品目录》（简称《药品目录》）进行管理。2000 年，《国家基本医疗保险药品目录》诞生，标志着我国医疗保险制度改革配套措施的正式启动。2004 年 9 月，国家劳动和社会保障部公布了《国家基本医疗保险和工伤保险药品目录（2004 年）》，较 2000 年版本不同的是，新目录增加了"工伤保险"这项。2009 年 11 月人力资源和社会保障部发布《国家基本医疗保险、工伤保险和生育保险药品目录（2009 年版）》。

《国家基本医疗保险和工伤保险药品目录》自颁布后，在全国范围内得到较好的执行和使用，对保障参保人员的用药需求、规范医疗服务行为、控制药品费用不合理增长发挥了重要作用。

1.《药品目录》的制定

国家《药品目录》是由 7 部门组成国家《药品目录》评审领导小组，领导小组在全国范围内选择专业技术水平较高的临床医学和药学专家，组成药品遴选专家组，负责遴选药品。同时聘请专业技术水平较高的临床医学、药学、药品经济学和医疗保险、卫生管理等方面的专家，组成专家咨询小组，负责对领导小组办公室的工作提出专业咨询和建议。领导小组负责评审《药品目录》及每年新增补和删除的药品，审核《药品目录》遴选专家组和专家咨询小组成员名单，以及《药品目录》评审和实施过程中的协调工作。

2.《药品目录》的构成

《药品目录》分"甲类目录"和"乙类目录"。"甲类目录"的药品是临床治疗必需，使用广泛，疗效好，同类药品中价格低的药品。"乙类目录"的药品是可供临床治疗选择使用，疗效好，比"甲类目录"药品价格略高的药品。

《药品目录》分西药、中成药和中药饮片 3 部分。其中，西药部分和中成药部分用准入法，规定基金准予支付费用的药品，基本医疗保险支付时区分甲、乙类，工伤保险和生育保险支付时不分甲、乙类；中药饮片部分用排除法，规定基金不予支付费用的药品。参保人员使用目录内西药、中成药和目录外中药饮片所发生的费用，具体给付标准按基本医疗保险、工伤保险和生育保险的有关规定执行。2009 版《药品目录》的西药和中成药品种共 2151 个。西药部分共有药品 1164 个，其中甲类 349 个，乙类 791 个，另有 20 个仅限工伤保险用药，4 个仅限生育保险用药；中成药部分共有药品 987 个，其中甲类 154 个，乙类 833 个。与 2004 年版《药品目录》相比，新版《药品目录》主要有以下几个方面的变化：一是把《国家基本药物目录》的药品，全部纳入《药品目录》甲类部分，予以全额报销。二是适当增加了新药品种。三是对原目录中部分可以被更好的药物替代或无人使用的药品予以调出，使《药品目录》的结构更趋合理。

3.《药品目录》的调整

"甲类目录"由国家统一制定，各地不得调整；"乙类目录"由国家制定，各省、自治区、直辖市根据当地经济水平、医疗需求和用药习惯，适当进行调整，增加和减少的品种数之和不得超过国家制定的"乙类目录"药品总数的 15%。各省、自治区、直辖市对本省（自治区、直辖市）《药品目录》"乙类目录"中易滥用、毒副作用大的药品，可按临床适应证和亿元级别分别予以限定。国家《药品目录》原则上每两年调整一次，各省、自治区、直辖市也要进行相应调整。国家《药品目录》的新药增补工作每年进行一次，各地不得自行进行新药增补。增补进入国家"乙类目录"的药品，各省、自治区、直辖市可根据实际情况，确定是否进入当地的"乙类目录"。制定《药品目录》所需经费由劳动和社会保障部门向财政部门提出申请，由同级财政拨款解决。

4. 费用支付原则

基本医疗保险参保人员使用《药品目录》中的药品，所发生的费用按以下原则支付。使用"甲类目录"的药品所发生的费用，按基本医疗保险的规定支付，可100％报销。使用"乙类目录"的药品所发生的费用，报销比例由各地自行设定，各地可根据基金承受能力，先由参保人员自付一定比例，再按基本医疗保险的规定支付。个人自付的具体比例，由统筹地区规定，报省、自治区、直辖市劳动保障行政部门备案。

使用中药饮片所发生的费用，除基本医疗保险基金不予支付的药品外，均按基本医疗保险的规定支付。急救、抢救期间所需药品的使用可适当放宽范围，各统筹地区要根据当地实际制定具体的管理办法。

# 第四节　药品分类管理制度

## 一、药品分类管理的含义

药品分类管理是国际通行的管理办法，它是根据药品的安全性、有效性原则，依其品种、规格、适应证、剂量及给药途径等的不同，将药品分为处方药和非处方药并做出相应的管理规定。它的意义在于保障人民用药安全，其基本原则是分步实施，适合国情。

新中国成立以来，我国已先后实行了麻醉药品、精神药品、医疗用毒性药品、放射性药品和戒毒药品的分类管理，从2000年开始实行的处方药与非处方药分类管理，其核心目的就是有效地加强对处方药的监督管理，防止消费者因自我行为不当导致滥用药物而危及健康。通过规范对非处方药的管理，引导消费者科学、合理地进行自我保健。

## 二、药品分类管理制度的产生与发展

第二次世界大战结束之后，美国为了加强药品的管理，于1951年率先建立了药品分类管理制度。此后，世界上其他许多国家也陆续建立了此项制度。在药品分类管理制度产生之前，在世界各国，人们可自由地在药店购买药品，由于药品的使用过于随便，因而发生了大量的药物不良反应，这些事件促使各国开始注意药品的安全性问题，并开始着手建立处方药与非处方药分类管理制度，从法律的角度来保证药品使用的安全性。实行药品分类管理后，处方药只能凭医师处方购买和使用，非处方药则不需要处方，患者可自行购买和使用。

我国药品分类管理制度起步较晚。我国在1999年药品分类管理工作启动之前，我国药品市场除对麻醉药品、医疗用毒性药品、精神药品、放射药品等特殊管理的药品实行特殊限制外，其他药品基本上处于自由销售状态。我国于1996年正式提出药品分类管理，同年由国家卫生部牵头，七部委共同成立非处方药（OTC）办公室。1997年党中央、国务院在

《关于卫生改革与发展的决定》中做出了我国建立并完善处方药与非处方药分类管理的重要决策，1998 年国家药品监督管理局成立后，OTC 管理工作由国家药品监督管理局安全监管司负责；同年，第一批非处方药目录讨论稿出台。1999 年 6 月，国家药品监督管理局分别颁布了《处方药与非处方药流通管理规定》、《处方药和非处方药分类管理办法（试行）》，并正式宣布我国于 2000 年 1 月 1 日起实施药品分类管理制度；同年 7 月，又公布了第一批国家非处方药目录（西药部分和中成药部分），由此，标志着我国药品分类管理制度的实施已正式启动。2001 修订的《药品管理法》将我国实施药品分类管理以法律形式做出了明确规定。

从 2000 年 4 月起，大容量注射液、粉针剂类药品要求凭处方销售；从 2001 年 10 月起，所有注射剂必须凭处方销售；到 2004 年 7 月开始，未列入非处方药目录的抗菌药物须凭处方销售。2006 年国务院将《处方药与非处方药分类管理条例》列入立法计划，经过认真研究、广泛征求意见和多次修改，起草工作已基本完成。2008 年春节前国家食品药品监督管理局（SFDA）公布《关于征求非处方药适应证范围等评价原则意见的通知》，其中，SFDA 公布了化学药品、中成药、乙类非处方药、"双跨"品种和含毒性药材中成药等 5 类药物转换评价非处方药处理原则的征求意见稿。作为药品分类管理的一个重要环节，讨论并划分处方药与非处方药的适应证范围，标志着我国的药品分类管理工作又向前迈进了一步。

### 三、药品分类管理的指导思想、目标和基本原则

药品分类管理的指导思想是从保证人民用药安全有效和提高药品监督管理水平出发。结合国情，建立科学、合理的药品分类管理体系，在制定法规和政策时，将先原则、后具体、先综合、后分类，实施工作要在充分调查研究的基础上，既要积极，又要做细，按照分步实施、逐步到位的方式进行。

目标是争取从 2000 年开始，初步建立起符合社会主义市场经济体制要求的处方药与非处方药分类管理制度和与之相适应的新的药品监督管理法规体系，再经过若干年，建立起一个比较完善、具有中国特色的药品分类管理制度。

药品分类管理的基本原则是根据我国社会和经济发展的实际，采取"积极稳妥、分步实施、注重实效、不断完善"的方针，保证社会安定和秩序；加强处方药监督管理，规范非处方药监督管理，确保人民用药安全有效。

### 四、药品分类管理的基本内容

处方药与非处方药分类管理办法，其主要内容是：

1. 根据药品品种、规格、适应证、剂量及给药途径不同，对药品分别按处方药与非处方药进行管理。处方药必须凭执业医师或执业助理医师处方才可调配、购买和使用；非处方药不需要凭执业医师或执业助理医师处方即可自行判断、购买和使用。

2. 根据药品的安全性，非处方药分为甲、乙两类。经营处方药、非处方药的批发企业和经营处方药、甲类非处方药的零售企业必须具有"药品经营许可证"。经省级药品监督管理部门或其授权的药品监督管理部门批准的其他商业企业可以零售乙类非处方药。

3. 非处方药的包装必须印有国家指定的非处方药专有标识，必须符合质量要求，方便储存、运输和使用。每个销售基本单元包装必须附有标签和说明书。非处方药标签和说明书除符合规定外，用语应当科学、易懂，便于消费者自行判断、选择和使用。非处方药的标签

和说明书必须经国家药品监督管理局批准。

4. 处方药只准在专业性医药报刊上进行广告宣传，非处方药经审批可以在大众传播媒介进行广告宣传。

# 第五节　国家药品储备制度

国家储备药品是指为了保证在发生重大灾情、疫情及其他突发事件紧急需要时国务院规定的部门可以紧急调用储备药品。

《药品管理法》第四十三条明确规定，国家实行药品储备制度，国内发生重大灾情、疫情及其他突发事件时，国务院规定的部门可以紧急调用企业药品。

## 一、国家药品储备制度的意义

### 1. 国家药品储备制度建立的目的

国家基本药物政策及医疗保障制度在保证药品可获得性和可支付性方面具有重要作用，但是这些政策主要是为了保障社会公众平常用药，为保证重大灾情、疫情等紧急公共事件发生时，药品能及时、充足地供应，还需要建立国家药品储备制度。

建立国家药品储备制度就是要未雨绸缪，在规定的企业，事先储备足以应付各种突发公共事件的药品，以备随时调用，防止各种突发事件发生时出现药品供应不足或不能及时供应的现象。

我国建立医药储备制度的最初目的仅仅是为了满足战备需要。随后，根据形势发展的需要以及药品储备工作实践的要求，药品储备工作的格局也发生了转变，药品的两级储备制度初步成型。现在，医药储备的作用，已由单纯的战备需要逐步扩大到外援、救灾防疫和应对突发事故。

### 2. 国家药品储备制度建立的意义

药品储备是政府职能，是国家为保证特殊时期的药品供应，防止不法药商囤积居奇、哄抬药价影响药品可支付性，保障社会公众身体健康的重要措施。

我国是一个自然灾害频发的国家，洪灾、震灾及各种疫情已多次发生，尤其是在目前医疗保健水平相当落后、农村卫生体系尚不健全、人口流动频繁的情况下，更容易导致各种疫情的传播，2003 年"非典"的出现就是一个典型的例子。因此，建立国家药品储备制度对预防各种灾情、疫情具有非常重要的现实意义。

我国药品储备制度自建立以来，在应对各种自然灾害及紧急公共卫生事件方面发挥了重要作用，在 1998 年的抗洪救灾过程中的作用尤为明显。

## 二、药物储备制度的基本内容

《国家医药储备管理办法》在总则部分指出，要在中央统一政策、统一规划、统一实施的原则下，建立中央与地方（省、自治区、直辖市）两级医药储备制度，实行统一领导、分级负责的管理体制。医药储备实施品种控制、总量平衡、动态管理、有偿调用原则，以确保储备资金的安全、保值和有效使用。其内容如下。

1. 机构与职责

国家经济贸易委员会是国家医药储备主要管理部门，负责协调全国的医药储备工作。

2. 承担医药储备任务企业的条件

承担医药储备任务的企业，分别由国家经济贸易委员会和省级医药储备管理部门根据企业管理水平、仓储条件、企业规模及经营效益等情况同级财政部门择优选定；承担医药储备任务的企业，必须是国有或国有控股的大中型医药企业。

3. 计划管理

中央医药储备主要负责储备重大灾情、疫情及重大突发事故和战略储备所需的特种药品、专项药品及医疗器械；地方医药储备主要负责储备地区性或一般灾情、疫情及突发事故和地方常见病防治所需的药品和医疗器械。承担医药储备任务的企业调出药品、医疗器械后，应按储备计划及时补齐储备药品、医疗器械品种及数量。医药生产企业应优先满足承担储备任务企业对储备药品、医疗器械的收购要求，部分供应短缺品种，各级医药储备管理部门应帮助承担储备任务的企业协调解决。

4. 储存管理

医药储备实行品种控制、总量平衡的动态储备。在保证储备药品、医疗器械品种、质量、数量的前提下，承担储备任务的企业要根据具体药品、医疗器械的效期及质量要求对储备药品、医疗器械进行适时轮换，储备药品、医疗器械的库存总量不得低于计划总量的70%。

5. 调用管理

医药储备的动用原则是：

（1）发生一般灾情、疫情及突发事故或一个省、自治区、直辖市区域范围内发生灾情、疫情及突发事故需紧急动用医药储备的，由本省、自治区、直辖市在省级医药储备内负责供应。

（2）发生较大灾情、疫情及突发事故或发生灾情、疫情及突发事故涉及若干省、自治区、直辖市时，首先动用本省、自治区、直辖市医药储备，不足部分按有偿调用的原则，向相邻省、自治区、直辖市人民政府或其指定的部门请求动用其医药储备予以支援，仍难以满足需要时，再申请动用中央医药储备。

（3）发生重大灾情、疫情及重大突发事故时，首先动用地方医药储备，难以满足需要时，可申请动用中央医药储备。

（4）没有建立地方医药储备的省、自治区、直辖市原则上不得申请动用中央医药储备。

6. 资金管理

储备药品、医疗器械实行有偿调用。中央与地方两级医药储备所需资金分别由国务院及各省、自治区、直辖市人民政府落实。医药储备资金是政府的专项资金，必须严格管理，专款专用，不得挤占挪用，要确保储备资金的安全和保值。

# 自学指导

## 【重点难点】

国家药物政策是国家卫生政策的组成部分，是在一定时期内指导药品研究、生产、流通、使用和监督管理的总体纲领。它主要由基本药物、财政支持、供应系统、质量保证、合理用药、价格调整、药物研究、资源开发、不良反应监测与评估等内容组成。国家药物政策作为一种宏观性的纲领，对各项药品管理制度的制定和实施以及药事管理立法具有普遍的导向作用。

基本药物制度是国家药物政策的核心内容，基本药物的遴选是国家药物政策的核心任务之一，基本药物的遴选应充分考虑药物安全性、有效性、经济性的最优化结合。基本药物目录按照防治必需、安全有效、价格合理、使用方便、中西药并重的原则，结合我国用药的特点，参照国际经验，合理确定品种和数量。1981 年，我国第一版《国家基本药物目录》编制完成，截至 2011 年，我国对《国家基本药物目录》进行了 6 次修订和调整。

医疗保障制度是指一个国家或地区按照保险原则为解决居民防病治病问题而筹集、分配和使用医疗保险基金的制度，2000 年，我国制定了《国家基本医疗保险药品目录》，2004 年、2009 年先后进行了修订。《药品目录》分"甲类目录"和"乙类目录"。"甲类目录"由国家统一制定，各地不得调整；"乙类目录"由国家制定，各省、自治区、直辖市可适当进行调整，增加和减少的品种数之和不得超过国家制定的"乙类目录"药品总数的 15%。

我国从 2000 年开始实行处方药与非处方药分类管理，根据药品品种、规格、适应证、剂量及给药途径不同，对药品按处方药与非处方药进行管理，根据药品的安全性，非处方药可分为甲、乙两类，非处方药的包装必须印有国家指定的非处方药专有标识。我国实行中央与地方（省、自治区、直辖市）两级医药储备制度。

## 【复习思考题】

1. 什么是国家基本药物？《国家基本药物目录》由哪个部门制定和发布？
2. 《国家基本药物目录》与《药品目录》有何区别与联系？
3. 处方药和非处方药分别指的是什么？非处方药如何遴选？
4. 简述建立国家药品储备制度的意义。

# 第六章　新药研究与药品注册管理

## 【目的要求】

1. 掌握新药的概念、药品技术转让的概念及相关要求、药物临床试验不同阶段的目的和方法、药品注册的概念及注册申请的分类、新药申报与审批的程序、适用于申请特殊审批的情形、进口药品注册审批的程序、新药监测期的管理、药品批准文号的管理。

2. 熟悉新药的分类、新药知识产权保护的形式、药物非临床研究的主要工作内容、药物临床试验质量管理规范的内容、仿制药品注册管理、补充申请注册管理、再注册申请的管理。

3. 了解新药的其他相关知识产权管理内容、GLP、GCP 相关内容。

## 【自学时数】

2 学时。

新药，是未曾在中国境内上市销售的药品。已上市药品改变剂型、改变给药途径、增加新适应证的，按照新药申报与审批。

根据原料来源不同，新药分为中药及天然药物新药、化学药物新药、生物制品新药。

药品专利包括以下类型：药品发明专利、实用新型专利和外观设计专利。

药品技术转让，是指药品技术的所有者按照《药品技术转让注册管理规定》的要求，将药品生产技术转让给受让方药品生产企业，由受让方药品生产企业申请药品注册的过程。

药物非临床研究是新药研究的基础阶段，主要通过实验系统试验的方式，对药物进行药理学、毒理学测试，从而获得有关数据，为进一步的药物临床研究提供依据。其主要目的是获得关于药物安全性、有效性、质量可控性等方面的数据资料。

药物的临床研究是新药研究的必经关键阶段，主要通过四个阶段的临床试验，即通过受试者数量的不断增加，在不同阶段获得不同方面的数据，最终获得候选药物的人体给药方案，从而保证评价候选药物的安全性和有效性。

经过多年的探索和积累，目前我国执行药品审批的基本评价标准主要集中在新、优、同、实四个方面。

药品注册申请主要有新药申请、仿制药的申请、进口药品申请、补充申请和再注册申请五类。

药品批准文号是指国家批准的药品生产合法性的主要标志。它与"进口药品注册证"和"医药产品注册证"同为 SFDA 统一核发的药品批准证明文件。

# 第一节　新药概述

## 一、新药的概念及分类

在国际上，一些国家以"是否在国内生产过"作为判断新药的标准，一些国家以"是否已在国内上市销售"作为判断新药的标准。按照 WTO 贸易规则中的国民待遇原则，后者的定义较为合理。

我国《药品管理法实施条例》规定："新药，是未曾在中国境内上市销售的药品。"已上市药品改变剂型、改变给药途径、增加新适应证的，按照新药申报与审批。

现行的《药品注册管理办法》中明确了只有真正意义上的新药才能领取新药证书，而改变剂型（靶向制剂、缓释、控释制剂等特殊剂型除外），改变给药途径以及增加新的适应证等情况只按新药程序实施申报与审批，不按新药程序办证。这不仅厘清了新药的概念，更加明确了新药的范围，加之其"有效控制申报数量，提高申报质量"的导向，对解决我国目前药学实践中存在的相关问题起到积极作用。

根据原料来源不同，新药分为中药及天然药物新药、化学药物新药、生物制品新药。

（一）中药、天然药物注册分类

2007 年颁布的《药品注册管理办法》将中药、天然药物注册分为 9 类，其中第 1～第 6 类的品种为新药，第 7～第 8 类按新药申请程序申报，第 9 类为仿制药。其注册分类的主要内容如下：

1. 未在国内上市销售的且是从植物、动物、矿物等物质中提取的有效成分及其制剂

具体是指国家药品标准中未收载的从植物、动物、矿物等物质中提取得到的天然的单一成分及其制剂，其单一成分的含量应当占总提取物的 90％以上。

2. 新发现的药材及其制剂

新发现的药材及其制剂是指未被国家药品标准或省级地方药材规范（统称"法定标准"）收载的药材及其制剂。

3. 新的中药材代用品

新的中药材代用品是指替代国家药品标准中药成方制剂处方中的毒性药材或处于濒危状态药材且未被法定标准收载的药用物质。

4. 药材新的药用部位及其制剂

药材新的药用部位及其制剂是指具有法定标准药材的原动植物新的药用部位及其制剂。

5. 未在国内上市销售且是从植物、动物、矿物等物质中提取的有效部位及其制剂

具体是指国家药品标准中未收载且是从植物、动物、矿物等物质中提取的一类或数类成分组成的有效部位及其制剂，其有效部位含量应占提取物的 50％以上。

6. 未在国内上市销售的中药、天然药物复方制剂

（1）中药复方制剂：应在传统医药理论指导下组方。主要包括来源于古代经典名方的中

药复方制剂、主治为症候的中药复方制剂、主治为病症结合的中药复方制剂等。

（2）天然药物复方制剂：应在现代医药理论指导下组方，其适应证用现代医学术语表述。

（3）中药、天然药物和化学药品组成的复方制剂，包括中药和化学药品，天然药物和化学药品，以及中药、天然药物和化学药品三者组成的复方制剂。

7. 改变国内已上市销售中药、天然药物给药途径的制剂

这类制剂是指不同给药途径或吸收部位之间相互改变的制剂。

8. 改变国内已上市销售中药、天然药物剂型的制剂

这类制剂是指在给药途径不变的情况下改变剂型的制剂。

9. 仿制药

是指注册申请我国已批准上市销售的中药或天然药物。

（二）化学药品注册分类

2007 年颁布的《药品注册管理办法》将化学药品注册分为 6 类，其注册分类的主要内容如下：

1. 未在国内外上市销售的药品

（1）通过合成或者半合成的方法制得的原料药及其制剂；

（2）天然物质中提取或者通过发酵提取的新的有效单体及其制剂；

（3）用拆分或者合成等方法制得的已知药物中的光学异构体及其制剂；

（4）由已上市销售的多组份药物制备为较少组份的药物；

（5）新的复方制剂；

（6）已在国内上市销售的制剂增加国内外均未批准的新适应证。

2. 改变给药途径且尚未在国内外上市销售的制剂。

3. 已在国外上市销售但尚未在国内上市销售的药品

（1）已在国外上市销售的制剂及其原料药，和/或改变该制剂的剂型，但不改变给药途径的制剂；

（2）已在国外上市销售的复方制剂，和/或改变该制剂的剂型，但不改变给药途径的制剂；

（3）改变给药途径并已在国外上市销售的制剂；

（4）国内上市销售的制剂增加已在国外批准的新适应证。

4. 改变已上市销售盐类药物的酸根、碱基（或者金属元素），但不改变其药理作用的原料药及其制剂

5. 改变国内已上市销售药品的剂型，但不改变给药途径的制剂。

6. 已有国家药品标准的原料药或者制剂。

（三）生物制品注册分类

2007 年 10 月 1 日起施行的《药品注册管理办法》，将生物制品分为两大类，治疗用生物制品和预防用生物制品分别注册，各分为 15 类。

## 二、新药相关的知识产权管理

1. 申请者的资料

应对所申请的药物、处方、工艺等，提供在中国的专利及其权属状态说明，并提交对他

人专利不构成侵权的声明。药品监督管理部门应当在行政机关网站予以公示。发生纠纷时按照有关专利的法律法规解决。

2. 新药专利保护

根据《中华人民共和国专利法》的规定，药品专利包括以下类型：药品发明专利、实用新型专利和外观设计专利。

（1）药品发明专利：

1）药品的产品发明包括：

a. 新物质。指具有一定化学结构式或物理、化学性能的单一物质。包括有一定医疗用途的新化合物；新基因工程产品；新生物制品；用于制药的新原料、新辅料、新中间体、新代谢物和新药物前体；新异构体；新的有效晶型；新分离或提取得到的天然物质等。

b. 药物组合物。指两种或两种以上元素或化合物按一定比例组成具有一定性质和用途的混合物。包括中药新复方制剂；中药的有效部位；药物的新剂型等。

c. 生物制品、微生物及其代谢产物。可授予专利权的微生物及其代谢产物必须经过分离成为纯培养物，并且具有特定工业用途。

2）药品的方法发明包括：

a. 制备和生产方法。如化合物的制备方法、组合物的制备方法、提取分离方法、纯化方法等。

b. 用途发明。如化学物质的新的医药用途、药物的新的适应证等。

（2）药品的实用新型专利：

主要包括以下几种：

1）某些与功能相关的药物剂型、形状、结构的改变，如通过改变药品的外层结构达到延长药品疗效的技术方案。

2）诊断用药的试剂盒与功能有关的形状、结构的创新。

3）生产药品的专用形状、结构及其结合所进行的改进。

4）某些与药品功能有关的包装容器的形状、结构和开关技巧等。

（3）药品的外观设计专利：

其主要包括药品的外观、药品包装的外观、富有美感和特色的说明书等。

已获中国专利的药品，其他申请者在专利期届满前2年内可提出申请；SFDA在专利期满后可批准生产或进口。

3. 药品申报中未披露或其他试验数据的保护

对获得生产或者销售含有新型化学成分药品许可的生产者或者销售者提交的自行取得且未披露的试验数据和其他数据，SFDA自批准该许可起6年内，对其他未经已获得许可的申请人同意而使用其未披露的试验数据的申请不予批准。

4. 药品技术转让管理

为促进新药研发成果转化和生产技术合理流动，鼓励产业结构调整和产品结构优化，规范药品技术转让注册行为，保证药品的安全、有效和质量可控，根据《药品注册管理办法》，国家食品药品监督管理局组织制定了《药品技术转让注册管理规定》（以下简称《规定》）。

药品技术转让，是指药品技术的所有者按照本规定的要求，将药品生产技术转让给受让方药品生产企业，由受让方药品生产企业申请药品注册的过程。

药品技术转让分为新药技术转让和药品生产技术转让。以下内容主要介绍一下新药技术转让的相关问题。

（1）新药技术转让注册申报的条件：

属于下列情形之一的，可以在新药监测期届满前提出新药技术转让的注册申请：

1）持有新药证书的；

2）持有新药证书并取得药品批准文号的。

对于仅持有新药证书、尚未进入新药监测期的制剂或持有新药证书的原料药，自新药证书核发之日起，应当再按照《药品注册管理办法》附件六相应制剂的注册分类所设立的监测期届满前提出新药技术转让的申请。

新药技术转让的转让方与受让方应当签订转让合同。

对于仅持有新药证书，但未取得药品批准文号的新药技术转让，转让方应当为新药证书所有署名单位。

对于持有新药证书并取得药品批准文号的新药技术转让，转让方除新药证书所有署名单位外，还应当包括持有药品批准文号的药品生产企业。

（2）新药技术转让的其他管理规定：

转让方应当将转让品种的生产工艺和质量标准等相关技术资料全部转让给受让方，并指导受让方试制出质量合格的连续 3 个生产批号的样品。

新药技术转让申请，如有提高药品质量，并有利于控制安全性风险的变更，应当按照相关的规定和技术指导原则进行研究，研究资料连同申报资料一并提交。

新药技术转让注册申请获得批准之日起，受让方应当继续完成转让方原药品批准证明文件中载明的有关要求，例如药品不良反应监测和Ⅳ期临床试验等后续工作。

药品技术转让的受让方应当为药品生产企业，其受让的品种剂型应当与药品生产许可证中载明的生产范围一致。药品技术转让时，转让方应当将转让品种的所有规格一次性转让给同一个受让方。

麻醉药品、第一类精神药品、第二类精神药品原料药和药品类易制毒化学品不得进行技术转让。第二类精神药品制剂申请技术转让的，受让方应当取得相应品种的定点生产资格。

转让前已取得药品批准文号的，应同时注销转让方原药品批准文号。

新药技术转让注册申请获得批准的，应当在新药证书原件上标注已批准技术转让的相关信息后予以返还；未获批准的，新药证书原件予以退还。

具有下列情形之一的，其药品技术转让注册申请不予受理，已经受理的不予批准：

1）转让方或受让方相关合法登记失效，不能独立承担民事责任的；

2）转让方和受让方不能提供有效批准证明文件的；

3）在国家中药品种保护期内的；

4）申报资料中，转让方名称等相关信息与新药证书或者药品批准文号持有者不一致，且不能提供相关批准证明文件的；

5）转让方未按照药品批准证明文件等载明的有关要求，在规定时间内完成相关工作的；

6）经国家食品药品监督管理局确认存在安全性问题的药品；

7）国家食品药品监督管理局认为不予受理或者不予批准的其他情形。

# 第二节　新药研发质量管理

在发现先导化合物后，经过处理得到一系列与先导化合物结构类似的物质，进行定量构效关系研究，以优化化合物的治疗指数，从中选择一种最佳化合物作为新化学实体（NCEs）。紧接着下一步进入到临床前研究，其任务是系统评价新的候选药物，确定其是否符合进入人体临床试验的要求。

## 一、药物非临床研究质量管理规范（GLP）

这一阶段药物在国外统称为"申请作为临床研究用新药"（Investigational New Drug，IND）。在批准进入临床试验前，各研究阶段可归总为非临床研究，其工作程序包括以下2项：

1. 药学研究

药学研究包括候选药物的合成工艺、提取方法、理化性质及纯度、剂型选择、处方筛选、制备工艺、检验方法、质量指标、稳定性考察研究等。中药制剂还包括原药材的来源、加工及炮制等；生物制品还包括菌毒种、细胞株、生物组织等起始材料的质量标准、保存条件、遗传稳定性的研究等。

2. 药理毒理学研究

药理毒理学研究包括药效学、一般药理学、药代动力学及毒理学研究等，其中毒理学研究包括急性毒性、长期毒性和特殊毒性研究等。

药物非临床研究是新药研究的基础阶段，主要通过实验系统试验的方式，对药物进行药理学、毒理学测试，从而获得有关数据，为进一步的药物临床研究提供依据。其主要目的是获得关于药物安全性、有效性、质量可控性等方面的数据资料。我国药物非临床研究管理的主要依据是《药物非临床研究质量管理规范》（Good Laboratory Practice，GLP）。

我国现行的《药物非临床研究质量管理规范》（GLP）共9章45条。其主要内容包括：相关术语、组织机构和人员、实验设施、设备及实验材料、标准操作规程（SOP）、研究工作实施、资料档案、监督检查。

2007年1月1日起，部分新药临床安全性评价必须在通过GLP认证的实验室进行。其中包括：未在国内上市销售的化学原料药及其制剂；生物制品；未在国内上市销售且是从植物、动物、矿物等物质中提取的有效成分、有效部位及其制剂和从中药、天然药物中提取的有效成分及其制剂；中药注射剂。

## 二、药物临床试验质量管理规范（GCP）

药物的临床研究是新药研究的必经关键阶段，主要通过四个阶段的临床试验，即通过受试者数量的不断增加，在不同阶段获得不同方面的数据，最终获得候选药物的人体给药方案，从而保证评价候选药物的安全性和有效性。其主要目的是保证药物临床试验质量，为药品监督管理部门进行药品注册审批提供重要内容和关键依据。我国药物临床研究管理的主要依据是《药物临床试验质量管理规范》（Good Clinical Practice，GCP）。

临床研究必须经国家药品监督管理部门批准后方能实施，并严格执行《药物临床试验质量管理规范》（GCP）的规定。临床研究应在临床前研究的基础上，经过严密的试验设计，按设立对照、随机分组和盲法观察的原则进行试验，考察药物对人体的疗效（有效性）与毒副作用（安全性），并继续进行相应的药学、药理、毒理方面的工作，最终确定是否能以新药的形式上市使用。

一般临床试验分为Ⅰ、Ⅱ、Ⅲ、Ⅳ期。新药在批准上市前，申请新药注册应当进行Ⅰ、Ⅱ、Ⅲ期临床试验。经批准，特殊情况可仅进行Ⅱ期、Ⅲ期临床试验或仅进行Ⅲ期临床试验。一般临床试验不同阶段需要一定的病例组数，各期临床试验的目的和主要内容如下：

Ⅰ期临床试验：为初步的临床药理学及人体安全性评价试验。观察人体对于药物的耐受程度和药代动力学，为制定给药方案提供依据。病例数一般不少于20～30例。

Ⅱ期临床试验：为治疗作用初步评价阶段。其目的是初步评价该药物对目标适应证患者的治疗作用和安全性，也包括为Ⅲ期临床试验研究设计和给药剂量方案的确定提供依据。此阶段的研究设计可以根据具体的研究目的，采用多种形式，包括随机盲法对照临床试验。病例数一般不少于100例。

Ⅲ期临床试验：为治疗作用确证阶段。其目的是进一步验证该药物对目标适应证患者的治疗作用和安全性，评价利益与风险关系，最终为药物注册申请的审查提供充分依据。试验一般应为具有足够样本量的随机盲法对照试验。病例数一般不少于300例。

Ⅳ期临床试验：为新药上市后由申请人进行的应用研究阶段。其目的是考察在广泛使用条件下药物的疗效和不良反应，评价在普通或特殊人群中其使用的利益与风险关系以及改进给药剂量等。病例数一般不少于2000例。

我国现行的《药物临床试验质量管理规范》（GCP）共13章70条，主要内容包括以下几方面：相关术语、临床试验前准备与必要条件、受试者权益保障、试验方案与人员职责、记录与报告、数据管理与统计分析、试验用药品管理、质量保证、多中心试验。

## 第三节　药品注册管理

药品批准文号是指国家批准的药品生产合法性的主要标志。它与"进口药品注册证"和"医药产品注册证"同为SFDA统一核发的药品批准证明文件，而此类药品批准证明文件的获取必须经历药品注册的完整过程。

药品注册，是指国家食品药品监督管理局根据药品注册申请人的申请，依照法定程序，对拟上市销售药品的安全性、有效性、质量可控性等进行审查，并决定是否同意其申请的审批过程。药品注册管理是药品市场准入的一种依申请的前置性管理制度，也是世界各国普遍采用的管理模式之一。其管理的出发点与核心是一致的，即采用规范的法定程序严格药品市场准入条件，以有效保障公众用药安全、有效、经济、合理。

经过多年的学习、探索和不断改进，目前我国执行药品审批的基本评价标准主要集中在新、优、同、实四个方面。

药品注册申请主要有新药申请、仿制药的申请、进口药品申请、补充申请和再注册申请五类，同时还涉及进口药品分包装的注册以及非处方药（OTC）的注册申请等。

1. 新药申请

新药申请指未曾在中国境内上市销售的药品的注册申请。已上市药品改变剂型、改变给药途径、增加新适应证的，其注册按照新药申请的程序申报。

2. 仿制药申请

仿制药申请是指生产 SFDA 已批准上市且已有国家标准的药品的注册申请。生物制品按照新药申请的程序申报。

3. 进口药品申请

进口药品申请是指境外生产的药品在中国上市销售的注册申请。

申请进口的药品须获得境外上市许可；未获上市许可的，经 SFDA 确认药品安全、有效、临床需要的，可批准进口。

4. 补充申请

补充申请指新药申请、仿制药的申请或进口药申请经批准后，改变、增加或取消原批准事项或内容的注册申请（变更）。审批中的药品注册申请、已批准的临床研究申请需变更，及新药技术转让，进口药分包装、药品试行标准转正，按补充申请办理。

5. 药品的再注册

药品再注册是指对药品批准证明文件有效期满后申请人拟继续生产或进口该药品的注册申请。

## 一、新药注册管理

药品注册管理是一种依申请药品市场准入的的前置性管理制度，也是世界各国普遍采用的管理模式之一。其管理的出发点与核心是一致的，即采用规范的法定程序严格药品市场准入条件，以有效保障公众用药安全、有效、经济、合理。

新药审批的基本程序包括新药临床研究审批和新药生产审批两大部分，是为保证新药临床试验安全和上市安全而进行的审查。同时，国家对一些申请实行特殊审批。

（一）新药临床研究审批程序

1. 申请人完成临床前研究后，填写"药品注册申请表"，向所在地省级药品监督管理部门如实报送有关资料。

2. 省级药品监督管理部门在接到申请人的申请后，所进行的工作包括以下内容：

（1）对申报资料进行形式审查。

（2）组织对药物研制情况及原始资料进行现场核查。申请注册的药品属于生物制品的，还需抽取 3 个生产批号的检验用样品，并向药品检验所发出注册检验通知（接到注册检验通知的药品检验所应当对抽取的样品进行检验，对申报的药品标准进行复核，并在规定的时限内将药品注册检验报告和复核意见报送 SFDA 药品审评中心，同时抄送通知省级药品监督管理部门和申请人）。

（3）在规定的时限内将审查意见、核查报告及申报资料报送 SFDA 药品审评中心，并通知申请人。

3. SFDA 收到申报资料后，所进行的工作包括以下内容：

（1）对省级报送的新药临床研究申请资料，进行审查、受理，发给受理通知书。

（2）由 SFDA 药品审评中心组织药学、医学和其他学科技术人员，对新药进行技术审评，必要时可以要求申请人补充资料、提供药物实样，并形成综合意见报送 SFDA。SFDA 以《药物临床试验批件》的形式，决定是否批准该药品进行临床研究。

（二）新药生产审批程序

1. 申请人完成药物临床试验后，填写药品注册申请表，向所在地省级药品监督管理部门报送申请生产的申报材料，同时向中国药品生物制品检定所报送制备标准品的原材料及有关标准物质的研究资料。

2. 省级药品监督管理部门在接到申请人的申请后，所进行的工作包括以下内容：

（1）对申报资料进行形式审查。

（2）组织对临床试验情况及有关原始资料进行现场核查；除生物制品外的其他药品还需抽取 3 批样品，向药品检验所发出标准复核的通知（接到注册检验通知的药品检验所应当对抽取的样品进行检验，并在规定的时限内将药品注册检验报告报送 SFDA 药品审评中心，同时抄送通知其检验的省级药品监督管理部门和申请人）。

（3）在规定的时限内将审查意见、核查报告及申报资料报送 SFDA 药品审评中心，并通知申请人。

3. SFDA 收到申报资料后，所进行的工作包括以下内容：

（1）SFDA 药品审评中心进行全面审评（必要时可以要求申请人补充资料），SFDA 药品认证管理中心对审评符合规定的，组织对样品批量生产过程等进行生产现场检查，并将现场检查报告报送 SFDA 药品审评中心，审评中心形成综合意见后报送 SFDA。

（2）符合规定的，SFDA 发给新药证书；申请人已持有药品生产许可证并具备该药品相应生产条件的，同时发给药品批准文号。

（3）在批准新药申请的同时，发布该药品的注册标准和说明书。

（4）改变剂型但不改变给药途径，以及增加新适应证的注册申请获得批准后不发给新药证书；靶向制剂、缓释、控释制剂等特殊剂型除外。

（三）实行特殊审批的新药

我国对下列申请可以实行特殊审批：

1. 未在国内上市销售且是从植物、动物、矿物等物质中提取的有效成分及其制剂，新发现的药材及其制剂。

2. 未在国内外获准上市的化学原料药及其制剂、生物制品。

3. 用于治疗艾滋病、恶性肿瘤、罕见病等疾病且具有明显临床治疗优势的新药。

4. 尚无有效治疗手段的新药。

省级药品监督管理部门在受理上述所列药品的注册申请后，应当就该申请是否符合特殊审批的条件进行审查并提出意见；SFDA 收到省级药品监督管理部门报送的资料和意见后，确定是否对该申请实行特殊审批。

在新药通过审批并获准生产上市后，根据需要，SFDA 可以对新药设立不超过 5 年的监测期。通过在监测期内对新药的生产、使用情况的监督，进一步掌握关于新药的数据资料，更好地保证新药的安全性、有效性、经济性及合理性，从而有效地保护公众健康。

（四）新药监测期

完成新药审批程序后，SFDA 根据保护社会公众健康的要求，可以对批准生产的新药设立监测期，对该新药的安全性进行监测。

1. 新药监测期的时间

新药的监测期根据现有的安全性研究资料和境内外研究状况确定，新药自批准生产之日起计算，最长不得超过 5 年，《药品注册管理办法》中附件六《新药监测期期限表》给出明确说明，对不同情形的新药设立不同的监测期。

2. 新药监测期内，其他同品种新药申请的有关规定

在监测期内 SFDA 不得批准其他企业生产、改变剂型和进口该类新药。具体规定是：

（1）新药进入监测期时，SFDA 已经批准其他申请人进行药物临床研究的，该申请可以按照药品注册申报与审批程序继续办理；符合规定的，SFDA 可以批准生产或者进口，并对境内药品生产企业生产的该新药一并进行监测。

（2）新药进入监测期时，SFDA 对已经受理但尚未批准进行药物临床研究的其他同品种申请，应当退回申请人；该新药监测期满后，申请人可以提出仿制药的注册申请。

（3）药品生产企业对设立监测期的新药从获准生产之日起 2 年内组织生产的，SFDA 可以批准其他药品生产企业提出生产该新药申请，并重新对该新药进行监测。

### 二、进口药品注册管理

进口药品申请，是指境外生产的药品在中国境内上市销售的注册申请。进口药品包括原料药、制剂、制剂半成品和药用辅料等。进口药品注册管理同时包括进口药品分包装管理，其包括药品包装规格的改变和对已完成内包装的药品进行外包装、放置说明书、粘贴标签等活动。

进口药品注册申报与审批的具体程序如下：

1. 申请人填写的药品注册申请表，向 SFDA 提出申请，并报送有关资料和样品，提供相关的证明文件。申请进口药品制剂，必须提供药品包材合法来源的证明文件以及用于生产该制剂的原料药和辅料合法来源的证明文件；原料药和辅料尚未取得 SFDA 批准的，应当报送有关生产工艺、质量指标和检验方法等研究资料。

2. SFDA 对申报资料进行形式审查，认为符合要求的，予以受理，出具药品注册申请受理通知书，并通知中国药品生物制品检定所组织对 3 个生产批号的样品进行注册检验；SFDA 可以组织对研制情况及生产条件进行现场核查并抽取样品，送至承担进口药品注册检验的药品检验所，完成注册检验后将药品注册检验报告报送中国药品生物制品检定所；中国药品生物制品检定所完成进口药品注册检验后，应当将复核的药品标准、药品注册检验报告和复核意见报送 SFDA 药品审评中心；SFDA 药品审评中心对申报资料进行全面审评，必要时可以要求申请人补充资料，并将审评意见报送 SFDA；符合规定的，SFDA 发给"药物临床试验批件"。

3. 临床试验获得批准后，申请人应当按照临床试验的有关要求进行试验；临床试验结束后，按规定向 SFDA 药品审评中心报送药品注册申请表、临床试验资料、样品及其他变更和补充的资料，并详细说明报送依据和理由，提供相关证明文件。

4. SFDA 药品审评中心组织对报送的临床试验等资料进行全面审评，必要时可以要求申请人补充资料。对认为符合规定的报送 SFDA，SFDA 认为符合规定的，发给进口药品注册证；中国香港、澳门和台湾地区的制药厂商申请注册的药品，参照进口药品注册申请的程序办理，符合要求的，发给医药产品注册证。

### 三、药品注册管理其他问题

（一）仿制药品注册

仿制药申请人应当是药品生产企业，其申请的药品应当与药品生产许可证载明的生产范

围一致。

申请仿制药注册，应当填写药品注册申请表，向所在地省级药品监督管理部门报送有关资料和生产现场检查申请。仿制药应当与被仿制药具有同样的活性成分、给药途径、剂型、规格和相同的治疗作用；已有多家企业生产的相同品种，应当参照有关技术指导原则选择被仿制药进行对照研究。

（二）药品补充申请

药品补充申请是指新药申请、仿制药的申请或者进口药品申请经批准后，改变、增加或取消原批准事项或内容的注册申请。申请人应当参照相关技术指导原则，评估其变更对药品安全性、有效性和质量可控性的影响，并进行相应的技术研究工作。

药品补充申请的申报与审批程序同其他药品程序一样，要向 SFDA 和省级药品监督管理部门提出申请，接受审查。但补充申请中的不同情况具有不同的申报与审批程序：

1. 提出进口药品的补充申请时，申请人应当向国家药品监督管理部门报送有关资料和说明，提交生产国家或者地区药品管理机构批准变更的文件；SFDA 对申报资料进行形式审查，认为符合要求的，予以受理，出具药品注册申请受理通知书。

2. 改变国内药品生产企业名称、改变国内生产药品的有效期、国内药品生产企业内部改变药品生产场地等的补充申请，由省级药品监督管理部门受理并审批，认为符合要求的，发给药品补充申请批件，并报送 SFDA 备案。

3. 修改药品注册标准、变更药品处方中已有药用要求的辅料、改变影响药品质量的生产工艺等的补充申请，由省级药品监督管理部门提出审核意见后，报送 SFDA 审批，同时通知申请人。修订药品注册标准的补充申请，必要时由药品检验所进行标准复核。

4. 对药品生产技术转让、变更处方和生产工艺可能影响产品质量等的补充申请，省级药品监督管理部门应当组织对试制现场进行核查，抽取检验用样品，并通知药品检验所进行样品检验。

5. 按规定变更药品包装标签、根据 SFDA 的要求修改说明书等的补充申请，报省级药品监督管理部门备案。

（三）再注册申请

SFDA 核发的药品批准文号、进口药品注册证（或医药产品注册证）的有效期为 5 年，在有效期届满后，仍需要继续生产或者进口的，申请人则应当在有效期届满前 6 个月申请再注册。药品的再注册分为境内生产的药品与进口药品两种情况。

1. 境内生产药品

药品再注册申请由取得药品批准文号的药品生产企业向省级药品监督管理部门提出，按照规定填写药品再注册申请表并提供有关申报资料。省级药品监督管理部门应当自受理申请之日起 6 个月内对药品再注册申请进行审查，符合规定的，予以再注册。

2. 进口药品

进口药品的再注册申请由申请人向 SFDA 提出；SFDA 受理进口药品的再注册申请后，应当在 6 个月内完成审查，认为符合规定的，予以再注册。

（四）非处方药注册

以下情形可申请注册为非处方药：

1. 申请仿制的药品属于同时按处方药和非处方药管理的，申请人可以选择按照处方药或者非处方药的要求提出申请。

2. 经 SFDA 确定的非处方药改变剂型，但不改变适应证或者功能主治、给药剂量以及给药途径的药品。

3. 使用 SFDA 确定的非处方药活性成分组成的新的复方制剂。

（五）药品批准文号的管理

2002 年 1 月原国家药品监督管理局（SDA）《关于统一换发并规范药品批准文号格式的通知》中要求，自 2002 年 1 月 1 日起每种药品的每一规格发给一个批准文号；除经 SFDA 批准的药品委托生产和异地加工外，同一药品不同企业发给不同的药品批准文号。

所有药品批准文号使用统一的格式：国药准字＋1 位字母＋8 位数字；试生产药品批准文号格式：国药试字＋1 位字母＋8 位数字。其中化学药品使用字母"H"，中药使用字母"Z"，生物制品使用字母"S"，进口分包装药品使用字母"J"。数字第 1、第 2 位为原批准文号的来源代码，其中"10"代表原卫生部批准的药品，"19"、"2001"代表 2002 年 1 月 1 日以前 SFDA 批准的药品，其他使用各省行政区划代码前两位的，为原各省级卫生行政部门批准的药品。数字第 3、第 4 位为换发批准文号之年公元年号的后两位数字，但来源于卫生部和 SFDA 的批准文号的，仍使用原文号年号的后 2 位数字。数字第 5～第 8 位为顺序号。全国药品生产企业已合法生产的药品批准文号将统一换发为新的药品批准文号。

1. 新药的申请中药品批准文号的管理

新药通过审批后，由 SFDA 发给新药证书，申请人已持有药品生产许可证并具备生产条件的，同时发给药品批准文号。

改变剂型但不改变给药途径以及增加新适应证的注册申请获得批准后发给药品批准文号，不发给新药证书；靶向制剂、缓释、控释制剂等特殊剂型除外。

对已上市药品改变剂型但不改变给药途径的注册申请，应当采取新技术以提高药品的质量和安全性，且与原剂型相比有明显的临床应用优势。改变剂型但不改变给药途径以及增加新适应证的注册申请，应当由具备生产条件的企业提出；靶向制剂、缓释、控释制剂等特殊剂型除外。

2. 仿制药申请中药品批准文号的管理

仿制药通过审批后，由 SFDA 发给药品批准文号。

3. 进口药品分包装中药品批准文号的管理

（1）SFDA 对申请资料进行审查，认为符合规定的，予以批准，发给药品补充申请批件和药品批准文号。

（2）进口分包装药品的说明书和包装标签必须与进口药品的说明书和包装标签一致，并且应当同时标注分包装药品的批准文号和分包装药品生产企业的名称。

（3）提供药品的境外制药厂商应对分包装后药品的质量负责。分包装后的药品出现质量问题的，SFDA 可以撤销分包装药品的批准文号，必要时可以依照《药品管理法》第四十二条的规定，撤销该药品的进口药品注册证（或医药产品注册证）。

4. 药品补充申请中药品批准文号、进口药品注册证（或医药产品注册证）的管理

（1）SFDA 对药品补充申请进行审查后，发给药品补充申请批件。

（2）换发药品批准证明文件的，原药品批准证明文件由 SFDA 予以注销；增发药品批准证明文件的，原批准证明文件继续有效。

（3）药品补充申请药品批准文号、进口药品注册证（或医药产品注册证）的有效期与原药品批准文号、进口药品注册证（或医药产品注册证）相同，有效期满应当一并申请再

注册。

5. 药品再注册中药品批准文号、进口药品注册证（或医药产品注册证）的管理

（1）SFDA 核发的药品批准文号、进口药品注册证（或医药产品注册证）的有效期为 5 年。有效期届满，需要继续生产或者进口的，申请人应当在有效期届满前 6 个月申请再注册。

（2）不符合药品再注册规定的，由 SFDA 发出不予再注册的通知，并说明理由；除因法定事由被撤销药品批准证明文件的，在有效期届满时，均应注销其药品批准文号、进口药品注册证（或医药产品注册证）。

6. 实施批准文号管理的中药材、中药饮片以及进口中药材的注册管理规定，由 SFDA 另行制定。

# 自学指导

## 【重点难点】

1. 系统认识药品上市前的管理规定，结合法规内容了解新药的定义、分类及研究过程，充分认识药品在上市前的研究开发过程中，需要从哪些不同角度控制质量和研究规范性。

2. 学习药品注册的相关管理知识，认识药品注册申请及其审批的程序，比较不同的注册申请方式在审批程序上有何异同，自主结合《药品注册管理办法》对不同类别药品注册的细致要求进行了解，把握新药的特殊审批情形、监测期管理规定、批准文号管理方式；明确药品实施不同技术转让方式的差异和特点。

## 【复习思考题】

1. 试述新药的概念及其分类。
2. 试述药品技术转让的概念及不同类别药品进行技术转让时应满足的条件。
3. 试述药品专利保护所包括的几种情形。
4. 简述新药临床试验分期的目的、方法和病例组数要求。
5. 试比较新药、进口药品申报与审批程序的异同。
6. 简述符合新药特殊审批条件的情形。

# 第七章 药品生产管理

## 【目的要求】

1. 掌握我国《药品生产质量管理规范》(GMP) 的基本思想、主要内容以及 GMP 认证管理的规定和内容。
2. 熟悉 GMP 认证管理的要点；实施 GMP 的重要意义；GMP 与 ISO 9000 族的区别。
3. 了解药品生产管理的特点、药品生产企业的概念、性质及特点。

## 【自学时数】

6 学时。

任何药品的质量都是在生产过程中形成的，因此药品生产质量管理对于保证药品质量至关重要。药品生产质量管理是药事管理的最重要内容之一，国家对此制定了相应的法律法规进行管理。其中，对 GMP 的推行与实施是制药企业的首要任务，同时全面质量管理的开展也具有十分重要的意义。从研究范畴上区分，对与药品生产有关的一系列要素与问题的研究属于广义药品生产管理研究；对药品生产中关于生产质量管理的研究则属于狭义的药品生产管理研究。本章关注的是狭义的药品生产管理，如药品生产和药品生产管理的特点、目前我国 GMP 的主要内容、GMP 和 ISO 9000 的关系等内容。

## 第一节 药品生产及其管理

药品是人们用于防病治病、康复保健的特殊商品，药品的生产管理既有与一般产品生产管理的共性，又必须体现药品及药品生产的特点。

### 一、药品生产

1. 药品生产的概念与分类

药品生产 (drug production) 是将原料加工制备成能供医疗用药品的过程。

按照生产的产品种类划分，药品生产可以分为中药生产、化学药品生产和生物制品生产等；按照成品特性不同，又可以将药品生产分为原料药生产和成品药生产两大类。

原料药的生产是通过化学合成、DNA 重组技术、发酵、酶反应等技术生成，或从天然药物中提取等途径获得；成品药的生产是将各种来源和制法不同的原料药，通过添加必要的辅料，运用制剂技术进一步加工包装成适合于医疗或预防用的药物制剂的过程。

2. 药品生产的特点

药品不仅具有普通商品的特性，而且因其与人的生命健康息息相关，更应重视其作为特殊商品的特殊性所在。因此药品生产比普通产品的生产受到更加严格的控制、规范。药品生产的具体特点有：

（1）生产消耗量大，规格品种多：药品生产投入的原料、辅料的种类多；原料、辅料的范围广，包括无机物、有机物、植物、动物及矿物等。一些原料药所用的原料、辅料消耗大，一吨原料只能产生出数千克甚至仅数克原料药。同时，随着医学的发展和疾病谱的改变，药品的品种和规格日益增多，现有的药品已达数万种。人们对高效、特效、速效、不良反应小、价格低的药品的需求不断增长，促使药品品种不断更新换代。为了保证多品种的药品质量稳定、均一、可控，药品的生产常常采用分批生产的方式进行。

（2）生产过程复杂，生产技术先进：药品生产环节多，涉及药学、化学、生物学、医学、化学工程和电子领域。药品生产过程中的许多问题，都需要综合运用科学知识和技术来解决。随着社会经济的发展和生产技术水平的提高，在药品生产过程中使用先进的生产设备和生产工艺应该是药品生产企业必行之路。实践证明，新的生产设备和生产工艺可以大幅提高生产效率、改善生产环境和提高产品质量。

（3）高标准的质量要求：产品有严格的质量基线要求。我国对药品实行法定的、强制性的国家标准，即药品必须符合国家药品标准。药品按是否符合药品标准情况分为"合格药品"和"不合格药品"，在市场流通的药品必须是合格药品。产品一旦出现质量问题，能够"返修"，客观上要求药品生产处于零差错率状态。

（4）环境保护迫切：药品生产量大，由之产生大量的"三废"，对环境和空气造成极大的负面影响。目前我国主要有两种解决措施，首先，我国在城市规划上把药品生产企业厂址由城市中心迁至城乡结合部或者近郊；其次，我国药品监督管理部门在 2004 年发布公告，要求药品生产企业在 GMP 认证的过程中，提供环保评价文件，只有环保评估合格的企业才发给 GMP 证书。

## 二、药品生产企业

（一）药品生产企业的概念

药品生产企业是社会组织的一种，简单地说，企业是独立的、营利性的经济组织，包括生产企业、经营企业等不同类别。生产企业则指应用现代科学技术，自主地从事商品生产、经营活动，实行独立核算，具有法人地位的经济实体。

《药品管理法》规定：药品生产企业，是指生产药品的专营企业或者兼营企业。药品生产企业即制药企业，我国往往将其称为"药厂"，按现代企业制度建立的药品生产企业通常称为"制药公司"。

（二）药品生产企业的特征

药品生产企业具有与其他产品生产企业相同的基本性质——经济性、营利性、独立性和开放性。同时，药品是特殊商品，它不仅直接关系到使用者的健康状态与生命安危，甚至会影响子孙后代的发育成长。因此，药品生产企业有着与一般生产企业不同的特点——客观上肩负比一般生产企业更重大的社会责任、需要履行更多的服务社会义务、受到更加严格的监督与管理等。其特点主要表现在以下几个方面：

1. 药品生产企业在追求经济效益的同时必须比一般企业更加注重社会效益。

2. 在企业的开办条件以及生产要求等方面受到更为严格的监督与管理。

3. 负有质量自检的责任和不符合质量标准的药品不得出厂的义务。

4. 负有对物料、中间产品和成品进行留样的责任和进行药品不良反应监测与报告的义务。

### 三、药品生产管理

药品生产管理是指对药品生产活动进行计划、组织、协调、控制，使药品生产企业实时生产出符合国家有关规定的药品。

（一）药品生产管理的特点

药品生产属于工业生产，其生产管理应遵循工业生产管理的一般规律。但由于药品质量直接影响人的生命与健康，药品生产更强调生产过程中对药品质量保证的程度。然而药品质量的优劣只有专业人员通过专门手段、仪器才能判断和检验，由此决定了药品生产与一般生产管理相比有以下特点：

1. 质量第一，预防为主

药品质量至关重要，而药品的检验又是破坏性的，不能做到百分之百检验。要想生产出质量稳定、均一，符合相关标准要求的药品，就必须控制生产过程中所有可能影响药品质量的因素，而实现这一目标的关键在于预防。

2. 执行强制性的质量标准

药品标准是对药品质量、规格及其检验方法所作出的技术规定，其实质是药品质量特性的定量表现。为了保证药品质量，保障人体用药安全和用药的合法权益，世界上各个有关组织和许多国家都制定了权威性很强的药品质量标准，我国也不例外。药品质量标准是由国家法律授权的权威机构制定，并以法的形式颁布，属于强制性、法定标准，是合格药品需要达到的最低标准。

3. 实行规范化的生产

为了保证药品质量，国家和药事单位采用了一系列行之有效的规范化管理方法。20 世纪 60 年代初期的 GMP，正是针对生产中的各个环节，如何消除影响药品生产质量的因素，规范药品生产行为，生产出合格的药品等问题而提出的。药品生产企业如何在国家药品的宏观管理的约束下，根据自身特点制定具体的药品生产管理制度、条例、规程，提高药品生产全过程的各个方面的规范化程度，以确保药品质量是药品生产管理的核心内容。

（二）药品生产管理的原则

1. 遵循管理的基本原理

所谓管理，是社会组织为了实现预期目标，以人为中心进行的协调活动。管理的目的是为了实现预期目标；管理的本质是协调，是使个人的努力与组织的预期目标相一致；协调必定产生在社会组织之中，协调的中心是人；协调的方式方法多样，既需要定性的理论和经验，也需要定量的专门技术。

药品生产管理应遵循管理的基本原理。研究和掌握管理原理有助于提高管理工作的科学性，有助于掌握管理的基本规律，有助于迅速找到解决管理问题的途径和手段。药品的特殊性及药品生产的特点决定了药品生产管理中尤其需要管理系统原理、效益原理、责任原理和人本原理的指导。

2. 遵循基本经济规律

药物也是一种商品，通过交换进入消费领域，也会按照经济规律变化。药品的生产不仅受市场的调节，也要受计划制约。但是由于药品的特殊性，因此在经济过程中又不能完全按照一般商品的经济规律去对待药品，如果失之严格的管理，那人类是要受到严厉的惩罚的。

3. 依法管理

药品是用于防病治病的特殊商品，与人们的生命健康息息相关，各国政府对药品生产都实行了严格的法律控制，制定了一系列法律法规加强药品质量管理，使药品生产企业的生产经营活动都置于国家的严格监督管理中。我国《药品管理法》规定，对药品生产企业实行许可证制度，药品生产企业全面实施 GMP，药品生产必须依法管理，违法者将承担法律责任。

（三）我国药品生产管理的现状

我国的药品生产长期处于"一小二多三低"的状态。即产业和企业的规模小；企业数量多，产品、项目重复多；产品科技含量低，生产能力或水平低，管理水平低。由此导致我国医药产业的集中度长期低下。

制药工业的发展与变化，为改进和提高药品生产管理水平创造了条件。国际医药市场竞争的日益加剧也给药品生产管理提出了更高的要求。药品生产管理的相关法律法规不断建立、健全，对药品生产过程的技术与行政监督和检查不断加强，这些因素促使我国药品生产管理水平不断提高。

2011 年 2 月 12 日，《药品生产质量管理规范（2010 年修订）》（新版 GMP）历经 5 年修订、两次公开征求意见后，正式颁布，于 2011 年 3 月 1 日起正式施行。新规范大大抬高了行业门槛，可能将使全国至少 500 家经营乏力的中小制药企业关停。与此同时，新版 GMP 的实施也能从一定程度上改善我国现有药品生产企业在整体上生产集中度较低，自主创新能力不足以及药品安全事故频频等问题。其与欧盟看齐的高标准，则更为国内优势医药企业做大做强、向欧盟出口创造了条件。

药品生产监督管理是指药品监督管理部门依法对药品生产条件和生产过程进行审查、许可、监督检查等管理活动。为确保所生产药品的质量，加强药品生产监督管理，规范药品生产行为，原国家药品监督管理局（SDA）于 2002 年 12 月 11 日颁布《药品生产监督管理办法》（试行），并于 2003 年 2 月 1 日起开始实施。《中华人民共和国行政许可法》的实施，也促进国家药品监督管理部门对监督管理办法重新审定，清理超出行政许可范围的相关规定。国家食品药品监督管理局（SFDA）于 2004 年 8 月 5 日颁布实施了《药品生产监督管理办法》，该办法秉承管理更加规范、责任更加明确的原则，为保证药品质量提供了行之有效的监督管理依据。

（四）药品生产许可证管理

药品生产许可证分正本和副本，正本、副本具有同等法律效力，有效期为 5 年。

1. 药品生产许可证的变更

药品生产许可证变更分为许可事项变更和登记事项变更。药品生产许可证变更后，原发证机关应当在药品生产许可证副本上记录变更的内容和时间，并按照变更后的内容重新核发药品生产许可证正本，收回原药品生产许可证正本，变更后的药品生产许可证有效期不变。

许可事项变更是指企业负责人、生产范围、生产地址的变更。

药品生产企业变更药品生产许可证许可事项的，应当在原许可事项发生变更 30 日前，向原发证机关提出药品生产许可证变更申请。未经批准，不得擅自变更许可事项。原发证机关应当自收到企业变更申请之日起 15 个工作日内作出是否准予变更的决定。不予变更的，应当书面说明理由，并告知申请人享有依法申请行政复议或者提起行政诉讼的权利。

变更生产范围或者生产地址的，药品生产企业应当提交涉及变更内容的有关材料，并报经所在地省、自治区、直辖市药品监督管理部门审查决定。

药品生产企业依法办理药品生产许可证许可事项的变更手续后，应当及时向工商行政管理部门办理企业注册登记的变更手续。

登记事项变更是企业名称、法定代表人、注册地址、企业类型等项目的变更。药品生产企业变更药品生产许可证登记事项的，应当在工商行政管理部门核准变更后 30 日内，向原发证机关申请药品生产许可证变更登记。原发证机关应当自收到企业变更申请之日起 15 个工作日内办理变更手续。

药品生产许可证应当载明许可证编号、企业名称、法定代表人、企业负责人、企业类型、注册地址、生产地址、生产范围、发证机关、发证日期、有效期限等项目。其中由（食品）药品监督管理部门核准的许可事项为企业负责人、生产范围、生产地址。

2. 药品生产许可证的换发

药品生产许可证的有效期为 5 年。药品生产许可证有效期届满，需要继续生产药品的，药品生产企业应当在有效期届满前 6 个月，向原发证机关申请换发药品生产许可证。

原发证机关结合企业遵守法律法规、《药品生产质量管理规范》和质量体系运行情况，按照关于药品生产企业开办的程序和要求进行审查，在药品生产许可证有效期届满前作出是否准予其换证的决定。符合规定准予换证的，收回原证，换发新证；不符合规定的，作出不予换证的书面决定，并说明理由，同时告知申请人享有依法申请行政复议或者提起行政诉讼的权利；逾期未作出决定的，视为同意换证，并予补办相应手续。

3. 药品生产许可证的撤销与补发

药品生产企业终止生产药品或者关闭的，应由原发证机关应当依法注销药品生产许可证，并通知工商行政管理部门。

药品生产许可证遗失的，药品生产企业应当立即向原发证机关申请补发，并在原发证机关指定的媒体上登载遗失声明。原发证机关在企业登载遗失声明之日起满 1 个月后，按照原核准事项在 10 个工作日内补发药品生产许可证。

（五）药品委托生产管理

药品委托生产，是已经取得药品批准文号的企业，委托其他药品生产企业生产该药品品种的行为。疫苗、血液制品以及国家食品药品监督管理局规定的其他药品不得委托生产。

1. 委托方与受委托方的管理

药品委托生产的委托方应当是取得该药品批准文号的药品生产企业，委托生产的药品，其批准文号不变，质量责任仍由委托方承担，委托生产药品的销售也由委托方负责。

药品委托生产的受托方应当是持有与生产该药品的生产条件相适应的"药品生产质量管理规范认证证书"的药品生产企业，受托方应当按照《药品生产质量管理规范》进行生产，并按照规定保存所有受托生产文件和记录。

委托生产药品的双方应当签署合同，内容应当包括双方的权利与义务，并具体规定双方在药品委托生产技术、质量控制等方面的权利与义务，且应当符合国家有关药品管理的法律法规。

2. 药品委托生产监督管理部门

一般药品委托生产申请，由委托生产双方所在的省级药品监督管理部门负责受理和审批。同时，省级药品监督管理部门应当将药品委托生产的批准、备案情况报国务院药品监督管理部门。

注射剂、生物制品（不含疫苗制品、血液制品）和跨省、自治区、直辖市的药品委托生产申请，由国家食品药品监督管理局负责受理和审批。

麻醉药品、精神药品、医疗用毒性药品、放射性药品、药品类易制毒化学品的委托生产按照有关法律法规规定办理。

3. 委托生产的审批

进行药品委托生产，委托方应向国家食品药品监督管理局或者省级药品监督管理部门提出申请，并提交相应的申请材料。受理申请的药品监督管理部门应当自受理之日起20个工作日内，对药品委托生产的申请进行审查，并作出决定；20个工作日内不能作出决定的，经本部门负责人批准，可以延长10个工作日，并应当将延长期限的理由告知委托方。

申请药品委托生产批件应按照《药品生产监督管理办法》的规定提交相应材料，经国务院药品监督管理部门或者省级药品监督管理部门审批，符合规定的，药品监督管理部门应予批准，并向委托方发放药品委托生产批件；不符合规定的，书面通知委托方并说明理由，同时告知其享有依法申请行政复议或者提起行政诉讼的权利。

药品委托生产批件有效期不得超过2年，且不得超过该药品批准证明文件规定的有效期限。有效期届满需要继续委托生产的，委托方应当在有效期届满30日前，按照《药品生产监督管理办法》的规定提交有关材料，办理延期手续。委托生产合同终止的，委托方应当及时办理药品委托生产批件的注销手续。

4. 接受境外制药厂商的委托加工

药品生产企业接受境外制药厂商的委托在中国境内加工药品的，应当在签署委托生产合同后30日内向所在地省、自治区、直辖市药品监督管理部门备案。所加工的药品不得以任何形式在中国境内销售、使用。省级药品监督管理部门应当将药品委托生产的批准、备案情况报国家食品药品监督管理局。

5. 对委托的管理

委托生产药品的质量标准应当执行国家药品质量标准，其处方、生产工艺、包装规格、标签、使用说明书、批准文号等应当与原批准的内容相同。在委托生产的药品包装、标签和说明书上，应当标明委托方企业名称和注册地址、受托方企业名称和生产地址。

（六）药品生产监督检查

1. 监督检查部门及其职责

国务院药品监督管理部门可以直接对药品生产企业进行监督检查，并对省、自治区、直辖市药品监督管理部门的监督检查工作及其认证通过的生产企业GMP的实施及认证情况进行监督和抽查。

省级药品监督管理部门负责本行政区域内药品生产企业的监督检查工作，应当建立实施监督检查的运行机制和管理制度，明确本行政区域内的市级药品监督管理机构和县级药品监督管理机构的监督检查职责。

县级以上药品监督管理部门应当在法律、法规、规章赋予的权限内，建立本行政区域内药品生产企业的监管档案。监管档案包括药品生产许可、生产监督检查、产品质量监督抽查、不良行为记录和投诉举报等内容。

个人和组织发现药品生产企业进行违法生产的活动，有权向药品监督管理部门举报，药品监督管理部门应当及时核实、处理。

2. 监督检查的具体规定

药品生产监督检查包括药品生产许可证换发的现场检查、GMP 跟踪检查、日常监督检查等。监督检查的主要内容是药品生产企业执行有关法律、法规及实施 GMP 的情况。

各级药品监督管理部门组织监督检查时，应当制订检查方案，明确检查标准，如实记录现场检查情况，检查结果应当以书面形式告知被检查单位。需要整改的应当提出整改内容及整改期限，并实施跟踪检查。在进行监督检查时，药品监督管理部门应当指派两名以上检查人员实施监督检查，检查人员应当向被检查单位出示执法证明文件。药品监督管理部门工作人员对知悉的企业技术秘密和业务秘密应当保密。药品监督管理部门实施监督检查，不得妨碍药品生产企业的正常生产活动，不得索取或者收受药品生产企业的财物，不得谋取其他利益。

药品生产企业质量负责人、生产负责人发生变更的，应当在变更后 15 日内将变更人员简历及学历证明等有关情况报所在地省级药品监督管理部门备案。药品生产企业的关键生产设施等条件与现状发生变化的，应当自发生变化 30 日内报所在地省级药品监督管理部门备案，省级药品监督管理部门根据需要进行检查。药品生产企业发生重大药品质量事故的，必须立即报告所在地省级药品监督管理部门和有关部门，省级药品监督管理部门应当在 24 小时内报告国务院药品监督管理部门。

监督检查时，药品生产企业应当提供相关材料。监督检查完成后，药品监督管理部门在药品生产许可证副本上载明检查情况。

# 第二节　质量管理与质量管理标准

## 一、质量与质量管理概念

这里要描述的质量，仅限于质量管理学中的含义。对于质量管理学中质量的概念，人们经历了一个不断完善和深化的历史过程。

早期人们对于质量的概念仅仅局限于产品，而后逐步延伸到了服务领域，后来慢慢扩展到了活动、过程、组织以及它们之间的结合领域。质量概念的逐步深化，使人们"从符合性质量到适用性质量再到满意性质量"的演变中，感受到经济发展、社会进化的脉搏跳动。与质量与质量管理有关的概念主要有：

1. 质量（quality）

是指一组固有特性满足要求的程度。

2. 质量管理（auality management）

是在质量方面指挥和控制组织的协调活动。

3. 质量管理体系（quality management system）

在质量方面指挥和控制组织的管理体系。

4. 质量控制（quality control）

质量管理的一部分，致力于满足质量要求。

5. 质量保证（quality assurance）

质量管理的一部分，致力于提高质量要求会得到满足的信任。

6. 质量改进（quality improvement）

质量管理的一部分，致力于满足质量要求的能力。

7. 有效性（effectiveness）

完成策划的活动和达到策划结果的程度。

8. 效率（efficiency）

达到的结果与所使用的资源之间的关系。

## 二、质量管理的发展历程

质量管理的发展史是一部辉煌、灿烂的历史。它是管理发展中的重要部分之一。从现代质量管理实践来看，按照解决质量问题的手段和方式、方法，现代质量管理的发展过程经历了四个阶段。

1. 质量检验阶段（19 世纪 70 年代至 20 世纪初）

20 世纪以前制造业处于手工业作坊生产时期，产品质量基本依靠操作者个人技艺和经验来保证。到 20 世纪初，科学管理奠基人泰罗提出了在生产中应将计划、执行、生产与检验分开的主张，把产品质量检验的职能独立出来，形成初期的质量管理。这种质量管理的特点是"事后检验"，"不合格品"一经发现，就是既成事实，无法补救。

2. 统计质量控制阶段（20 世纪 20 年代～20 世纪 50 年代）

由于事后检验呈现出来的缺陷很多，20 世纪 20 年代，统计学家们着手研究用统计方法来代替单纯用检验方法来控制产品的质量。一些国家就将公差标准用于保证批量产品的互换性和质的一致性，并将数理统计应用到管理中去。这种方法在二战期间给美国军工业带来了极大的利润。这种方法一定程度上起到预防缺陷的作用，但是它还是有不足，就是忽略了人的能动性。

3. 全面质量管理阶段（20 世纪 60 年代～20 世纪末）

60 年代初期，美国的费根保姆首次提出全面的质量管理，在 1961 年的专著《全面质量管理》（Total quality Control）中提出："全面质量管理是在充分满足用户要求的条件下进行市场研究、设计、生产和服务，把企业各部门的研制、维持和提高质量活动构成为一体的有效体系。"它的主要特点是"三全"，即全面的、全过程的、全员参与的质量管理。它更多地强调人的需求和动机。

目前，全面的质量管理已是当今世界的现代质量管理方式，它是集质量管理思想、理念、手段、方法于一体的综合体系，为质量管理的标准化发展奠定了理论和实践的基础。

4. 标准质量（社会质量）管理阶段（21 世纪～今）

1986 年，国际标准化组织 ISO 在将全面的质量管理进行标准化之后，颁布了 ISO 9000 系列标准。由此，世界质量管理正式进入了标准质量（社会质量）管理阶段，开始了质量管理标准化的探索历程。

### 三、ISO 9000 族国际质量标准

ISO（The International Organization for Standardization）即国际标准化组织，是由 140 多个国家级标准化组织组成的世界性的联合组织。国际标准化组织是一个全球性的非政府组织，是国际标准化领域中一个十分重要的组织，成立于 1947 年 2 月 23 日，总部设在瑞士的日内瓦。ISO 的任务是促进全球范围内的标准化及其有关活动，以利于国际间产品与服务的交流，以及在知识、科学、技术和经济活动中发展国际间的相互合作。我国也是 ISO 组织的成员国之一。

1. ISO 9000 族标的主要内容

ISO 9000 族标准是由国际标准化组织 ISO/TC176 委员会（质量管理和质量保证技术委员会，1980 年成立）在总结世界各发达国家先进的企业管理经验，并得到 ISO 组织所有成员国的 75％以上举手表决同意后方可在国际上发布的质量标准。

国际标准化组织在 1987 年首次发布了 ISO 9000－9004 系列标准。这是全球的质量管理和质量保证开始走向规范化、程序化的标志。以后又先后进行了两次修改与改进即 1994 版和 2000 年版。从 1994 年版开始实施到现在也不过十几年。而这套标准使用的广泛影响及深远意义在全球是空前的。

ISO 9000：2000 版族标准国际发布实施时间为 2000 年 12 月 15 日，而 ISO 9000—1994 版族标准作废时间为 2003 年 12 月 15 日。

2000 版 ISO 9000 族标准的质量管理体系构成（核心标准＋支持性标准和文件）

核心标准：

ISO 9000：2000 质量管理体系——基础和术语；

ISO 9001：2000 质量管理体系——要求

ISO 9004：2000 质量管理体系——业绩改进指南；

ISO 19011：2000 质量和环境管理体系审核指南。

支持性标准和文件：

ISO 10012：2002 测量控制体系；

ISO/TR10006：2003 质量管理——项目管理质量指南；

ISO/TR10007：2003 质量管理——技术状态管理指南；

ISO/TR100013：2001 质量管理体系文件指南。

ISO/TR100014：质量经济性管理指南

ISO/TR100015：质量管理——培训指南

ISO/TR100017：2003 统计技术指南，质量管理原则，选择和使用指南，小型企业的应用。

虽然 ISO 9000 族标准已有很多版本，但无论哪种版本，其基本思想都是一致的。它们在有效实施质量管理工作当中都遵循八项原则：即顾客第一、领导重视、员工参与、过程方法、管理的系统化、持续改进、基于事实的决策方法、互利的供方关系。

2. 我国采用 ISO 9000 族标的情况

中国于 2000 年 12 月 28 日等同采用 ISO 9000：2000 版族标准，并发布了标准编号：GB/T19000：2000（国家标准）。此标准于 2001 年 6 月 1 日开始实施。等同采用可用 idt 或 IDT（identical）来表示，也可用符号"≡"表示，是指国家标准在技术内容上与国际标准

完全相同，在编写方法上完全相对应的国际标准。等效采用可用 eqv 或 EQV（equivalent）表示，也可用符号"="表示，是指在技术内容上相同，但在编写上不完全对应于国际标准。

### 四、生产质量管理的基本方法——PDCA 循环

全面质量管理体系运转的基本方法是 PDCA 循环，是美国质量管理学家戴明提出的，又叫戴明循环。它是一个质量持续改进模型，它包括持续改进不断学习的四个循环、反复的步骤，即计划（Plan）、执行（Do）、检查（Check/Study）、处理（Act）。戴明循环有时也被为称戴明轮（Deming Wheel）或持续改进螺旋（Continuous Improvement Spiral）。戴明循环与生产管理中的"改善"、"即时生产"紧密相关。

PDCA 循环一般都要经历以下 4 个阶段：Plan 即拟订计划，制订计划目标，制订计划做法；Do 即执行实施，并加以控制；Check 即确认或评估执行状况与目标之差距；Action 即执行结果与目标值之差距探讨，并修正采取措施。

在这四个阶段里又分为了 8 个步骤：分析现状，发现问题；分析问题中各种影响因素；分析影响问题的主要原因；针对主要原因，采取解决的措施；执行，按措施计划的要求去做；检查，把执行结果与要求达到的目标进行对比；标准化，把成功的经验总结出来，制定相应的标准；把没有解决或新出现的问题转入下一个 PDCA 循环中去解决。

PDCA 循环有两个明显特点，首先，大环带小环即类似行星轮系，一个公司或组织的整体运行的体系与其内部各子体系的关系，是大环带小环的有机逻辑组合体；其次，阶梯式上升即每个 PDCA 循环，都不是在原地周而复始运转，而是像爬楼梯那样，每一循环都有新的目标和内容，这意味着质量管理经过一次循环，解决了一批问题，质量及水平有了新的提高。可以说，上一级循环是下一级循环的依据，下一级循环是上一级循环的落实和具体化。

### 五、药品的生产质量管理标准

药品生产是形成药品质量的关键环节。以《药典》标准作为药品必须达到的基本质量标准，严格和规范了药品生产的出厂质量检验，使药品质量得到了基本保证。

为促使药品质量水平的不断提高，美国率先于 20 世纪 50 年代末开始了在药品生产的过程中如何有效地控制和保证药品质量的研究，并于 1963 年由美国国会作为法令正式颁布了《药品生产质量管理规范》（GMP），要求本国的药品生产企业对药品生产的过程进行规范化组织和控制，否则即认为其所生产的药品是劣药。此后，世界各国普遍将 GMP 作为药品生产质量管理标准推行实施，使药品在生产过程中的质量有了切实保证。

## 第三节　药品生产质量管理规范（GMP）及其认证

### 一、GMP 概述

《药品生产质量管理规范》英文为"Good Practice in the Manufacturing and Quality Control of Drugs"，简称"Good Manufacturing Practice，GMP"。GMP 是在药品生产全过

程中实施质量管理，保证生产出优质药品的一整套系统的、科学的管理规范，是药品生产和质量管理的基本原则。

（一）GMP 的产生

GMP 是社会发展过程中对药品生产实践的经验、教训的总结和人类智慧的结晶。药品的特殊性使得世界各国政府对药品生产及质量管理都给予了特别的关注，对药品生产进行了严格的管理和有关法律的约束，并先后将《药典》标准作为药品基本的、必须达到的质量标准。但上述管理方式尚处于质量管理发展所经历的三大阶段当中的事后检验阶段。

随着药品生产过程质量控制和质量保证的大量实践经验的累积，一套规范化的管理制度逐渐形成。最早的 GMP 由美国坦普尔大学 6 名教授提出，仅为 FDA 的内部文件。"反应停"事件之后，美国国会于 1963 年颁布相关法令。随后在 1969 年，世界卫生组织（WHO）建议各成员国的药品生产采用 GMP 制度，并在《关于实施国际贸易中药品质量保证制度的指导原则》中规定，出口药品必须按照 GMP 的要求进行生产，定期监督检查及出具符合药品 GMP 要求的证明。1973 年，日本制药工业协会提出了行业的 GMP。1977 年，第 28 届世界卫生大会时 WHO 再次向成员国推荐 GMP，并确定为 WHO 的法规。WHO 提出的 GMP 制度是药品生产全面质量管理的一个重要组成部分，是保证药品质量，把发生差错事故、混药等各种污染的可能性降低到最低所规定的必要条件和最可靠的方法。目前，全世界实施 GMP 的国家有 100 多个。

（二）GMP 的目的和中心思想

GMP 是药品生产过程质量管理实践中总结、抽象、升华出来的规范化的条款，它的目的是为了指导药品生产企业克服不良生产导致伪劣药品生产，保证生产合格药品。它覆盖所有药品和所有药品生产企业。

GMP 的中心思想是任何药品的质量都是生产出来的，而不是检验出来的。因此，要保证药品的质量，就要控制药品生产过程中所有影响药品质量的因素，主要为人员、设备、原料、工艺、环境五个方面，使药品生产在符合要求、不混杂、无污染、均匀一致的条件下进行。再经抽样检验合格，这样生产出来的药品质量才有保证。

（三）GMP 的分类与特点

从不同的角度出发，可以对 GMP 进行不同方式的分类。

1. 按适用范围分类

可将 GMP 分为以下三类：①适用于多个国家或地区的 GMP，如 WHO 的 GMP、欧洲自由贸易联盟制定的 GMP、东南亚国家联盟的 GMP 等；②国家权力机构制定的、适用于某个国家的 GMP，如美国 FDA（食品药品管理局）、英国卫生和社会保险部、日本厚生省及我国的 SFDA（国家食品药品监督管理局）等制定的 GMP；③工业组织制定的、仅适用于行业或组织内部的 GMP，如美国制药工业联合会、中国医药工业公司、瑞典工业协会等制定的 GMP。

以上 GMP 由于适用范围有所不同，严格程度也有所不同。一般说来，适用范围越小，GMP 当中的各项条款和规定的严格程度越高。

2. 按性质分类

可将 GMP 划分为以下两类：①作为法律规定、具有法律效应的 GMP，如美国、日本等国家的 GMP；②作为建议性的规定、不具备法律效应的 GMP，如我国医药工业公司于 1982 年制定的 GMP 就不具备法律效力（不具备强制实行的约束力）。

随着对 GMP 重要作用的认识不断加深，世界上将 GMP 赋予法律效力的国家越来越多。

## 二、我国的药品 GMP（2011 年修订）简介

### （一）新版 GMP 总体要求

《药品生产质量管理规范（2010 年修订）》已由卫生部发布，自 2011 年 3 月 1 日起施行。自 2011 年 3 月 1 日起，凡新建药品生产企业、药品生产企业新建（改、扩建）车间均应符合新版 GMP 的要求。现有其他类别药品的生产均应在 2015 年 12 月 31 日前达到《药品生产质量管理规范（2010 年修订）》要求。

GMP 共有 14 章、313 条，3.5 万多字，详细描述了药品生产质量管理的基本要求，条款所涉及的内容基本保留了 1998 版 GMP 的大部分章节和主要内容，新版 GMP 几乎每一章前均有一节"原则"的要求，突出了 GMP 把握的基本原则，便于不同企业执行时可以科学地进行评估。新版 GMP 强调人员和质量体系建设的特点。

中药制剂附录中强化了中药材和中药饮片质量控制、提取工艺控制、提取物贮存的管理要求。对中药材及中药制剂的质量控制项目提出了全面要求，还对提取中的回收溶媒的控制提出了要求。

药品生产企业应按照新版 GMP 要求，建立和完善企业质量管理体系，配备必要的药品质量管理人员；建立和更新符合本企业实际的各类管理软件并验证和试运行，确保新的软件能够满足和适应本企业产品生产过程的使用要求，全面提升企业药品生产和质量管理保障能力；组织开展企业员工的培训。上述相关工作应在 2013 年 12 月 31 日前完成。

新版 GMP 检查结果判定不再制定与其对应的检查项目，而是以风险评估为原则，围绕药品 GMP 的内容进行。同时采用国际通用分类方式对检查缺陷进行分类。

缺陷分为严重缺陷、主要缺陷和一般缺陷，其风险等级依次降低。具体如下：严重缺陷指与药品 GMP 要求有严重偏离，产品可能对使用者造成危害的；主要缺陷指与药品 GMP 要求有较大偏离的；一般缺陷指偏离药品 GMP 要求，但尚未达到严重缺陷和主要缺陷程度的。

着重于检查企业的质量体系能否保证药品安全，"容忍差错，但不容忍欺骗"，对于弄虚作假等欺诈行为严重缺陷项目，实行一票否决。

国家将会出台一定的鼓励政策，先按新版 GMP 认证的产品在价格下会给予一定的优惠政策。

### （二）GMP 的主要内容

GMP 要求企业应当建立药品质量管理体系。该体系应当涵盖影响药品质量的所有因素，包括确保药品质量符合预定用途的有组织、有计划的全部活动。GMP 作为质量管理体系的一部分，是药品生产管理和质量控制的基本要求，旨在最大限度地降低药品生产过程中污染、交叉污染以及混淆、差错等风险，确保持续稳定地生产出符合预定用途和注册要求的药品。

#### 1. 质量管理

企业应当建立符合药品质量管理要求的质量目标，将药品注册的有关安全、有效和质量可控的所有要求，系统地贯彻到药品生产、控制及产品放行、贮存、发运的全过程中，确保所生产的药品符合预定用途和注册要求。质量保证是质量管理体系的一部分，GMP 要求企业必须建立质量保证系统，同时建立完整的文件系统，以保证系统有效运行。质量控制也是

质量管理体系的重要组成部分，包括组织机构、文件系统以及取样、检验等，确保物料或产品在放行前完成必要的检验，确认其质量符合要求。此外，新版GMP引入了质量风险管理的概念。质量风险管理是在整个产品生命周期中采用前瞻或回顾的方式，对质量风险进行评估、控制、沟通、审核的系统过程。药品生产企业应当根据科学知识及经验对质量风险进行评估，以保证产品质量。质量风险管理过程所采用的方法、措施、形式及形成的文件应当与存在风险的级别相适应。

2. 机构与人员

企业应当建立与药品生产相适应的管理机构，并有组织机构图。企业应当设立独立的质量管理部门，履行质量保证和质量控制的职责。质量管理部门可以分别设立质量保证部门和质量控制部门。质量管理部门应当参与所有与质量有关的活动，负责审核所有与本规范有关的文件。质量管理部门人员不得将职责委托给其他部门的人员。

企业应当配备足够数量并具有适当资质（含学历、培训和实践经验）的管理和操作人员，应当明确规定每个部门和每个岗位的职责。新版GMP明确了药品生产企业的关键人员至少包括企业负责人、生产管理负责人、质量管理负责人和质量受权人，并对关键人员的资质和主要职责作了详细规定。质量管理负责人和生产管理负责人不得互相兼任，但质量管理负责人和质量受权人可以兼任。药品生产企业应当制定操作规程以确保质量受权人独立履行职责，不受企业负责人和其他人员的干扰。此外，GMP要求药品生产企业指定部门或专人负责培训管理工作。

人是药品生产过程中的污染源之一，GMP要求所有人员都应当接受卫生要求的培训，企业应当建立人员卫生操作规程，最大限度地降低相关人员对药品生产造成污染的风险。

3. 厂房与设施

厂房的选址、设计、布局、建造、改造和维护必须符合药品生产要求，应当能够最大限度地避免污染、交叉污染、混淆和差错，便于清洁、操作和维护。为了保证药品质量，GMP对药品生产企业的生产区、仓储区、质量控制区及辅助区均进行了详细规定。

4. 设备

设备的设计、选型、安装、改造和维护必须符合预定用途，应当尽可能降低产生污染、交叉污染、混淆和差错的风险，便于操作、清洁、维护。药品生产企业应当建立设备使用、清洁、维护和维修的操作规程，并保存相应的操作记录。生产和检验用衡器、量具、仪表、记录和控制设备以及仪器应定期校准和检查。此外，水处理设备及其输送系统的设计、安装、运行和维护应当确保制药用水达到设定的质量标准。

5. 物料与产品

药品生产所用的原辅料、与药品直接接触的包装材料应当符合相应的质量标准。药品上直接印字所用油墨应当符合食用标准要求。进口原辅料应当符合国家相关的进口管理规定。

物料和产品的接收、贮存、发放、使用和发运应当建立操作规程，防止污染、交叉污染、混淆和差错。新版GMP增加了物料供应商的审核，要求药品生产企业对物料供应商的确定及变更进行质量评估。

6. 确认与认证

药品生产企业应当确定需要进行的确认或验证工作，以证明有关操作的关键要素能够得到有效控制。确认或验证的范围和程度应当经过风险评估来确定。企业的厂房、设施、设备和检验仪器应当经过确认，应当采用经过验证的生产工艺、操作规程和检验方法进行生产、操作和检验，并保持持续的验证状态。清洁方法应当经过验证，证实其清洁的效果，以有效防止污染和交叉污染。确认和验证不是一次性行为，关键的生产工艺和操作规程应当定期进行再验证确保其能够达到预期效果。

### 7. 文件管理

文件是质量保证系统的基本要素。GMP 要求药品生产企业必须有内容正确的书面质量标准、生产处方和工艺规程、操作规程以及记录等文件。文件的设计、制定、审核、批准和发放应建立操作规程。文件的内容应当与药品生产许可、药品注册等相关要求一致，并有助于追溯每批产品的历史情况。新版 GMP 提出用电子方法保存的记录，应当采用磁带、缩微胶卷、纸质副本或其他方法进行备份，以确保记录的安全。

### 8. 生产管理

所有药品的生产和包装均应当按照批准的工艺规程和操作规程进行操作并有相关记录，以确保药品达到规定的质量标准，并符合药品生产许可和注册批准的要求。药品生产企业应当建立划分产品生产批次的操作规程，生产批次的划分应当能够确保同一批次产品质量和特性的均一性，每批药品均应当编制唯一的批号。此外，GMP 规定了防止药品生产过程中污染和交叉污染应采取的措施。

### 9. 质量控制与质量保证

GMP 对质量控制实验室的管理提出了具体要求，质量控制实验室的人员、设施、设备应当与产品性质和生产规模相适应。物料和产品的批准放行应当建立操作规程，明确批准放行的标准、职责，并有相应的记录。药品生产企业应对本企业生产的药品进行持续稳定性考察，在有效期内监控已上市药品的质量，以发现药品与生产相关的稳定性问题（如杂质含量或溶出度特性的变化），并确定药品能够在标示的贮存条件下，符合质量标准的各项要求。此外，新版 GMP 增加了变更控制、偏差处理、纠正措施和预防措施、供应商评估和批准及产品质量回顾分析等新措施，对药品生产各环节可能出现的风险进行管理和控制，预防质量事故的发生。

### 10. 委托生产与委托检验

为确保委托生产产品的质量和委托检验的准确性和可靠性，GMP 要求委托方和受托方必须签订书面合同，明确规定各方责任、委托生产或委托检验的内容及相关的技术事项。委托生产或委托检验的所有活动，包括在技术或其他方面拟采取的任何变更，均应当符合药品生产许可和注册的有关要求。

### 11. 产品发运与召回

企业应当建立产品召回系统，必要时可迅速、有效地从市场召回任何一批存在安全隐患的产品。因质量原因退货和召回的产品，均应当按照规定监督销毁，有证据证明退货产品质量未受影响的除外。此外，每批产品均应当有发运记录。

### 12. 自检

质量管理部门应当定期组织对企业进行自检，监控本规范的实施情况，评估企业是否符合 GMP 要求，并提出必要的纠正和预防措施。

## 三、我国的 GMP 认证

质量认证是对产品质量、企业质量保证能力实施第三方评价的一种活动，可以分为质量体系认证和产品质量认证两类。质量体系认证是由国家认可的第三方认证机构依据规定的程序和标准，对一个组织的质量体系的符合性和有效性进行评定的活动。GMP认证属于质量体系认证的范畴。药品GMP认证是药品监督管理部门依法对药品生产企业其药品生产质量管理进行监督检查的一种手段，是对药品生产企业实施药品GMP情况的检查、评价并决定是否发给认证证书的监督管理过程。

为加强药品生产质量管理规范检查认证工作管理，进一步规范检查认证行为，国家食品药品监督管理局组织对《药品生产质量管理规范认证管理办法（试行）》进行了修订，于2011年8月2日颁布施行。

（一）GMP认证的主体

我国GMP认证实行国家、省二级认证管理体制。

1. 国务院（食品）药品监督管理部门主管全国GMP认证管理工作。其认证中心承办认证的具体工作。主要职责是：

（1）负责注射剂、放射性药品、生物制品等药品GMP认证和跟踪检查工作。

（2）负责进口药品GMP境外检查和国家或地区间药品GMP检查的协调工作。

（3）负责对药品认证检查机构质量管理体系进行评估。

2. 省级（食品）药品监督管理部门在认证办法执行过程中承担的职能包括：

（1）负责本辖区内除注射剂、放射性药品、生物制品以外其他药品GMP认证和跟踪检查工作。

（2）国家食品药品监督管理局委托开展的药品GMP检查工作。

（3）负责省级以上药品监督管理部门设立的药品认证检查机构承担药品GMP认证申请的技术审查、现场检查、结果评定等工作。

（二）GMP认证的程序

1. 申请

申请药品GMP认证的生产企业，应报送药品GMP认证申请书、药品生产许可证和营业执照复印件等相关材料。申请企业应当对其申报材料全部内容的真实性负责。

2. 审查

省级以上药品监督管理部门进行形式审查，自受理之日起20个工作日内对申请材料进行技术审查。经技术审查，需要补充材料的，应当一次性书面通知申请企业。需补充资料的，工作时限按实际顺延。

3. 检查、审批与发证

（1）现场检查：药品认证检查机构对经技术审查符合要求的认证申请，40个工作日内制定现场检查方案，并实施现场检查。检查组一般由不少于3名药品GMP认证检查员组成，检查员应从国家药品GMP认证检查员库中随机选派。现场检查时间一般为3～5日。

（2）审批与发证：药品认证检查机构完成综合评定后，应将评定结果进行10个工作日的公示。经药品监督管理部门审批，符合药品GMP要求的，向申请企业发放药品GMP证书；不符合药品GMP要求的，认证检查不予通过，药品监督管理部门以《药品GMP认证审批意见》方式通知申请企业。行政审批工作时限为20个工作日。

（3）GMP证书管理：药品GMP证书有效期为5年。药品生产企业应在药品GMP证书有效期届满前6个月，重新申请药品GMP认证。药品生产企业变更药品GMP证书企业名称和地址名称的，应在事项发生变更之日起 30 日内，向原发证机关申请办理变更手续。

4. GMP 认证后的监督管理

（1）跟踪检查：药品监督管理部门应对持有药品 GMP 证书的药品生产企业组织进行跟踪检查。药品 GMP 证书有效期内至少进行一次跟踪检查。国家食品药品监督管理局药品认证检查机构负责组织或委托省级药品监督管理部门药品认证检查机构对注射剂、放射性药品、生物制品等进行跟踪检查。省、自治区、直辖市（食品）药品监督管理部门负责对本辖区内取得药品 GMP 证书的药品生产企业进行跟踪检查，跟踪检查情况应及时报国家食品药品监督管理局。

（2）飞行检查：为加强药品 GMP 认证后的监督管理，SFDA 于 2006 年 4 月 24 日出台了《药品 GMP 飞行检查暂行规定》。药品 GMP 飞行检查是药品 GMP 认证跟踪检查的一种形式，指药品监督管理部门根据监管需要随时对药品生产企业所实施的现场检查。它主要针对涉嫌违反药品 GMP 或有不良行为记录的药品生产企业。药品 GMP 飞行检查中发现不符合药品 GMP 检查评定标准的，收回其相应剂型的药品 GMP 证书，并予以通报。

（3）派驻监督员：为进一步规范药品生产秩序，SFDA 于 2007 年 2 月 15 日发布《关于向药品生产企业试行派驻监督员的通知》（以下简称"通知"），决定对注射剂、生物制品和特殊药品三类高风险品种的生产企业试行派驻监督员。

# 自学指导

## 【重点难点】

药品生产管理是药事管理的重要内容之一，国家对此制定了一系列法律法规。《药品管理法》详细规定了开办药品生产企业的程序、条件、GMP 认证、中药、原辅料、质量检验、委托生产等法律规定。为实施 GMP 提供了法律依据。

《药品生产质量管理规范》，即 GMP—Good Manufacturing Practice，是药品生产质量管理的基本准则，它是在药品生产的全过程中，运用科学合理的条件和方法来保证生产优良药品的系统科学的管理规范，是否实现 GMP 成为药品有无保证的先决条件。

GMP 的主导思想是，任何药品的质量形成是生产出来的，而不是检验出来的。从专业的角度 GMP 内容分为质量管理和生产管理两个方面，质量管理包括对原材料、中间品、产品的系统质量控制（质量监督系统）；生产管理包括对影响药品质量、生产全过程中易产生的人为差错和污物异物引入等问题进行系统严格管理（质量保证系统）。从管理系统来划分分为硬件系统和软件系统两个方面，硬件系统指人员、厂房、设备、标准化管理；软件系统指组织机构、组织工作、生产工艺、记录、卫生、制度、方法、标准化文件和教育管理制度，即以智力为主的投入产出。

【复习思考题】

1. 药品生产和药品生产管理有何特点?
2. 开办药品生产企业的条件有哪些?
3. 药品生产企业如何进行药品的委托生产?
4. 2011 年我国修订的 GMP 的特点、目的、中心思想是什么?
5. 药品 GMP 与 ISO 9000 族标的异同。

# 第八章 药品流通管理

## 【目的要求】

1. 掌握药品流通管理办法中的重要条款；GSP 的基本精神；互联网药品交易服务定义；药品促销道德准则的目的，商业贿赂的概念。

2. 熟悉药品生产、经营企业购销药品应遵守的规定，医疗机构购进、储存药品的规定。

3. 熟悉 GSP 规定的管理职责和制度，人员和培训，设施与设备，药品经营过程质量管理，GSP 认证。

4. 了解各类互联网药品交易服务应具备的条件，"互联网药品交易服务机构资格证书"的申报，审批程序及有效期；药品促销的国际伦理标准。

## 【自学时数】

1 学时。

1. 《药品流通监督管理办法》的主要规定：

药品生产、经营企业不得在经药品监督管理部门核准的地址以外的场所储存或者现货销售药品。不得以展示会、博览会、交易会、订货会、产品宣传会等方式现货销售药品；药品生产、经营企业知道或者应当知道他人从事无证生产、经营药品行为的，不得为其提供药品；不得为他人以本企业的名义经营药品提供场所、资质证明文件或者票据等便利条件；不得购进和销售医疗机构配制的制剂；未经药品监督管理部门审核同意，药品经营企业不得改变经营方式。

2. 《药品经营质量管理规范》（GSP）的主要内容及其认证：

GSP 基本精神是"药品经营企业应在药品购进、储运、销售等环节实行质量管理，建立包括组织结构、职责制度、过程管理和设施设备等方面的质量体系，并使之有效运转"。GSP 认证是国家对药品经营企业药品经营质量管理进行监督检查的一种手段，是对药品经营企业实施 GSP 情况的检查认可和监督管理的过程。

3. 互联网药品交易服务的相关规定：

互联网药品交易服务是指通过互联网提供药品交易服务的电子商务活动。互联网药品交易服务包括为药品生产企业、药品经营企业和医疗机构之间的互联网药品交易提供的服务，药品生产企业、药品批发企业通过自身网站与本企业成员之外的其他企业进行的互联网药品交易以及向个人消费者提供的互联网药品交易服务。

4. 药品促道德准则的制定目的：

制定《药品促销的道德准则》的主要目的是支持和鼓励合理用药以改善医疗服务；要为推销药品的高尚行为奠定基础，寻求诚实和公正；有助于判断药品促销活动是否符合公认的道德标准。

5. 商业贿赂的相关制度：

商业贿赂是指经营者为销售或者购买商品而采用财物或者其他手段贿赂对方单位或者个人的行为。任何单位或者个人在销售或者购买商品时不得收受或者索取贿赂。在账外暗中给予对方单位或者个人回扣的，以行贿论处；对方单位或者个人在账外暗中收受回扣的，以受贿论处。

# 第一节 药品流通监督管理

## 一、药品流通监督管理概况

药品流通从整体上来看，是药品从生产者转移到消费者的活动过程。药品流通的概念不同于药品买卖和药品市场营销，属宏观经济范畴。

在药品经营企业迅速发展的同时，我国药品流通领域还存在"企业多，规模小，效率低，秩序乱"的市场机制不健全等问题。如药品经营企业过多，药品流通组织分布不合理；药品批发企业数量过多，企业规模小，管理水平低，经营条件差；经营企业数量过多，导致竞争无序，亏损严重；部分企业为牟取非法利润，甚至出租转让或变相出租转让证照，以及超过核准的经营地点、方式、范围，从事药品经营活动。

SFDA 于 2007 年 1 月 31 日发布了《药品流通监督管理办法》，于 2007 年 5 月 1 日起施行。

## 二、《药品流通监督管理办法》要点

（一）药品生产、经营企业购销药品的监督管理

1. 购销行为责任主体

药品生产、经营企业对其药品购销行为负责，对其销售人员或设立的办事机构以本企业名义从事的药品购销行为承担法律责任。

2. 购销人员管理

药品生产、经营企业应当对其购销人员进行药品相关的法律、法规和专业知识培训，建立培训档案，培训档案中应当记录培训时间、地点、内容及接受培训的人员。药品生产、经营企业应当加强对药品销售人员的管理，并对其销售行为作出具体规定。

3. 药品销售的地址、品种及证件规定

药品生产、经营企业不得在经药品监督管理部门核准的地址以外的场所储存或者现货销售药品。所谓药品现货销售，是指药品生产、经营企业或其委派的销售人员，在药品监督管理部门核准的地址以外的其他场所，携带药品现货向不确定对象现场销售药品的行为。药品生产企业只能销售本企业生产的药品，不得销售本企业受委托生产的或者他人生产的药品。药品生产企业、药品批发企业销售药品时，应当提供有效的许可证和复印件。

药品生产企业、药品批发企业派出销售人员销售药品的，除提供有效的许可证和复印件外，还应当提供加盖本企业原印章的授权书复印件。授权书原件应当载明授权销售的品种、

地域、期限，注明销售人员的身份证号码，并加盖本企业原印章和企业法定代表人印章（或者签名）。销售人员应当出示授权书原件及本人身份证原件，供药品采购方核实。

4. 药品销售凭证规定

药品生产企业、药品批发企业销售药品时，应当开具标明供货单位名称、药品名称、生产厂商、批号、数量、价格等内容的销售凭证。药品零售企业销售药品时，应当开具标明药品名称、生产厂商、数量、价格、批号等内容的销售凭证。

5. 药品采购凭证规定

药品生产、经营企业采购药品时，应按规定索取、查验、留存供货企业有关证件、资料和销售凭证。药品生产、经营企业留存的资料和销售凭证，应当保存至超过药品有效期1年，但不得少于3年。

6. 药品生产经营的禁止性规定

药品生产、经营企业知道或者应当知道他人从事无证生产、经营药品行为的，不得为其提供药品；不得为他人以本企业的名义经营药品提供场所，或者资质证明文件，或者票据等便利条件；不得以展示会、博览会、交易会、订货会、产品宣传会等方式现货销售药品；不得购进和销售医疗机构配制的制剂；未经药品监督管理部门审核同意，药品经营企业不得改变经营方式。

7. 处方药与非处方药分类零售的规定

药品零售企业应当按照 SFDA 药品分类管理规定的要求，凭处方销售处方药。经营处方药和甲类非处方药的药品零售企业，执业药师或者其他依法经资格认定的药学技术人员不在岗时，应当挂牌告知，并停止销售处方药和甲类非处方药。

8. 药品储存规定

药品说明书要求低温、冷藏储存的药品，药品生产、经营企业应当按照有关规定，使用低温、冷藏设施设备运输和储存。

9. 药品促销规定

药品生产、经营企业不得以搭售、买药品赠药品、买商品赠药品等方式向公众赠送处方药或者甲类非处方药；不得采用邮售、互联网交易等方式直接向公众销售处方药；禁止药品生产、经营企业非法收购药品。

（二）医疗机构购进、储存药品的监督管理

1. 医疗机构药房基本要求

医疗机构设置的药房，应当具有与所使用药品相适应的场所、设备、仓储设施和卫生环境，配备相应的药学技术人员，并设立药品质量管理机构或者配备质量管理人员，建立药品保管制度。

2. 医疗机构采购药品的规定

医疗机构购进药品时，应当按照规定，索取、查验、保存供货企业有关证件、资料、票据。医疗机构购进药品，必须建立并执行进货检查验收制度，并建有真实完整的药品购进记录。药品购进记录必须注明药品的通用名称、生产厂商（中药材标明产地）、剂型、规格、批号、生产日期、有效期、批准文号、供货单位、数量、价格、购进日期。药品购进记录必须保存至超过药品有效期1年，但不得少于3年。

3. 医疗机构储存药品的规定

医疗机构储存药品，应当制订和执行有关药品保管、养护的制度，并采取必要的冷藏、防冻、防潮、避光、通风、防火、防虫、防鼠等措施，保证药品质量。医疗机构应当将药品与非药品分开存放；中药材、中药饮片、化学药品、中成药应分别储存、分类存放。

4. 医疗机构销售药品的禁止性规定

医疗机构和计划生育技术服务机构不得未经诊疗直接向患者提供药品；不得采用邮售、互联网交易等方式直接向公众销售处方药。

5. 医药机构采购药品的规定

医疗机构以集中招标方式采购药品的，应当遵守《药品管理法》、《药品管理法实施条例》及《药品流通监督管理办法》的有关规定。

## 第二节  药品经营质量管理规范（GSP）及其认证

### 一、概述

药品作为化学物质，在生产企业完成生产过程之后，到进入患者手中需要一个较长的流通过程。期间，药品储存时间较长，并至少会发生一次药品所有权的转移，药品的质量难免会受到各种自然因素（诸如空气、水分、日光、时间等）和人为因素的影响。因此，在整个流通环节必须实施一套严格的管理程序，防止流通过程中可能出现的一切不利因素，保证药品的安全性、有效性和药品质量的稳定性。药品经营质量管理规范就是这样一套科学的管理程序。

GSP 的基本精神是"药品经营企业应在药品购进、储运、销售等环节实行质量管理，建立包括组织结构、职责制度、过程管理和设施设备等方面的质量体系，并使之有效运转"。药品经营过程的质量管理，是药品生产质量管理的延伸，是控制、保证已形成的药品质量的保持，也是药品使用质量管理的前提和保证。药品经营过程质量管理的目的是，控制和维持药品的安全性、有效性、稳定性，确保药品不变化，不变质；控制和杜绝假药、劣药等一切不合格的药品进入流通领域。做到按质、按量、按期、按品种、以合理的价格满足医疗的需求。

### 二、《药品经营质量管理规范》（GSP）及其实施细则的主要内容

（一）药品批发的经营质量管理

1. 管理职责

药品批发企业和零售连锁企业的主要负责人应保证企业执行国家有关法律、法规及药品经营质量管理规范，对企业经营药品的质量负领导责任。

药品批发企业和零售连锁企业应建立以主要负责人为首，包括进货、销售、储运等业务部门负责人和企业质量管理机构负责人在内的质量领导组织。其主要职责是：建立企业的质量体系，实施企业质量方针，并保证企业质量管理工作人员行使职权。

药品批发企业应设置质量管理机构，行使质量管理职能，在企业内部对药品质量具有裁决权。质量管理机构下设质量管理组、质量验收组。设置的药品验收、养护等组织应与企业的经营规模相适应。药品验收组织应隶属于质量管理机构。大中型企业应设立药品养护组，

小型企业设立药品养护组或药品养护员。养护组或养护员在业务上接受质量管理机构的监督指导。

药品批发企业应依据有关法律、法规及药品经营质量管理规范，结合企业实际制定质量管理制度，并定期检查和考核制度执行情况。

2. 人员资格与培训

（1）药品批发企业主要负责人应具有专业技术职称，熟悉国家有关药品管理的法律、法规、规章和所经营药品的知识；企业负责人中应有具有药学专业技术职称的人员，负责质量管理工作；企业质量管理机构的负责人，应是执业药师或具有相应的药学专业技术职称，并能坚持原则、有实践经验，可独立解决经营过程中的质量问题。

（2）药品批发企业从事质量管理的人员，应具有药师（含药师、中药师）以上技术职称，或者具有中专（含）以上药学或相关专业的学历。同时应经过专业培训和省级药品监督管理部门的考试，合格并取得岗位合格证书后方可上岗。

从事质量管理工作的人员应在职在岗，不得由兼职人员担任。

（3）药品批发企业从事药品验收、养护、计量和销售工作的人员，应具有高中（含）以上的文化程度，并均应经岗位培训和药品监督管理部门的考试，合格并取得岗位合格证书后方可上岗。在国家有就业准入规定的岗位工作人员，需通过职业技能鉴定并取得职业资格证书后方可上岗。

（4）药品批发企业从事质量管理、验收、养护及计量等工作的专职人员数量，不得少于企业职工总数的 4%（最低不应少于 3 人），零售连锁企业此类人员不得少于职工总数的 2%（最低不应少于 3 人），并保持相对稳定。

药品批发企业从事质量管理人员，每年应接受省级药品监督管理部门组织的继续教育；从事验收、养护、计量等工作的人员，应定期接受企业组织的继续教育。继续教育均应建立档案。

（5）药品批发企业在质量管理、药品验收、养护、保管等直接接触药品的岗位工作的人员，企业每年必须进行健康检查，并建立健康档案。发现患有精神病、传染病或者其他可能污染药品疾病的患者，应调离直接接触药品的岗位。

（6）药品批发企业应定期对各类人员进行药品法律、法规、规章和专业技术、药品知识、职业道德等教育或培训，并建立档案。

3. 设施与设备

（1）营业场所要求：药品批发企业应有与经营规模相适应的营业场所及辅助、办公用房。营业场所应明亮、整洁。药品储存作业区应与辅助作业区、办公生活区保持一定距离或有隔离措施，装卸作业场所有顶棚。

（2）药品仓库面积要求：药品批发企业应按经营规模设置相应的仓库，其面积（指建筑面积，下同）大型企业不应低于 1500 平方米，中型企业不应低于 1000 平方米，小型企业不应低于 500 平方米。库区应地面平整，无积水和杂草，无污染源。库区应有适宜药品分类保管和符合药品储存要求的库房。库房内墙壁、顶棚和地面光洁、平整，门窗结构严密。库区应有符合规定要求的消防、安全设施。

（3）药品仓库划分要求：药品仓库应划分待验库（区）、合格品库（区）、发货库（区）、不合格品库（区）、退货库（区）等专用场所，经营中药饮片还应划分零货称取专库（区）。以上各库（区）均应设有明显标志。

（4）药品仓库设施和设备要求：保持药品与地面之间有一定距离的设备，避光、通风和排水的设备，检测和调节温、湿度的设备，防尘、防潮、防霉、防污染以及防虫、防鼠、防鸟等设备，符合安全用电要求的照明设备，适宜拆零及拼箱发货的工作场所和包装物料等的储存场所和设备。

（5）药品仓库温湿度要求：药品批发企业应根据所经营药品的储存要求，设置不同温、湿度条件的仓库。其中冷库温度为 2℃～10℃；阴凉库温度不高于 20℃；常温库温度为 0℃～30℃；各库房相对湿度均应保持在 45%～75% 之间。

储存麻醉药品、一类精神药品、医疗用毒性药品、放射性药品的专用仓库应具有相应的安全保卫措施。

（6）验收、养护室要求：药品批发企业应在仓库设置验收、养护室。验收、养护室应有必要的防潮、防尘设备。养护人员对所用设施和设备应定期进行检查、维修、保养并建立档案。

（7）分装室要求：药品批发企业分装中药饮片应有符合规定的固定的分装室，其面积和设备应与分装要求相适应，环境应整洁，墙壁、顶棚无脱落物。药品零售连锁企业应设置单独的、便于配货活动展开的配货场所。

4. 进货管理

（1）购进药品的质量及其供应商要求：药品批发企业应把质量放在选择药品和供货单位条件的首位，制定能够确保购进的药品符合质量要求的进货程序。购进药品按照该程序应包括以下环节：①确定供货企业的法定资格及质量信誉；②审核所购入药品的合法性和质量可靠性；③对与本企业进行业务联系的供货单位销售人员，进行合法资格的验证；④对首营品种，填写"首次经营药品审批表"，并经企业质量管理机构和企业主管领导的审核批准；⑤签订有明确质量条款的购货合同；⑥购货合同中质量条款的执行。

（2）购进药品的基本条件：①合法企业所生产或经营的药品；②具有法定的质量标准；③除国家未规定的以外，应有法定的批准文号和生产批号。进口药品应有符合规定的、加盖了供货单位质量检验机构原印章的《进口药品注册证》和《进口药品检验报告书》复印件；④包装和标识符合有关规定和储运要求；⑤中药材应标明产地。

（3）首营企业的要求：首营企业是指购进药品时，与本企业首次发生供需关系的药品生产或经营企业。药品批发企业对首营企业应进行包括资格和质量保证能力的审核。审核由业务部门会同质量管理机构共同进行。除审核有关资料外，必要时应实地考察。经审核批准后，方可从首营企业进货。

（4）首营品种的要求：首营品种是指本企业向某一药品生产企业首次购进的药品。药品批发企业对首营品种（含新规格、新剂型、新包装等）应进行合法性和质量基本情况的审核，包括核实药品的批准文号和取得质量标准，审核药品的包装、标签、说明书等是否符合规定，了解药品的性能、用途、检验方法、储存条件以及质量信誉等内容。审核合格后方可经营。

（5）质量条款的要求：企业编制购货计划时应以药品质量作为重要依据，并有质量管理机构人员参加。签订的进货合同应明确质量条款。具有要求如下：①工商间购销合同中应明确：药品质量符合质量标准和有关质量要求；药品附产品合格证；药品包装符合有关规定和货物运输要求。②商商间购销合同中应明确：药品质量符合质量标准和有关质量要求；药品附产品合格证；购入进口药品，供应方应提供符合规定的证书和文件；药品包装符合有关规定和货物运输要求。

（6）购进记录的要求：购进药品应有合法票据，并按规定建立完整的购进记录，记录应注明药品的品名、剂型、规格、有效期、生产厂商、供货单位、购进数量、购货日期等项内容。做到票、帐、货相符。购进记录应保存至超过药品有效期1年，但不得少于3年。

（7）进货质量详审的要求：药品批发企业每年应对进货情况进行质量评审。

5. 验收

（1）药品质量验收的要求：①严格按照法定标准和合同规定的质量条款对购进药品、销后退回药品的质量进行逐批验收；②验收时应同时对药品的包装、标签、说明书以及有关要求的证明或文件进行逐一检查；③验收抽取的样品应具有代表性；④验收应按有关规定做好验收记录，验收记录应保存至超过药品有效期1年，但不得少于3年；⑤验收首营品种，还应进行药品内在质量的检验；⑥验收应在符合规定的场所进行，在规定时限内完成。

（2）药品质量验收的内容：包括药品外观的性状检查和药品内外包装及标识的检查。包装、标识主要检查以下内容：①每件包装中，应有产品合格证。②药品包装的标签和所附说明书上，有生产企业的名称、地址，有药品的品名、规格、批准文号、产品批号、生产日期、有效期等；标签或说明书上还应有药品的成分、适应证或功能主治、用法、用量、禁忌、不良反应、注意事项以及贮藏条件等。③特殊管理药品、外用药品包装的标签或说明书上有规定的标识和警示说明。处方药和非处方药按分类管理要求，标签、说明书上有相应的警示语或忠告语；非处方药的包装有国家规定的专有标识。④进口药品，其包装的标签应以中文注明药品的名称、主要成分以及注册证号，并有中文说明书。进口药品应有符合规定的《进口药品注册证》复印件；进口预防性生物制品、血液制品应有《生物制品进口批件》复印件；进口药材应有《进口药材批件》复印件。以上批准文件应加盖供货单位质量检验机构或质量管理机构原印章；⑤中药材和中药饮片应有包装，并附有质量合格的标志。每件包装上，中药材标明品名、产地、供货单位；中药饮片标明品名、生产企业、生产日期等。实施批准文号管理的中药材和中药饮片，在包装上还应标明批准文号。

（3）验收记录：应记载供货单位、数量、到货日期、品名、剂型、规格、批准文号、批号、生产厂商、有效期、质量状况、验收结论和验收人员等项内容。

（4）入库要求：仓库保管员凭验收员签字或盖章收货。对货与单不符、质量异常、包装不牢或破损、标志模糊等情况，有权拒收并报告企业有关部门处理。

（5）不合格药品的控制管理：药品批发企业应对质量不合格药品进行控制性管理，其管理重点为：①发现不合格药品应按规定的要求和程序上报；②不合格药品的标识、存放；③查明质量不合格的原因，分清质量责任，及时处理并制定预防措施；④不合格药品报废、销毁的记录；⑤不合格药品处理情况的汇总和分析。

6. 储存与养护

（1）药品应按规定的储存要求专库、分类存放。应遵守以下规定：①药品应按温、湿度要求储存于相应的库中。②在库药品均应实行色标管理。其统一标准是：待验药品库（区）、退货药品库（区）为黄色；合格药品库（区）、零货称取库（区）、待发药品库（区）为绿色；不合格药品库（区）为红色。③药品搬运和堆垛应严格遵守药品外包装图示标志的要求，规范操作。怕压药品应控制堆放高度，定期翻垛。④药品在库房储存时，药品堆垛应留有一定距离。药品与墙、屋顶（房梁）的间距不小于30厘米，与库房散热器或供暖管道的间距不小于30厘米，与地面的间距不小于10厘米。⑤药品应按批号集中堆放。有效期的药品应分类相对集中存放。储存时，按批号及效期远近依次或分开堆码并有明显的效期标志。对近效期的药品，应按月填报效期报表。⑥药品与非药品、内用药与外用药、处方药与非处方药之间应分开存放；易串味的药品、中药材、中药饮片以及危险品等应与其他药品分开存放。⑦麻醉药品、一类精神药品、医疗用毒性药品、放射性药品应当专库或专柜存放，双人双锁保管，专账记录。

（2）对销后退回的药品，凭销售部门开具的退货凭证收货，存放于退货药品库（区），由专人保管并做好退货记录。经验收合格的药品，由保管人员记录后方可存入合格药品库（区）；不合格药品由保管人员记录后放入不合格药品库（区）。退货记录应保存 3 年。

（3）不合格药品应存放在不合格品库（区），并有明显标志。不合格药品的确认、报告、报损、销毁应有完善的手续和记录。

（4）对库存药品应根据流转情况定期进行养护和检查，并做好记录。药品养护工作的主要职责是：①指导保管人员对药品进行合理储存；②检查在库药品的储存条件，配合保管人员进行仓间温、湿度等管理；③对库存药品进行定期质量检查，并做好检查记录；④对中药材和中药饮片按其特性，采取干燥、降氧、熏蒸等方法养护；⑤对由于异常原因可能出现质量问题的药品和在库时间较长的中药材，应抽样送检；⑥对检查中发现的问题及时通知质量管理机构复查处理；⑦定期汇总、分析和上报养护检查、近效期或长时间储存的药品等质量信息；⑧负责养护用仪器设备、温湿度检测和监控仪器、仓库在用计量仪器及器具等的管理工作；⑨建立药品养护档案。

（5）库存养护中如发现质量问题，应悬挂明显标志和暂停发货，并尽快通知质量管理机构予以处理。

（6）应做好库房温、湿度的监测和管理：每日应上、下午各一次定时对库房温、湿度进行记录。如库房温、湿度超出规定范围，应及时采取调控措施，并予以记录。

7. 出库与运输管理

（1）药品出库应遵循"先产先出"、"近期先出"和按批号发货的原则。

（2）药品出库应进行复核和质量检查。麻醉药品、一类精神药品、医疗用毒性药品应建立双人核对制度。药品出库时，应按发货或配送凭证对实物进行质量检查和数量、项目的核对。如发现以下问题应停止发货或配送，并报有关部门处理：①药品包装内有异常响动和液体渗漏；②外包装出现破损、封口不牢、衬垫不实、封条严重损坏等现象；③包装标识模糊不清或脱落；④药品已超出有效期。

（3）药品批发企业在药品出库复核时，为便于质量跟踪所做的复核记录，应包括购货单位、品名、剂型、规格、批号、有效期、生产厂商、数量、销售日期、质量状况和复核人员等项目。药品零售连锁企业配送出库时，也应按规定做好质量检查和复核。其复核记录包括药品的品名、剂型、规格、批号、有效期、生产厂商、数量、出库日期，以及药品送至门店的名称和复核人员等项目。复核记录应保存至超过药品有效期 1 年，但不得少于 3 年。

（4）药品出库应做好药品质量跟踪记录，以保证能快速、准确地进行质量跟踪。跟踪记录应保存至超过药品有效期 1 年，但不得少于 3 年。

（5）药品运输时，应针对运送药品的包装条件及道路状况，采取相应措施，防止药品的破损和混淆。运送有温度要求的药品，途中应采取相应的保温或冷藏措施。麻醉药品、一类精神药品、医疗用毒性药品和危险品的运输按有关规定办理。搬运、装卸药品应轻拿轻放，严格按照外包装图示标志要求堆放和采取防护措施。

（6）由生产企业直调药品时，须经经营单位质量验收合格后方可发运。药品直调是指将已购进但未入库的药品，从供货方直接发送到向本企业购买同一药品的需求方的过程。

8. 销售与售后服务

（1）药品批发企业应依据有关法律、法规和规章，将药品销售给具有合法资格的单位。销售特殊管理的药品应严格按照国家有关规定执行。销售人员应正确介绍药品，不得虚假夸大和误导用户。

（2）药品批发企业应按规定开具合法票据，并按规定建立销售记录，做到票、帐、货相符。药品销售记录应记载药品的品名、剂型、规格、有效期、生产厂商、购货单位、销售数量、销售日期等项内容。销售记录保存至超过药品有效期1年，但不得少于3年。

（3）药品营销宣传应严格执行国家有关广告管理的法律、法规，宣传的内容必须以国家药品监督管理部门批准的药品使用说明书为准。

（4）药品批发企业对质量查询、投诉、抽查和销售过程中发现的质量问题要查明原因，分清责任，采取有效的处理措施，并做好记录。已售出的药品如发现质量问题，应向有关管理部门报告，并及时追回药品和做好记录。

（5）药品批发企业应按照国家有关药品不良反应报告制度的规定和企业相关制度，注意收集由本企业售出药品的不良反应情况。发现不良反应情况，应按规定上报有关部门。

（二）药品零售的经营质量管理

1. 管理职责

药品零售企业和零售连锁门店应遵照依法批准的经营方式和经营范围从事经营活动，应在营业店堂的显著位置悬挂《药品经营许可证》、《营业执照》以及与执业人员要求相符的执业证明。连锁门店应在门店前悬挂本连锁企业的统一商号和标志。

2. 人员与培训

（1）药品零售企业质量管理工作的负责人，大中型企业应具有药师（含药师和中药师）以上的技术职称；小型企业应具有药士（含药士和中药士）以上的技术职称。

（2）药品零售中处方审核人员应是执业药师或有依法经过资格认定的药学技术人员。

（3）药品零售企业从事质量管理工作的人员，应具有药师（含药师和中药师）以上技术职称，或者具有中专（含）以上药学或相关专业的学历。从事药品验收工作的人员以及营业员应具有高中（含）以上文化程度。如为初中文化程度，须具有5年以上从事药品经营工作的经历。

3. 设施和设备

（1）药品零售企业应有与经营规模相适应的营业场所和药品仓库（零售连锁门店无药品仓库），并且环境整洁、无污染物。营业场所、仓库、办公生活等区域应分开。营业场所应宽敞、整洁，营业用货架、柜台齐备，销售柜组标志醒目。仓库应与营业场所隔离，库房内地面和墙壁平整、清洁，有调节温、湿度的设备。

用于药品零售的营业场所和仓库，面积不应低于以下标准：①大型零售企业营业场所面积100平方米，仓库30平方米；②中型零售企业营业场所面积50平方米，仓库20平方米；③小型零售企业营业场所面积40平方米，仓库20平方米；④零售连锁门店营业场所面积40平方米。

（2）药品零售连锁企业应设立与经营规模相适应的配送中心，其仓储、验收、养护等设施要求与同规模的批发企业相同。零售连锁门店的药品陈列、保管等设备要求应与零售企业相同。

4. 进货与验收

(1) 药品零售企业购进药品应有合法票据，并按规定建立完整的购进记录。购进记录应保存至超过药品有效期1年，但不得少于2年。

(2) 药品零售连锁门店不得独立购进药品。

5. 陈列与储存

处方药与非处方药应分柜摆放；危险品不应陈列，如因需要必须陈列时，只能陈列代用品或空包装。拆零药品应集中存放于拆零专柜，并保留原包装的标签。

药品零售企业在营业店堂陈列药品时，除上述要求外，还应做到：①陈列药品的货柜及橱窗应保持清洁和卫生，防止人为污染药品；②陈列药品应按品种、规格、剂型或用途分类整齐摆放，类别标签应放置准确、字迹清晰；③对陈列的药品应按月进行检查，发现质量问题要及时处理。

6. 销售与服务

(1) 药品零售企业销售药品要严格遵守有关法律、法规和制度，按国家药品分类管理的有关规定销售药品。正确介绍药品的性能、用途、禁忌及注意事项。

(2) 销售药品时，处方要经执业药师或依法经过资格认定的药学技术人员审核后方可调配和销售。对处方所列药品不得擅自更改或代用。对有配伍禁忌或超剂量的处方，应当拒绝调配、销售，必要时，需经原处方医生更正或重新签字方可调配和销售。审核、调配或销售人员均应在处方上签字或盖章，处方按有关规定保存备查。具体规定为：①营业时间内，应有执业药师或药师在岗，并佩戴标明姓名、执业药师或其技术职称等内容的胸卡。②销售药品时，应由执业药师或药师对处方进行审核并签字后，方可依据处方调配、销售药品。无医师开具的处方不得销售处方药。③处方药不应采用开架自选的销售方式。④非处方药可不凭处方出售。但如顾客要求，执业药师或药师应负责对药品的购买和使用进行指导。⑤药品销售不得采用有奖销售、附赠药品或礼品销售等方式。

(3) 药品零售企业销售的中药饮片应符合炮制规范，并做到计量准确。

(4) 药品拆零销售使用的工具、包装袋应清洁和卫生，出售时应在药袋上写明药品名称、规格、用法、用量、有效期等内容。

(5) 销售特殊管理的药品，应严格按照国家有关规定，凭盖有医疗单位公章的医生处方限量供应，销售及复核人员均应在处方上签字或盖章，处方保存两年。

(6) 药品零售企业应按照国家有关药品不良反应报告制度的规定和企业相关制度，注意收集由本企业售出药品的不良反应情况。发现不良反应情况，应按规定上报有关部门。

(7) 药品零售企业应在零售场所内提供咨询服务，指导顾客安全、合理用药；应在营业店堂明示服务公约，公布监督电话和设置顾客意见簿。对顾客反映的药品质量问题与批评或投诉，应认真对待、详细记录、及时处理或加以解决。

### 三、GSP 认证管理

《药品管理法》规定，药品经营企业必须按照国务院药品监督管理部门依据该法制定的《药品经营质量管理规范》经营药品。药品监督管理部门按照规定对药品经营企业是否符合《药品经营质量管理规范》的要求进行认证；对认证合格的，发给认证证书。

（一）GSP 认证的定义和主管机关

GSP 认证是药品监督管理部门依法对药品经营企业药品经营质量管理进行监督检查的一种手段，是对药品经营企业实施 GSP 情况的检查、评价并决定是否发给认证证书的监督管理过程。

SFDA 负责制定 GSP 监督实施规划及监督管理。

省级药品监督管理部门实施 GSP 的认证工作的监督指导和认证合格企业的监督检查工作。

省级药品认证中心接受省级药监部门的委托，承担全省药品批发企业和药品零售连锁企业 GSP 认证的技术审查和现场检查工作。

设区的市级药品监督管理机构受省级药监部门委托负责对本辖区内药品零售企业 GSP 认证的申请受理、形式审查、技术审查和现场检查等工作。

（二）申报资料和现场检查

1. 申报资料

申请 GSP 认证的药品经营企业，必须填报《药品经营质量管理规范认证申请书》，同时报送资料如下：

（1）《药品经营许可证》和营业执照复印件（新开办企业报送批准立项文件）；

（2）企业实施 GSP 情况的自查报告；

（3）企业负责人员和质量管理人员情况表；企业验收、检验、养护、销售人员情况表；

（4）企业经营场所、仓储、检验等设施、设备情况表；

（5）企业所属药品经营单位情况表；

（6）企业药品经营质量管理制度目录；

（7）企业管理组织、机构的设置与职能框图；

（8）企业经营场所和仓库的平面布局图。

2. 现场检查

现场检查分现场检查的准备、现场检查和递交检查报告三个阶段。在现场准备阶段，做好检查人员的组织、检查方案的制订和预先告知工作；在现场检查阶段，需要开好首次会议，然后进行检查和取证，并完成综合评定，最后是末次会议；在递交检查报告阶段，由检查组将检查报告、相关资料及有关异议的记录资料等装袋贴封，上报省认证中心（批发企业的检查报告）或市级药监机构（零售企业的检查报告）。检查组由 3 名 GSP 检查员组成，实行组长负责制。

3. 认证检查结果

按照《GSP 认证检查评定标准》由 GSP 认证中心和药监部门进行审查，审批的结果包括批准、限期整改或不予批准三种情况。对批准认证的企业，颁发《药品经营质量管理规范认证证书》，并在省级药监部门的官方网站上予以公告，报国家药品监督管理部门备案。

《药品经营质量管理规范认证证书》有效期 5 年，有效期满前 3 个月内，由企业提出重新认证的申请。

## 第三节　互联网药品交易服务管理

### 一、电子商务管理概述

（一）电子商务的含义

电子商务（electronic commerce），是指采用数字化电子方式进行商务数据交换和开展商务业务的活动，主要指使用 Web 提供的通讯手段在网上进行交易，包括通过 Internet 买卖产品和提供服务。国内医药电子商务网站的种类可划分为：

1. 以药品集中招标采购为切入点的医药电子商务网站

随着国家积极推行现代信息技术，具有降低交易成本、实现零库存、增加商业机会、缩短产品流通周期的医药电子商务在药品集中招标采购过程中被政府积极采用。

2. 以药品供求关系为主的医药电子商务网站

药品需求信息的发布是人们所熟悉的 BtoB 模式。目前，国内医药电子商务网站大多是这一交易模式。

3. 发布药品技术转让以及研发信息的电子商务网站

医药电子商务可以使医药产品信息得到有效传递。药品的研发和技术转让信息蕴含着众多商机，成为医药电子商务市场竞争的焦点。其代表性网站是中国医药资讯网。

（二）医药电子商务模式

医药电子商务模式主要有两种，一种是企业对企业，即所谓的 BtoB 模式，是医药电子商务的主流，占整个医药电子商务交易额的 85％；二是网上药房对消费者的交易，即 BtoC 模式，只占整个医药电子商务模式的 15％左右。

（三）电子商务的功能

电子商务通过电子商务网络平台可提供网上交易和管理的全过程服务，具有对企业和商品的广告宣传、交易的咨询洽谈、客户的网上订购、网上支付、销售前后的服务传递、客户的意见征询、对交易过程的管理等各项功能。

### 二、互联网药品交易管理与规范

1. 互联网药品信息服务管理

互联网药品信息服务是指通过互联网向上网用户提供药品（也含医疗器械）信息的服务活动。

2004 年 7 月，SFDA 颁布了《互联网药品信息服务管理办法》，其中规定，互联网药品信息服务分为经营性和非经营性两类。经营性互联网药品信息服务是指通过互联网向上网用户有偿提供药品信息等服务的活动；非经营性互联网药品信息服务是指通过互联网向上网用户无偿提供公开的、共享性药品信息等服务的活动。

SFDA 对全国提供互联网药品信息服务活动的网站实施监督管理；省级药品监督管理部门对本行政区域内提供互联网药品信息服务活动的网站实施监督管理。拟提供互联网药品信息服务的网站，应当在向国务院信息产业主管部门或者省级电信管理机构申请办理经营许可证或者办理备案手续之前，按照属地监管的原则，向网站主办单位所在地省级药监部门提出申请，经审核同意后取得提供互联网药品信息服务的资格。

2. 互联网药品交易服务管理

互联网药品交易服务是指通过互联网提供药品（包括医疗器械、直接接触药品的包装材料和容器）交易服务的电子商务活动。

2005 年 9 月，SFDA 印发《互联网药品交易服务审批暂行规定》，对互联网药品交易服务作出规定。互联网药品交易服务包括为药品生产企业、药品经营企业和医疗机构之间的互联网药品交易提供的服务，药品生产企业、药品批发企业通过自身网站与本企业成员之外的其他企业进行的互联网药品交易以及向个人消费者提供的互联网药品交易服务。同时，对提供这些服务的企业制定了准入条件。向个人消费者提供互联网药品交易服务的企业应当是依法设立的药品连锁零售企业，并符合相应的规定。

从事互联网药品交易服务的企业必须经过审查验收并取得互联网药品交易服务机构资格证书。为药品生产企业、药品经营企业和医疗机构之间的互联网药品交易提供服务的企业由 SFDA 进行审批；通过自身网站与本企业成员之外的其他企业进行互联网药品交易的药品生产企业、药品批发企业和向个人消费者提供互联网药品交易服务的企业由所在地省级药品监督管理部门进行审批。

# 第四节　药品促销道德准则和禁止商业贿赂行为

## 一、药品促销的道德准则

### （一）药品促销的概念

药品促销是促进药品销售的简称。它的目的是激发顾客对企业、患者及家属传播，使认识到购买的需要，促进购买行为，以实现将潜在市场变为真正的市场，完成交易，实现销售任务。药品促销是卖方把劝说购买其产品的信息传递给买方的信息传递过程。药品促销的基本方法有：广告及各种宣传品；药品标识物（说明书和包装标签）；人员推销（医药代表、商业代表）；营业推销（学术报告会、展览会）；公共关系（目前常用赞助学术会议、赞助学术出差、酬金）等。

### （二）药品促销中的不合理现象

药品促销是药品生产企业、药品经营企业促进销售的行为，在市场经济、市场竞争环境中，赢利是企业生存发展的基础。企业为了销售大搞促销活动，如药品广告频繁，企业大量散发药品资料、仿单、传单和小册子，召开各类型促销药品为目的的学术报告会，医药代表更是无处不到。这些促销的手段方法，本身并没有损害药品质量和合理用药。而是通过这些手段、方法传递的药品信息失真、不准确、不均衡、避重就轻、报喜不报忧，导致不合理用药，并成为药品市场秩序混乱的重要因素。药品回扣、给医生药品样品，已发展为重要的促销手段，它对合理用药产生了极其不良后果，并严重影响医生和药师、医疗机构和医药企业的形象和威信。当代医药企业和部分医疗机构以营利为基础的运行机制，在赢利和造福社会之间如何取得平衡，决定了国家与有关部门需建立一套相应的监控方法、制约机制和公认的道德准则，以制止其可能发生的越轨行为。

（三）药品促销的道德准则

1988 年 5 月 13 日，第 41 届世界卫生大会通过了《药品促销的道德准则》（以下简称准则）。其主要内容如下。

1. 制定目的

制定《准则》的主要目的是支持和鼓励合理用药以改善医疗服务；要为推销药品的高尚行为奠定基础，寻求诚实和公正；有助于判断药品促销活动是否符合公认的道德标准。

2. 促销的基本要求

"促销"是指制造者和销售者的一切信息和宣传活动，其结果是促进药品的开方、供应、购买和使用。在一个国家里只能对合法药品进行促销。促销要符合国家的卫生政策、国家法规和自发的道德标准。为促销药品所做的一切宣传必须可靠、准确、真实、有益、均衡，信息最新、能够得到证实而且文雅。宣传不得包含令人误解或毫无根据的叙述，不得遗漏必要的内容，从而导致用药不当或引起不应有的危险。"安全"一词只有在充分证实的情况下才使用。比较药品要实事求是、公正且能够加以证实。促销宣传不得故意掩盖事实真相。

在处方医生和其他有资格人员的请求下，应向他们提供适合他们需要的公开的科学资料。促销时不得向医生提供（或由医生索取）金钱或物质利益，以左右他们对药品的处方。科学和教育活动不得以蓄意促销为目的。

3. 促销广告的要求

准则中将药品广告分为针对医师和医务人员的广告与针对一般群众的广告两类。针对医师和医务人员的广告，其文字和插图必须完全符合已被批准的有关药品的科学数据或其他类似的情报资料，如 WHO 有关药品说明书样本等。针对一般群众的广告应帮助人们合理选择使用那些不凭处方合法销售的药品。广告可考虑人们对健康信息的正当需求，但不得过分利用人们对健康的关心。麻醉药品、精神药品和处方药不得向一般群众做广告。不得向儿童做药品广告。广告声称该药品能够治疗、预防或缓解某种疾病必须是能够得到证实的，必要时广告还须指出药品的使用限制。使用通俗语言时，必须符合已批准的科学数据和用于审批的科学依据，使用的语言不得引起恐惧或沮丧。

4. 医药代表的要求

医药代表必须受过适当教育和充分训练，具有足够的医学和药学的知识、技术，诚实地提供产品信息，准确无误地进行促销活动。雇用方应负责对医药代表进行基本的和长期培训，包括职业道德和本《准则》教育。医药代表收集医药行业和群众反映，特别是药品毒副反应、危险性反应，是有益的。

医药代表应向处方医生、配方药师提供每种药品完整的无偏见的信息，例如药品注册时的科学数据和类似信息。

雇用方要对医药代表的言行负责。医药代表不得向处方医师、配方药师提供财物；医师和药师也不得向医药代表索取财物。为了避免促销过度，医药代表的主要报酬不得与他们的销售量挂钩。

5. 促销样品的要求

"以促销为目的的处方药免费样品"。一般在处方医师要求下，可以提供少量合法处方药免费样品。

"以促销为目的的非处方药免费样品"。目前各国作法不一致。以促销为目的向群众提供非处方药的免费样品，从卫生观点考虑很难说是正确的，某些国家法律上即使允许作，处理上也从严限制。

6. 学术会的要求

专题讨论会对于交流信息是有益处的。这种会议的科学内容最为重要，由独立自主的科学家和医生进行报告讨论有助于达到这个目的。如果会议由科学或专业社团组织召开，会议的教育意义将会提高。会议由制药商或销售商主办，必须在会前、会上和会议记录上明确说明。会议记录要确切反映会议的报告和讨论的内容。娱乐或招待、向医生和有关人员赠送礼品与会议的主要目的相比，应当放在次要地位，并应加以适当的限制。

赞助医务人员参加国内或国际专题讨论会，不得以推销任何药品为条件。

7. 促销信息的要求

（1）上市后的科学研究、监督和信息交流：被批准的药品进行上市后的临床试验很有必要，以保证药品的合理使用。建议国家卫生当局注意了解这种实验，由有关科学与道德委员会证实试验的可靠性。国际间和地区间共同合作进行这种试验是有益处的，试验中证实的资料要报告给国家卫生当局及时进行交流。

不得作为推销的一种手段而滥用上市后的科学研究和监督。得到证实的有关药品危险性资料应优先报告给国家卫生当局，及时在国际上交流。

包装标签必须与国家药品管理当局批准的一致，上面的文字和插图必须符合本文件发表的道德准则。

（2）针对患者的资料、仿单、传单和小册子：应使患者得到有关使用药品的适当资料。这种资料必要时可由医生或药师提供。如果是政府要求的仿单或传单，制药商和销售商必须保证仿单或传单上只反映国家药品管理当局批准的资料。如果仿单或传单用于推销药品，必须遵守本文件发表的道德准则。专门给患者的仿单和传单，要使用通俗语言，并能正确反映医学的和科学的内容。

除被批准的仿单和传单外，应鼓励给患者和消费者提供小册子和其他资料，这些资料也要遵守本文件发表的道德准则。

出口药品促销的道德准则与国内销售药品相同。应实施 WHO 国际贸易药品质量证明书。

## 二、建立药品促销的国际伦理标准

在 1994 年 5 月 2 日～12 日的第 47 届世界卫生大会（WHA）上，形成了《阻止不道德的药品促销和加强确保获得安全、有效、经济药品的努力》的决议。《决议》强调管理法规不仅需要保证药品安全、有效、优质，还要保证药品信息准确无误。药品促销不能言过其实，宣传广告要有当代科学的依据。并提出以 1988 年 WHO 的"医药品促销道德标准"指导原则作为基础，制定《准则》或法规监测药品促销，由国家组织实施管理的步骤方案。

（一）药品促销伦理目标

药品促销应以合理用药、保障健康为伦理目标。促销行为的伦理准则是始终以诚实和公正为基础。

（二）药品促销伦理标准

药品说明书、药品广告、报告会以及酬金是药品促销主要手段。

1. 对说明书的要求

WHO 要求必须写明药品的国际非专利名（INN）或以政府批准的普通名注明有效成分的名称；商品名原则上应避免暗示及夸张而应接近疗效与使用价值或呈中性；治疗作用与不良反应均应详细写明，所指治疗作用必须是药品审批过程中经申报获准的用途；写明用法、注意事项、厂商名称与地址。

2. 对药品广告的要求

WHO 认为药品广告若以公众为对象则应限于引导公众对非处方药物的合理使用为准则，不适用于处方药物与治疗严重疾病需遵医嘱使用的药物。禁止精神药物、致依赖性与麻醉药的公众广告。公众性广告更不能针对儿童，确有疗效者也应向医师说明其用途的局限性。为促销药品而在公众广告中使用对疾病危害夸大之词给患者带来心理压力是违反伦理的做法。为促销而免费提供处方或非处方药物的样品应受到限制，接受有关药政部门的检查与管理。

3. 对学术推广的要求

应强调针对医药专业人士的学术推广要以传递科学信息为最高要求。会议礼品应有限制并不得以赞助医药人员差旅费作为促销附带条件。促销的回扣、酬金应予公开并上缴。否则，按不同国家有关规定均属于违法行为。学术推广所散发的传单、手册以确保合理用药为主要目的。有关药品的一切说明资料包括包装、标签、说明书应以科学性而不是商业性为准。进口药品的资料应与出口国的药政部门批准的资料一致，抵制报喜藏忧的不道德行为。

### 三、禁止商业贿赂行为

1996 年 11 月国家工商行政管理局公布《关于禁止商业贿赂行为的暂行规定》，明确经营者不得违反《反不正当竞争法》，采用商业贿赂手段销售或者购买商品。

（一）商业贿赂的概念

商业贿赂，是指经营者为销售或者购买商品而采用财物或者其他手段贿赂对方单位或者个人的行为。财物，是指现金和实物，包括经营者为销售或者购买商品，假借促销费、宣传费、科研费、劳务费、咨询费、佣金等名义，或者以报销各种费用等方式，给付对方单位或者个人的财物。其他手段，是指提供国内外各种名义的旅游、考察等给付财物以外的其他利益的手段。

（二）禁止商业贿赂的规定

1. 任何单位或者个人在销售或者购买商品时不得收受或者索取贿赂。

2. 在账外暗中给予对方单位或者个人回扣的，以行贿论处；对方单位或者个人在账外暗中收受回扣的，以受贿论处。回扣，是指经营者销售商品时在账外暗中以现金、实物或者其他方式退给对方单位或者个人的一定比例的商品价款。账外暗中，是指未在依法设立的反映其生产经营活动或者行政事业经费收支的财务账上按照财务会计制度规定明确如实记载，包括不记入财务账、转入其他财务账或者做假账等。

3. 经营者在商品交易中不得向对方单位或者个人附赠现金或者物品，否则视为商业贿赂行为。但按照商业惯例赠送小额广告礼品的除外。

4. 经营者违反规定以行贿手段销售或者购买商品的，由工商行政管理机关依照《反不正当竞争法》第 22 条的规定，根据情节处以 1 万元以上 20 万元以下的罚款，有违法所得的，应当予以没收；构成犯罪的，移交司法机关依法追究刑事责任。有关单位或者个人购买或者销售商品时收受贿赂的，由工商行政管理机关按照前款的规定处罚；构成犯罪的，移交司法机关依法追究刑事责任。

# 自学指导

## 【重点难点】

药品流通从整体上来看，是药品从生产者转移到消费者的活动过程。根据《药品流通监督管理办法》规定，药品生产、经营企业不得在经药品监督管理部门核准的地址以外的场所储存或者现货销售药品。药品生产、经营企业知道或者应当知道他人从事无证生产、经营药品行为的，不得为其提供药品；不得为他人以本企业的名义经营药品提供场所，或者资质证明文件，或者票据等便利条件；不得以展示会、博览会、交易会、订货会、产品宣传会等方式现货销售药品；不得购进和销售医疗机构配制的制剂；未经药品监督管理部门审核同意，药品经营企业不得改变经营方式。

药品经营过程的质量管理，是药品生产质量管理的延伸，是控制、保证已形成的药品质量的保持，也是药品使用质量管理的前提和保证。

药品经营过程质量管理的目的是，控制和维持药品的安全性、有效性、稳定性，确保药品不变化，不变质；控制和杜绝假药、劣药等一切不合格的药品进入流通领域。做到按质、按量、按期、按品种、以合理的价格满足医疗的需求。

GSP的基本精神是"药品经营企业应在药品购进、储运、销售等环节实行质量管理，建立包括组织结构、职责制度、过程管理和设施设备等方面的质量体系，并使之有效运转"。

GSP认证是指国家对药品经营企业药品经营质量管理进行监督检查的一种手段，是对药品经营企业实施GSP情况的检查认可和监督管理的过程。

互联网药品交易服务是指通过互联网提供药品（包括医疗器械、直接接触药品的包装材料和容器）交易服务的电子商务活动。

互联网药品交易服务包括为药品生产企业、药品经营企业和医疗机构之间的互联网药品交易提供的服务，药品生产企业、药品批发企业通过自身网站与本企业成员之外的其他企业进行的互联网药品交易以及向个人消费者提供的互联网药品交易服务。

制定《药品促销的道德准则》的主要目的是支持和鼓励合理用药以改善医疗服务；要为推销药品的高尚行为奠定基础，寻求诚实和公正；有助于判断药品促销活动是否符合公认的道德标准。

商业贿赂，是指经营者为销售或者购买商品而采用财物或者其他手段贿赂对方单位或者个人的行为。

## 【复习思考题】

1. 试述药品流通监督管理办法对现货销售有哪些管理规定？
2. 药品经营过程质量管理包括了哪些内容？

3. 简述互联网药品交易服务的基本涵义。
4. 简述药品促销道德准则的基本目的是什么?
5. 简述商业贿赂的处罚措施有哪些?

# 第九章　医疗机构药事管理

## 【目的要求】

1. 掌握医疗机构药事管理与药物治疗学委员会（组）的设置、人员组成及任职条件；掌握医疗机构药学技术人员的工作职责；掌握处方管理制度的主要内容；掌握医疗机构制剂许可、注册和使用管理。

2. 熟悉医疗机构药事管理的概念及内容；熟悉医疗机构药事管理与药物治疗学委员会（组）的职责；熟悉医疗机构药学部门的设置和人员配备；熟悉调剂业务管理的主要内容；熟悉药品采购的渠道和方式；熟悉药品购进验收和出、入库的规定；熟悉药品库存管理的主要规定；熟悉医疗机构制剂质量管理。

3. 了解我国医疗机构药学服务模式的发展阶段；了解临床药学管理的内容。

## 【自学时数】

2 学时。

### 1. 医疗机构药事管理

医疗机构药事管理是指医疗机构以患者为中心，以临床药学为基础，对临床用药全过程进行有效的组织实施与管理，促进临床科学、合理用药的药学技术服务和相关的药品管理工作。包括组织管理、供应管理、调剂管理、制剂管理、质量监督、信息管理、临床药学管理和经济管理。

### 2. 药事管理与药物治疗学委员会

二级以上医院应当设立药事管理与药物治疗学委员会；其他医疗机构应当成立药事管理与药物治疗学组，它既是医疗机构药品管理的监督机构，也是对医疗机构各项重要药事工作作出决定的专业技术组织；医疗机构应当根据本机构功能、任务、规模设置相应的药学部门，配备和提供与药学部门工作任务相适应的专业技术人员、设备和设施，具体负责药品管理、药学专业技术服务和药事管理工作，开展以患者为中心，以合理用药为核心的临床药学工作，组织药师参与临床药物治疗，提供药学专业技术服务。

### 3. 处方

处方是指由注册的执业医师和执业助理医师在诊疗活动中为患者开具的，由取得药学专业技术职务任职资格的药学专业技术人员审核、调配、核对，并作为患者用药凭证的医疗文书。处方管理制度包括处方权限、处方书写、处方限量、处方审查、处方有效时间、处方区分与保管、处方点评等内容。

### 4. 调剂

调剂是指从接受处方到发药并进行应用交待和答复询问的操作过程，包括收方、审方、配方、包装或贴标签、核对处方、发药等步骤。

　　5. 医疗机构的药品购进

　　医疗机构必须从具有药品生产、经营资格的企业购进药品。医疗机构必须从政府药品集中招标采购网上进行药品采购，并建立进货检查验收制度；对库存药品采取各种管理措施，保证药品质量。

　　6. 医疗机构制剂

　　医疗机构制剂是指医疗机构根据本单位临床需要经批准而配制、自用的固定处方制剂。医疗机构配制制剂，须由省、自治区、直辖市人民政府药品监督管理部门批准，发给《医疗机构制剂许可证》，并取得《医疗机构制剂注册批件》及制剂批准文号，按照《医疗机构制剂配制质量管理规范》进行质量管理，并遵守相关使用规定。

　　7. 临床药学

　　临床药学是研究合理用药的应用学科，也是以合理用药为中心的药学服务。临床药学管理的内容包括配备临床药师，组成临床治疗团队，药物使用与审核，建立药物临床使用管理制度等。

# 第一节　医疗机构药事管理概述

　　医疗机构药事管理既是医疗机构管理工作的重要组成部分，也是药事管理工作的重要内容之一。加强医疗机构药事管理，对保证公众用药安全、提高医疗服务质量有着极其重要的作用，2011 年 1 月 30 日卫生部、国家中医药管理局等修订、颁布了《医疗机构药事管理规定》，用以加强医疗机构药事管理，促进药物合理应用，保证公众身体健康。

　　医疗机构药事管理就是用现代管理理论与方法，对医疗机构内与药品和药学服务有关的各个环节和组成部分进行组织、计划、协调和控制。

## 一、医疗机构概述

　　（一）医疗机构的概念及分类

　　医疗机构是指依法定程序设立的从事疾病诊断、治疗活动的卫生机构的总称。

　　按医疗机构的功能、任务及规模，可将医疗机构分为以下几类，即①各级各类医院。②乡镇卫生院、社区卫生服务中心。③妇幼保健院。④疗养院。⑤急救中心（站）。⑥临床检验中心。⑦门诊部。⑧诊所、卫生所、医务室、护理站。⑨其他诊疗机构。

　　（二）医疗机构药事管理的概念与内容

　　医疗机构药事管理是指医疗机构以患者为中心，以临床药学为基础，对临床用药全过程进行有效的组织实施与管理，促进临床科学、合理用药的药学技术服务和相关的药品管理工作。具体包括以下几方面内容：

　　1. 组织管理

　　包括医疗机构药事管理组织和药学部门的设置，各级各类人员的配备及比例关系，各种规章制度的制订与执行等。

　　2. 供应管理

即对所需药品、医用材料、医疗器械的采购、储存、保管的管理。

3. 调剂管理

即药品分发到患者或者护理人员的过程管理。

4. 制剂管理

包括医疗机构制剂室的审批许可，制剂品种的注册，制剂工艺规程和操作规范的制订、制剂质量检验等。

5. 质量监督

即对采购药品的质量控制及临床药品使用情况的检查、监督和管理。

6. 信息管理

即对药品供应、调剂、制剂、质量监督、临床药学服务过程信息的收集、处理与反馈。

7. 临床药学管理

即临床药师参与临床药物治疗，开展药物不良反应监测，为医护人员及患者提供用药咨询等。

8. 经济管理

即开展药物经济学研究，进行药品成本核算，制订合理的药物治疗方案。

### 二、我国医疗机构药学服务模式的发展

药学服务是指药师在医疗、预防、保健和康复中为公众直接提供的与药物治疗有关的服务。我国医疗机构药学服务从 20 世纪 50 年代开始，大致经历了三种服务模式，形成了三个阶段。

1. 传统药学服务阶段

从 20 世纪 50 年代至 60 年代，医院药房工作"以药品为中心"，以保障临床药品供应为目的，主要任务由调配药剂和药品保管逐步扩展为调剂、制剂、质量检验、药品供应与管理四项基本任务。

2. 临床药学阶段

20 世纪 90 年代至 21 世纪初，医院药学服务"以合理用药为中心"，开始开展临床药学服务，许多大、中型医疗机构成立了临床药学室，配备了临床药师，开展药学信息服务、治疗药物监测、不良反应监测和报告、临床用药回顾与分析、临床药物治疗等工作。由于各种条件的限制，临床药学工作在我国尚未全面展开。

3. 药学保健阶段

20 世纪 90 年代在美国首先推行药学保健，即"以患者为中心"，提供全方位服务药学服务，即药师有确定的病区和患者，直接参与患者药物治疗方案的制订、实施、监控和结果评价，与医师共同提供药物治疗，并对药物治疗结果负有法定责任。目前，我国正在宣传这种药学服务模式，并正在推行临床药师制度，部分有条件的大、中型医疗机构也正在积极开展药学保健工作。

### 三、医疗机构药事管理与药物治疗学委员会和药学部门

（一）药事管理与药物治疗学委员会（组）

1. 设置

二级以上医院应当设立药事管理与药物治疗学委员会；其他医疗机构应当成立药事管理

与药物治疗学组。它既是医疗机构药品管理的监督机构，也是对医疗机构各项重要药事工作作出决定的专业技术组织。

2. 人员组成与任职条件

二级以上医院药事管理与药物治疗学委员会委员由具有高级技术职务任职资格的药学、临床医学、护理和医院感染管理、医疗行政管理等人员组成；医疗机构药事管理与药物治疗学组由药学、医务、护理、医院感染、临床科室等部门负责人和具有药师、医师以上专业技术职务任职资格的人员组成。见表9-1。医疗机构负责人任药事管理与药物治疗学委员会（组）主任委员，药学和医务部门负责人任药事管理与药物治疗学委员会（组）副主任委员。

表9-1 药事管理与药物治疗学委员会（组）人员组成与任职条件

| 医疗机构类别 | 药事管理组织名称 | 组成人员条件 | |
| --- | --- | --- | --- |
| | | 专业（或科室）条件 | 职务条件 |
| 二级以上医院 | 药事管理与药物治疗学委员会 | 药学、临床医学、护理和医院感染管理、医疗行政管理 | 高级技术职务任职资格 |
| 其他医疗机构 | 药事管理与药物治疗学组 | 药学、医务、护理、医院感染、临床科室 | 部门负责人和具有药师、医师以上专业技术职务任职资格 |

3. 职责

药事管理与药物治疗学委员会（组）的职责有以下几方面：

（1）贯彻执行医疗卫生及药事管理等有关法律、法规、规章。审核制定本机构药事管理和药学工作规章制度，并监督实施。

（2）制定本机构药品处方集和基本用药供应目录。

（3）推动药物治疗相关临床诊疗指南和药物临床应用指导原则的制定与实施，监测。评估本机构药物使用情况，提出干预和改进措施，指导临床合理用药。

（4）分析、评估用药风险和药品不良反应、药品损害事件，提供咨询与指导。

（5）建立药品遴选制度，审核本机构临床科室申请的新购入药品、调整药品品种或者供应企业和申报医院制剂等事宜。

（6）监督、指导麻醉药品、精神药品、医疗用毒性药品及放射性药品的临床使用与规范化管理。

（7）对医务人员进行有关药事管理法律法规、规章制度和合理用药知识的教育培训；向公众宣传安全用药知识。

（二）药学部门

1. 机构设置及其任务

医疗机构应当根据本机构功能、任务、规模设置相应的药学部门，配备和提供与药学部门工作任务相适应的专业技术人员、设备和设施。三级医院设置药学部，并可根据实际情况设置二级科室；二级医院设置药剂科；其他医疗机构设置药房。药学部（药剂科）可根据规模选择设置调剂、制剂、药库、药品质量检验、临床药学室、办公室等二级科室，见图9-1。药学部门具体负责药品管理、药学专业技术服务和药事管理工作，开展以患者为中心，以合理用药为核心的临床药学工作，组织药师参与临床药物治疗，提供药学专业技术服务。

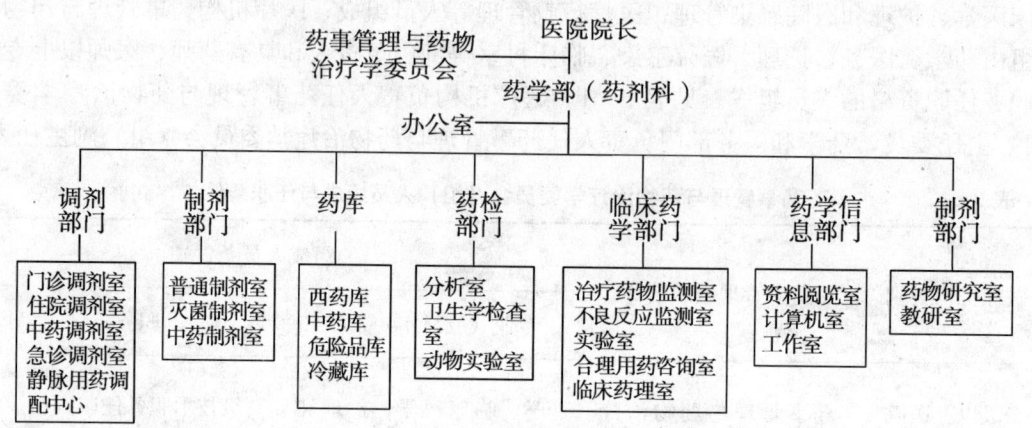

**图9-1　综合性医院组织机构图**

### 2. 人员配备及职责

药学部门的人员分为专业技术人员、行政管理人员和辅助人员三大类，其中专业技术人员是医院药学工作的主体，卫生部于2010年12月颁布《二、三级综合医院药学部门基本标准（试行）》，对二、三级综合医院药学人员配备做了如下规定：

（1）二、三级医院的药学专业技术人员数量均不得少于医院卫生专业技术人员总数的8%；设置静脉用药调配中心、对静脉用药实行集中调配的药学部（药剂科），所需的人员以及药学部（药剂科）的药品会计、运送药品的工人，应当按照实际需要另行配备。承担教学和科研任务的三级医院，应当根据其任务和工作量适当增加药学专业技术人员数量。

（2）药学人员中具有高等医药院校临床药学专业或者药学专业全日制本科毕业以上学历的人员，三级医院应当不低于药学专业技术人员总数的30%，二级医院应当不得低于20%。

（3）药学专业技术人员中具有副高级以上药学专业技术职务任职资格的，三级医院应当不低于13%，教学医院应当不低于15%，二级医院不低于6%。

（4）医疗机构应当根据本机构性质、任务、规模配备适当数量的临床药师，三级医院临床药师不少于5名，二级医院临床药师不少于3名。临床药师应当具有高等学校临床药学专业或药学相关专业本科以上学历，并应当经过规范化培训。

（5）二级以上医院药学部门负责人应当具有高等学校药学专业或者临床药学专业本科以上学历，及本专业高级技术职务任职资格；除诊所、卫生所、医务室、卫生保健所、卫生站以外的其他医疗机构药学部门负责人应当具有高等学校药学专业专科以上或者中等学校药学专业毕业学历，及药师以上专业技术职务任职资格。

### 3. 工作职责

医疗机构药学技术人员的工作职责主要包括：

（1）负责药品采购供应、处方或者用药医嘱审核、药品调剂、静脉用药集中调配和医院制剂配制，指导病房（区）护士请领、使用与管理药品。

（2）参与临床药物治疗，进行个体化药物治疗方案的设计与实施，开展药学查房，为患者提供药学专业技术服务。

（3）参加查房、会诊、病例讨论和疑难、危重患者的医疗救治，协同医师做好药物使用遴选，对临床药物治疗提出意见或调整建议，与医师共同对药物治疗负责。

（4）开展抗菌药物临床应用监测，实施处方点评与超常预警，促进药物合理使用。

（5）开展药品质量监测，药品严重不良反应和药品损害的收集、整理、报告等工作。

（6）掌握与临床用药相关的药物信息，提供用药信息与药学咨询服务，向公众宣传合理用药知识。

（7）结合临床药物治疗实践，进行药学临床应用研究；开展药物利用评价和药物临床应用研究；参与新药临床试验和新药上市后安全性与有效性监测。

（8）其他与医院药学相关的专业技术工作。

# 第二节　医疗机构药品管理

医疗机构药品管理是根据临床需要采购药品、自制制剂、储存和保管药品、调剂药品，其目的就是保证药品质量，保障公众用药安全，维护公众健康。

## 一、处方制度与调剂业务

（一）处方管理制度

1. 处方的概念与内容

2007 年 5 月 1 日起施行的《处方管理办法》明确规定，处方是指由注册的执业医师和执业助理医师在诊疗活动中为患者开具的，由取得药学专业技术职务任职资格的药学专业技术人员审核、调配、核对，并作为患者用药凭证的医疗文书。处方包括医疗机构病区用药医嘱单。

处方由前记、正文和后记三部分组成。

（1）前记：包括医疗机构名称、费别、患者姓名、性别、年龄、门诊或住院病历号、科别或病区和床位号、临床诊断、开具日期等。可添列特殊要求的项目。

麻醉药品和第一类精神药品处方还应当包括患者身份证明编号，代办人姓名、身份证明编号。

（2）正文：以 Rp 或 R［拉丁文 Recipe（请取）的缩写］标示，分列药品名称、剂型、规格、数量、用法、用量。

（3）后记：医师签名或者加盖专用签章，药品金额、审核、调配，核对发药药师签名或者加盖专用签章。

2. 处方权限

（1）经注册的执业医师在执业地点取得相应的处方权。

（2）经注册的执业助理医师在医疗机构开具的处方，应当经所在执业地点执业医师签名或加盖专用签章后方有效；但经注册的执业助理医师在乡、民族乡、镇、村的医疗机构独立从事一般的执业活动，可以在注册的执业地点取得相应的处方权。

（3）试用期人员开具处方，应当经所在医疗机构有处方权的执业医师审核，并签名或加盖专用签章后方有效；进修医师由接收进修的医疗机构对其胜任本专业工作的实际情况进行认定后授予相应的处方权。

（4）执业医师经考核合格后取得麻醉药品和第一类精神药品的处方权。医师取得麻醉药品和第一类精神药品处方权后，方可在本机构开具麻醉药品和第一类精神药品处方，但不得为自己开具该类药品处方。

另外，2009年医药卫生体制改革中开始执业医师多点执业试点，处方权限也会随之发生变化。

3. 处方书写

（1）患者情况、临床诊断应填写清晰、完整，并与病历记载相一致。

（2）每张处方限于一名患者的用药。

（3）字迹清楚，不得涂改；如需修改，应当在修改处签名并注明修改日期。

（4）书写药品名称、剂量、规格、用法、用量要准确规范。

药品名称书写：①应当使用规范的中文名称书写，没有中文名称的可以使用规范的英文名称书写。②应当使用经药品监督管理部门批准并公布的药品通用名称、新活性化合物的专利药品名称和复方制剂药品名称，可以使用由卫生部公布的药品习惯名称开具处方，但不得自行编制药品缩写名称或者使用代号。③医师开具院内制剂处方时，应当使用经省级卫生行政部门审核、药品监督管理部门批准的名称。

药品剂量应当使用法定剂量单位：重量以克（g）、毫克（mg）、微克（μg）、纳克（ng）为单位；容量以升（L）、毫升（mL）为单位；国际单位（IU）、单位（U）；中药饮片以克（g）为单位。片剂、丸剂、胶囊剂、颗粒剂分别以片、丸、粒、袋为单位；溶液剂以支、瓶为单位；软膏及乳膏剂以支、盒为单位；注射剂以支、瓶为单位；应当注明含量。

药品用法可用规范的中文、英文、拉丁文或者缩写体书写，但不得使用"遵医嘱"、"自用"等含糊不清的字句。

（5）患者年龄应当填写实足年龄，新生儿、婴幼儿写日、月龄，必要时应注明体重。

（6）西药和中成药可以分别开具处方，也可以开具一张处方，中药饮片应当单独开具处方。

（7）开具西药、中成药处方，每一种药品应当另起一行，每张处方不得超过5种药品。

（8）中药饮片处方的书写，一般应当按照"君、臣、佐、使"的顺序排列；调剂、煎煮的特殊要求注明在药品右上方，并加括号，如布包、先煎、后下等；对饮片的产地、炮制有特殊要求的，应当在药品名称之前写明。

（9）药品用法、用量应当按照药品说明书规定的常规用法用量使用，特殊情况需要超剂量使用时，应当注明原因并再次签名。

（10）除特殊情况外，应当注明临床诊断。

（11）开具处方后于空白处画一斜线以示处方完毕。

（12）处方医师的签名式样和专用签章应当与院内药学部门留样备查的式样相一致，不得任意改动，否则应当重新登记留样备案。

4. 处方限量

（1）处方一般不得超过7日用量；急诊处方一般不得超过3日用量；对于某些慢性病、老年病或特殊情况，处方用量可适当延长，但医师应注明理由。

（2）医疗用毒性药品、放射性药品的处方用量应当严格按照国家有关规定执行。

（3）为门（急）诊患者开具麻醉药品注射剂和第一类精神药品注射剂，每张处方为一次常用量；控缓释制剂，每张处方不得超过 7 日常用量；其他剂型，每张处方不得超过 3 日常用量。哌甲酯用于治疗儿童多动症时，每张处方不得超过 15 日常用量。

第二类精神药品一般每张处分不得超过 7 日常用量；对于慢性病或某些特殊情况的患者，处方用量可以适当延长，医师应当注明理由。

（4）为门（急）诊癌症疼痛患者和中、重度慢性疼痛患者开具的麻醉药品、第一类精神药品注射剂，每张处方不得超过 3 日常用量；控缓释制剂，每张处方不得超过 15 日常用量；其他剂型，每张处方不得超过 7 日常用量。

（5）为住院患者开具的麻醉药品和第一类精神药品处方应当逐日开具，每张处方为 1 日常用量。

（6）对于需要特别加强管制的麻醉药品，盐酸二氢埃托啡处方为一次常用量，仅限于二级以上医院内使用；盐酸哌替啶处方为一次常用量，仅限于医疗机构内使用。

5. 处方审查

药师收到处方后，应当认真逐项检查处方各项内容书写是否清晰、完整，确认处方的合法性，并对处方用药适宜性进行审核，审核内容包括：①规定必须做皮试的药品，处方医师是否注明过敏试验及结果的判定；②处方用药与临床诊断的相符性；③剂量、用法的正确性；④选用剂型与给药途径的合理性；⑤是否有重复给药现象；⑥是否有潜在临床意义的药物相互作用和配伍禁忌；⑦其他用药不适宜情况。

药师审核处方后，认为存在用药不适宜时，应当告知处方医师，请其确认或者重新开具处方；发现严重不合理用药或者用药错误，应当拒绝调配，及时告知处方医师，并应当记录，按照有关规定报告。

6. 处方有效时间

处方开具当日有效。特殊情况下需延长有效期的，由开具处方的医师注明有效期限，但有效期最长不得超过 3 日。

7. 处方区分

不同处方采用不同颜色区分以减少差错。普通处方的印刷用纸为白色；急诊处方印刷用纸为淡黄色，右上角标注"急诊"；儿科处方印刷用纸为淡绿色，右上角标注"儿科"；麻醉药品和第一类精神药品处方印刷用纸为淡红色，右上角标注"麻、精一"；第二类精神药品处方印刷用纸为白色，右上角标注"精二"。

8. 处方保管

处方由调剂处方药品的医疗机构妥善保存。普通处方、急诊处方、儿科处方保存期限为 1 年，医疗用毒性药品、第二类精神药品处方保存期限为 2 年，麻醉药品和第一类精神药品处方保存期限为 3 年。

医疗机构应当根据麻醉药品和精神药品处方开具情况，按照麻醉药品和精神药品品种、规格对其消耗量进行专册登记，登记内容包括发药日期、患者姓名、用药数量。专册保存期限为 3 年。

处方保存期满后，经医疗机构主要负责人批准、登记备案，方可销毁。

9. 处方点评

处方点评是根据相关法规、技术规范，对处方书写的规范性及药物临床使用的适宜性

（用药适应证、药物选择、给药途径、用法用量、药物相互作用、配伍禁忌等）进行评价，发现存在或潜在的问题，制定并实施于预知改进措施，促进临床药物合理应用的过程。

医疗机构应当建立处方点评制度，填写处方评价表，对处方实施动态监测及超常预警，登记并通报不合理处方，对不合理用药及时予以干预。为规范医院处方点评工作，提高处方质量，促进合理用药，保障医疗安全，2010年卫生部制定了《医院处方点评管理规范（试行）》，用以规范医院处方点评工作。

（二）调剂业务管理

1. 调剂的概念与分类

调剂，又称配方、配药、发药和处方调配，是指从接受处方到发药并进行应用交待和答复询问的操作过程。

调剂工作按患者种类可分为门诊调剂（包括急诊调剂）和住院部调剂，按药品性质可分为西药调剂和中药调剂。

2. 调剂的操作流程与步骤

调剂的操作流程见图9-2。

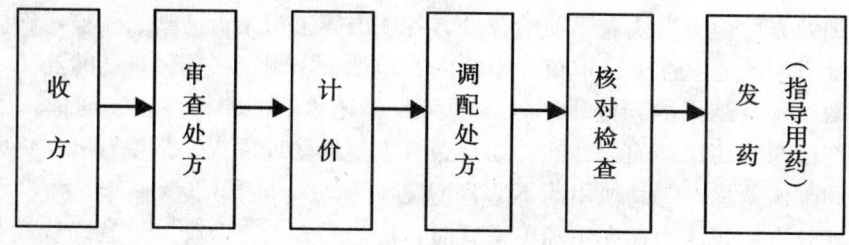

**图9-2　调剂流程示意图**

上述流程可分为以下步骤：

（1）收方：从患者或其亲属、病房护士处接受处方或请领单。

（2）审查处方：检查各项内容书写是否完整、清晰，并审核处方合法性与用药适宜性。

（3）配方：调配制剂或取出药品，必须做到"四查十对"，即查处方，对科别、姓名、年龄；查药品，对药名、剂型、规格、数量；查配伍禁忌，对药品性状、用法用量；查用药合理性，对临床诊断。

（4）包装或贴标签：在包装袋和药瓶标签上标示患者姓名、药品名称、规格、用法用量等。

（5）核对处方：核对所取药品与处方是否一致。

（6）发药：核对患者的姓名，将药品发给患者或护士，并交待用药方法和注意事项。

3. 调剂模式与方法

医疗机构门急诊药品调剂室应当实行大窗口或者柜台式发药。住院（病房）药品调剂室对注射剂按日剂量配发，对口服制剂药品实行单剂量调剂配发。

门（急）诊调剂的窗口或柜台式发药一般采用独立作业法、流水作业法和结合作业法；住院调剂主要有凭方发药制、病区小药柜制和病区中心摆药制等方式。

4. 临床静脉用药集中调配管理

静脉用药集中调配，是指医疗机构药学部门根据医师处方或用药医嘱，经药师进行适宜性审核，由药学专业技术人员按照无菌操作要求，在洁净环境下对静脉用药物进行加药混合调配，使其成为可供临床直接静脉输注使用的成品输液操作过程。静脉用药集中调配是药品调剂的一部分。《医疗机构药事管理规定》规定，肠外营养液、危害药品静脉用药应当实行集中调配供应。卫生部于 2010 年 4 月制订了《静脉用药集中调配质量管理规范》和《静脉用药集中调配操作规程》，对医疗机构静脉用药集中调配中心审批、调配程序与基本要求、质量管理等作出详细规定。

### 二、药品采购管理和药品库存管理

（一）采购管理

1. 采购计划

医疗机构应当根据《国家基本药物目录》、《处方管理办法》、《药品采购供应质量管理规范》和本机构《药品处方集》、《基本用药供应目录》、用药的实际情况，制定药品采购计划，保证药品供应。

2. 采购渠道和方式

医疗机构临床使用的药品应当由药学部门统一采购供应。经药事管理与药物治疗学委员会（组）审核同意，核医学科可以购用、调剂本专业所需的放射性药品。其他科室或者部门不得从事药品的采购、调剂活动，不得在临床使用非药学部门采购供应的药品。

医疗机构必须从具有药品生产、经营资格的企业购进药品。医疗机构必须从政府药品集中招标采购网上进行药品采购。2010 年 7 月卫生部、国家发改委、国家食品药品监督管理局等部门联合发布《医疗机构药品集中采购工作规范》及《药品集中采购监督管理办法》中规定：①医疗机构药品集中采购工作，要以省（区、市）为单位组织开展。②县及县以上人民政府、国有企业（含国有控股企业）等所属的非营利性医疗机构，必须全部参加药品集中采购。③集中采购周期原则上一年一次。④全面推行网上集中采购。⑤除麻醉药品、第一类精神药品和第二类精神药品、医疗用毒性药品和放射性药品等少数品种以及中药材和中药饮片等可不纳入药品集中采购目录外，医疗机构使用的其他药品原则上必须全部纳入集中采购目录。⑥对纳入集中采购目录的药品，实行公开招标、网上竞价、集中议价和直接挂网（包括直接执行政府定价）采购。对经过多次集中采购、价格已基本稳定的药品，可采取直接挂网采购的办法，具体品种由省级集中采购管理部门确定。

3. 购进药品验收和入库

医疗机构购进药品，必须建立并执行进货检查验收制度，验明药品合格证明和其他标识，不符合规定要求的，不得购进和使用；必须有真实、完整的药品购进记录；严格执行药品购入检查、验收制度，对所采购的药品组织验收，验收合格的药品方能办理入库，对质量可疑的药品必须经检验合格后方可入库、出库。有关药品验收、入库的具体要求与药品经营企业验收、入库要求相一致，相关内容参见本书第八章。

（二）库存管理

1. 仓库条件

药品仓库应具备冷藏、防冻、防潮、避光、通风、防火、防虫、防鼠等适宜的仓储条件；危险品库房要合乎消防规定，远离病房和其他建筑物。

2. 分开储存

即处方药与非处方药分开，基本医疗保险药品目录的药品与其他药品分开，内用药与外用药分开，性能相互影响、容易串味的品种与其他药品分开，新药、贵重药品与其他药品分开，配制的制剂与外购药品分开。

3. 专库、专柜或单独存放

①麻醉药品、第一类精神药品、医疗用毒性药品、放射性药品专库或专柜存放。②危险性药品、易燃、易爆物专库存放。③准备退货药品、过期、霉变等不合格药品单独存放。

4. 控制影响因素

①对光照敏感的药品，存放室门窗可悬挂黑色布、纸遮光，或者存放在柜、箱内。②易受湿度影响而变质的药品，应控制药库湿度，一般保持在45%～75%。③受温度影响易变质的药品应分库控制药库温度，冷库2℃～8℃，阴凉库低于20℃，常温库0℃～30℃。④采取防虫、灭鼠措施。

5. 有效期药品管理

药品入库要按批号堆放或上架，出库应贯彻"先产先出"、"近期先出"、"按批号发货"的原则；若库存药品或病区小药柜药品过期，则应单独存放、销毁，不能给患者使用。

6. 定期养护

定期对库存药品进行养护，防止变质失效；过期、失效、淘汰、霉烂、虫蛀、变质的药品不得出库，并按有关规定及时处理。

### 三、医疗机构制剂管理

医疗机构制剂，是指医疗机构根据本单位临床需要经批准而配制、自用的固定处方制剂。国家食品药品监督管理局先后于2001年、2005年发布了《医疗机构制剂配制质量管理规范》、《医疗机构制剂配制监督管理办法（试行）》和《医疗机构制剂注册管理办法（试行）》使医疗机构制剂管理有了明确依据。

（一）医疗机构制剂许可管理

医疗机构配制制剂，须经所在省、自治区、直辖市人民政府卫生行政部门审核同意，由省、自治区、直辖市人民政府药品监督管理部门批准，发给《医疗机构制剂许可证》。无《医疗机构制剂许可证》的，不得配制制剂。

1. 医疗机构配制制剂的条件

医疗机构配制制剂，必须具有能够保证制剂质量的人员、设施、检验仪器、卫生条件和管理制度；医疗机构不得与其他单位共用配制场所、配制设备及检验设施等。

2. 审批

医疗机构设立制剂室，应当向所在地省级卫生行政部门提出申请，经审核同意后向所在地省级药品监督管理部门提交相关材料，省级药品监督管理部门应当自收到申请之日起30个工作日内，按照国家药品监督管理部门制定的《〈医疗机构制剂许可证〉验收标准》组织验收。验收合格的，予以批准，并核发《医疗机构制剂许可证》，同时将有关情况报国家药品监督管理部门备案。

3.《医疗机构制剂许可证》管理

《医疗机构制剂许可证》是医疗机构配制制剂的法定凭证，有效期为5年。有效期届满需要继续配制制剂的，医疗机构应当在有效期届满前6个月，向原发证机关申请换发《医疗机构制剂许可证》；医疗机构终止配制制剂或者关闭的，由原发证机关缴销《医疗机构制剂许可证》，同时报国家药品监督管理部门备案。

《医疗机构制剂许可证》变更分为许可事项变更和登记事项变更。许可事项变更是指制剂室负责人、配制地址、配制范围的变更;登记事项变更是指医疗机构名称、医疗机构类别、法定代表人、注册地址等事项的变更。变更《医疗机构制剂许可证》许可事项的,需在许可事项发生变更前 30 日,向原审核、批准机关申请变更登记。变更登记事项的,应当在有关部门核准变更后 30 日内,向原发证机关申请《医疗机构制剂许可证》变更登记。

(二)医疗机构制剂注册管理

**1. 注册程序**

(1)申请人:制剂申请人应当是持有《医疗机构执业许可证》并取得《医疗机构制剂许可证》的医疗机构。未取得《医疗机构制剂许可证》或者《医疗机构制剂许可证》无相应制剂剂型的"医院"类别的医疗机构,只可以申请医疗机构中药制剂,但必须同时提出委托配制制剂的申请。

(2)临床前研究和临床试验:申请医疗机构制剂,应当进行相应的临床前研究,包括处方筛选、配制工艺、质量指标、药理、毒理学研究等。

申请配制医疗机构制剂的,申请人应当填写《医疗机构制剂注册申请表》,向所在地省级药品监督管理部门或者其委托的设区的市级药品监督管理机构提出申请,并报送有关资料和制剂样品。受理后 10 日内组织现场考察,连续抽取 3 批检验用样品,通知药品检验所。

药品检验所 40 日内完成样品检验和质量标准技术复核,出具检验报告书及标准复核意见,报送省级药品监督管理部门。省级药品监督管理部门应当在收到全部资料后 40 日内组织完成技术审评,符合规定的,发给《医疗机构制剂临床研究批件》,准许临床研究。医疗机构制剂的临床研究,应当在本医疗机构按照临床研究方案进行,受试例数不得少于 60 例。申请人完成临床研究后,向省级药品监督管理部门或者其委托的设区的市级药品监督管理机构报送临床研究总结资料。

(3)审批:省级药品监督管理部门收到全部申报资料后 40 日内组织完成技术审评,符合规定的,10 日内向申请人核发《医疗机构制剂注册批件》及制剂批准文号,同时报国家食品药品监督管理局(SFDA)备案。

(4)批准文号:医疗机构制剂批准文号的格式为:X 药制字 H(Z)+4 位年号+4 位流水号,其中 X 代表省、自治区、直辖市的简称,H 代表化学制剂,Z 代表中药制剂。

**2. 品种限制**

医疗机构制剂必须是市场上没有供应的品种。有下列情形之一的,不得作为医疗机构制剂注册申报:①市场上已有供应的品种。②含有未经国家药品监督管理部门批准的活性成分的品种。③除变态反应原外的生物制品。④中药注射剂。⑤中药、化学药组成的复方制剂。⑥麻醉药品、精神药品、医疗用毒性药品、放射性药品。⑦其他不符合国家有关规定的制剂。

**3. 补充申请与再注册**

医疗机构配制制剂,应严格执行经批准的质量标准,不得擅自变更工艺、处方、配制地点和委托配制单位。需要变更的,申请人应当提出补充申请并报送相关资料,经批准后方可执行。

医疗机构制剂批准文号有效期为 3 年。有效期届满需要继续配制的,申请人应当在有效期届满前 3 个月按照原申请配制程序提出再注册申请,并报送有关资料。有下列情形之一的,省级药品监督管理部门不予批准再注册,并注销制剂批准文号:①市场上已有供应的品种。②按照本办法应予撤销批准文号的。③未在规定时间内提出再注册申请的。④其他不符合规定的。

（三）医疗机构制剂质量管理

医疗机构配制制剂的过程就是药品生产过程，应比照药品生产企业的要求进行质量管理，《医疗机构制剂配制质量管理规范》包括机构与人员、房屋与设施、设备、物料、卫生、文件、配制管理、质量管理与自检和使用管理等要求，其内容与 GMP 基本一致，可参见本书第七章。

（四）医疗机构制剂使用管理

1. 医疗机构配制的制剂必须按照规定进行质量检验，合格的，凭执业医师处方在本医疗机构使用。

2. 制剂配发必须有完整的记录或凭据；制剂在使用过程中出现质量问题时，制剂质量管理组织应及时进行处理，出现质量问题的制剂应立即收回，并填写收回记录；制剂使用过程中发现的不良反应，应按《药品不良反应报告和监测管理办法》的规定予以记录，填表上报。保留病历和有关检验、检查报告单等原始记录至少 1 年备查。

3. 医疗机构配制的制剂，不得在市场销售或者变相销售，不得发布医疗机构制剂广告。

4. 医疗机构制剂一般不得调剂使用。发生灾情、疫情、突发事件或者临床急需而市场没有供应时，需要调剂使用的，属省级辖区内医疗机构制剂调剂的，必须经所在地省、自治区、直辖市（食品）药品监督管理部门批准；属国家食品药品监督管理局规定的特殊制剂以及省、自治区、直辖市之间医疗机构制剂调剂的，必须经国家食品药品监督管理局批准。但不得超出规定的期限、数量和范围。

## 第三节　临床药学管理

临床药学是研究合理用药的应用学科，也是以合理用药为中心的药学服务。临床药学管理是对医疗机构临床诊断、预防和治疗用药全过程的监督管理。

### 一、临床药学管理的实施

20 世纪中期以后，随着医药科技和生产的迅猛发展，药品的品种和数量迅速增加，用药情况也越来越复杂，与之相伴的就是药害事件的频繁发生，引起各国政府对于药品使用安全的重视，在采取各种预防措施加强监管的同时，也展开了药品不良反应监测等方面的研究，临床药学应运而生。

"临床药学"一词最早于 1953 年出现在美国，到 20 世纪 60 年代在美国逐渐推广，临床药学教育也随之展开。之后，欧洲、日本等国的临床药学也逐渐发展起来，目前在国外的一些大的医学中心里，均设临床药学服务中心，直接参与临床治疗活动，在抉择治疗方案和药物治疗中发挥了重要作用。

我国的临床药学兴起于 20 世纪 70 年代末，并得到政府的重视，1981 年卫生部批准了12 家重点医院作为全国临床药学工作的试点单位。1987 年国家教委决定在高等药学教育中试办临床药学专业。1991 年卫生部进一步将是否开展临床药学工作列为医院的等级考核标准之一，其中规定三级医院必须开展临床药学工作。2002 年卫生部、国家中医药管理局发布的《医疗机构药事管理暂行规定》中更进一步明确了医疗机构中临床药学的定位，要求医疗机构的药学部门要建立以患者为中心的药学管理工作模式，开展以合理用药为核心的临床药学工作。2011年《医疗机构药事管理规定》专章规定了药物临床应用管理，确立了临床药学在我国医院药事管理工作中的地位和工作内容。当前，我国大城市中的大中型医院均基本设立临床药学室，或者选派业务水平高、医药知识和临床经验丰富的药师下临床，参加病区查房、会诊，开展治疗药物监测和药物不良反应监测，协助临床医护人员和指导患者合理用药。我国临床药学工作将进入一个全面发展时期。

### 二、临床药学管理的主要内容

《医疗机构药事管理规定》规定了我国临床药学管理的主要内容：

1. 配备临床药师

即医疗机构应当配备临床药师，全职参与临床药物治疗工作，并对患者进行用药教育，指导患者安全用药。

2. 组成临床治疗团队

即医疗机构应当建立由医师、临床药师和护士组成的临床治疗团队，开展临床合理用药工作。

3. 药物使用及审核

医疗机构应当遵循有关药物临床应用指导原则、临床路径、临床诊疗指南和药品说明书等合理使用药物；对医师处方、用药医嘱的适宜性进行审核。

4. 建立药物临床使用管理制度

①依据国家基本药物制度，抗菌药物临床应用指导原则和中成药临床应用指导原则，制定本机构基本药物临床应用管理办法，建立并落实抗菌药物临床应用分级管理制度。②建立临床用药监测、评价和超常预警制度，对药物临床使用安全性、有效性和经济性进行监测、分析、评估，实施处方和用药医嘱点评与干预。③建立药品不良反应、用药错误和药品损害事件监测报告制度，医疗机构临床科室发现药品不良反应、用药错误和药品损害事件后，应当积极救治患者，立即向药学部门报告，并做好观察与记录。医疗机构应当按照国家有关规定向相关部门报告药品不良反应，用药错误和药品损害事件应当立即向所在地县级卫生行政部门报告。

# 自学指导

## 【重点难点】

医疗机构药事管理既是医疗机构管理工作的重要组成部分，也是药事管理工作的重要内容之一，是指医疗机构以患者为中心，以临床药学为基础，对临床用药全过程进行有效的组织实施与管理，促进临床科学、合理用药的药学技术服务和相关的药品管理工作。

医疗机构中从事药事工作的有两个组织，一是领导组织——医疗机构药事管理与药物治疗学委员会，一是工作组织——药学部门，两个组织由不同的人员组成，各自承担医院药事管理工作的不同职责。

医疗机构药品管理是根据临床需要采购药品、自制制剂、储存和保管药品、调剂药品。

处方是指由注册的执业医师和执业助理医师在诊疗活动中为患者开具的，由取得药学专业技术职务任职资格的药学专业技术人员审核、调配、核对，并作为患者用药凭证的医疗文书。《处方管理办法》规定了处方权限、处方书写、处方限量、处方审查、处方有效时间、处方区分与保管、处方点评等内容。

调剂，是指从接受处方到发药并进行应用交待和答复询问的操作过程，包括收方、审方、配方、包装或贴标签、核对处方、发药等步骤。

医疗机构临床使用的药品应当经药事管理与药物治疗学委员会（组）审核同意，由药学部门统一采购供应。购进必须从具有药品生产、经营资格的企业购进药品，必须从政府药品集中招标采购网上进行药品采购。购进药品，必须建立并执行进货检查验收制度，验明药品合格证明和其他标识，不符合规定要求的，不得购进和使用。

医疗机构药品仓库应具备冷藏、防冻、防潮、避光、通风、防火、防虫、防鼠等适宜的仓储条件，对有特殊要求的药品实行分开储存、专库专柜储存或单独存放，控制影响药品质量的因素，进行定期养护和效期管理。

医疗机构制剂，是指医疗机构根据本单位临床需要经批准而配制、自用的固定处方制剂。医疗机构配制制剂，须经所在地省级卫生行政部门审核同意，由省级药品监督管理部门批准，发给《医疗机构制剂许可证》；配制的品种需取得医疗机构制剂批准文号。同时配制过程中应按照《医疗机构制剂配制质量管理规范》进行质量管理，并遵守相关使用规定。

临床药学管理是对医疗机构临床诊断、预防和治疗用药全过程的监督管理。我国临床药学管理工作的主要内容包括配备临床药事、组成临床治疗团队、药物使用及审核、建立药物临床使用管理制度等。

## 【复习思考题】

1. 简述医疗机构药事管理的概念及其内容。
2. 概述医疗机构药事管理与药物治疗学委员会（组）的人员组成及其职责。
3. 简述医疗机构药学技术人员的工作职责。
4. 什么是处方？处方由哪几部分组成？
5. 总结概括处方管理制度的主要内容。
6. 医疗机构采购药品应遵循哪些规定？
7. 简述医疗机构药品库存管理的主要规定。
8. 简述医疗机构制剂注册的主要规定。
9. 医疗机构制剂使用应遵守哪些规定？
10. 临床药学管理有哪些主要内容。

# 第十章　药包材、药品标识物管理

## 【目的要求】

1. 掌握药包材标准、药包材注册的概念；掌握不予以药包材再注册的情形；掌握特殊管理药品、非处方药及外用药的专用标识；掌握药品标签名称的书写印制要求。

2. 熟悉药包材的生产申请与注册、进口药包材的注册程序；熟悉药包材的复验；熟悉说明书的格式要求；熟悉有关非处方药品专有标识的规定；熟悉药品包装标签的内容要求；熟悉中药材、中药饮片的标签要求。

3. 了解药包材补充申请的流程；了解药品说明书基本要求及药品包装标签的内容要求。

## 【自学时数】

2 学时。

药品标识物包括药品包装（package）、标签（labeling）、说明书（package instert）。对药品标识物的管理，是各国药事管理部门对药品监督管理的重要内容之一。

## 第一节　药包材的管理

药包材，是指药品生产企业生产的药品和医疗机构配制的制剂所使用的直接接触药品的包装材料和容器。药品包装的优劣，直接影响着药品的质量，因此必须加强药包材的监督管理。

### 一、药包材的标准

药包材国家标准，是指国家为保证药包材质量、确保药包材的质量可控性而制定的质量指标、检验方法等技术要求。生产、进口和使用药包材，必须符合药包材国家标准。药包材国家标准由国家食品药品监督管理局组织国家药典委员会制定和修订，并由国家食品药品监督管理局颁布实施。国家食品药品监督管理局设置或者确定的药包材检验机构承担药包材国家标准拟定和修订方案的起草、方法学验证、实验室复核工作。

### 二、药包材的注册

国家食品药品监督管理局对药包材产品实行注册管理。

（一）药包材注册的基本概念

药包材注册申请包括生产申请、进口申请和补充申请。

生产申请，是指在中国境内生产药包材的注册申请。申请人应当是在中国境内合法登记的药包材生产企业。

进口申请，是指在境外生产的药包材在中国境内上市销售的注册申请。境外申请人应当是在境外合法登记的药包材生产厂商，其进口申请注册，应当由其驻中国境内的办事机构或者由其委托的中国境内代理机构办理。

补充申请，是指生产申请和进口申请经批准后，改变、增加或者取消原批准事项或者内容的注册申请。

（二）药包材的生产申请与注册

申请人在完成药包材试制工作后提出药包材生产申请并填写《药包材注册申请表》，向所在地省、自治区、直辖市（食品）药品监督管理部门报送有关资料和样品。省、自治区、直辖市（食品）药品监督管理部门受理申请后，应在 30 日内对生产企业按照《药包材生产现场考核通则》的要求组织现场检查，符合要求的，抽取供检验用的样品连续 3 批，通知设置或者确定的药包材检验机构进行注册检验；不符合要求的，予以退审。

药包材检验机构在接到注册检验通知和样品后，应当在 30 日内完成检验，出具检验报告书并提出意见，报送省、自治区、直辖市（食品）药品监督管理部门并通知申请人。省、自治区、直辖市（食品）药品监督管理部门应当在收到药包材检验机构的检验报告书和有关意见后 10 日内将形式审查意见、现场检查意见连同检验报告书、其他有关意见及申请人报送的资料和样品一并报送国家食品药品监督管理局。国家食品药品监督管理局对符合规定的药包材生产申请人核发《药包材注册证》；不符合规定的，发给《审批意见通知件》。见图 10-1。

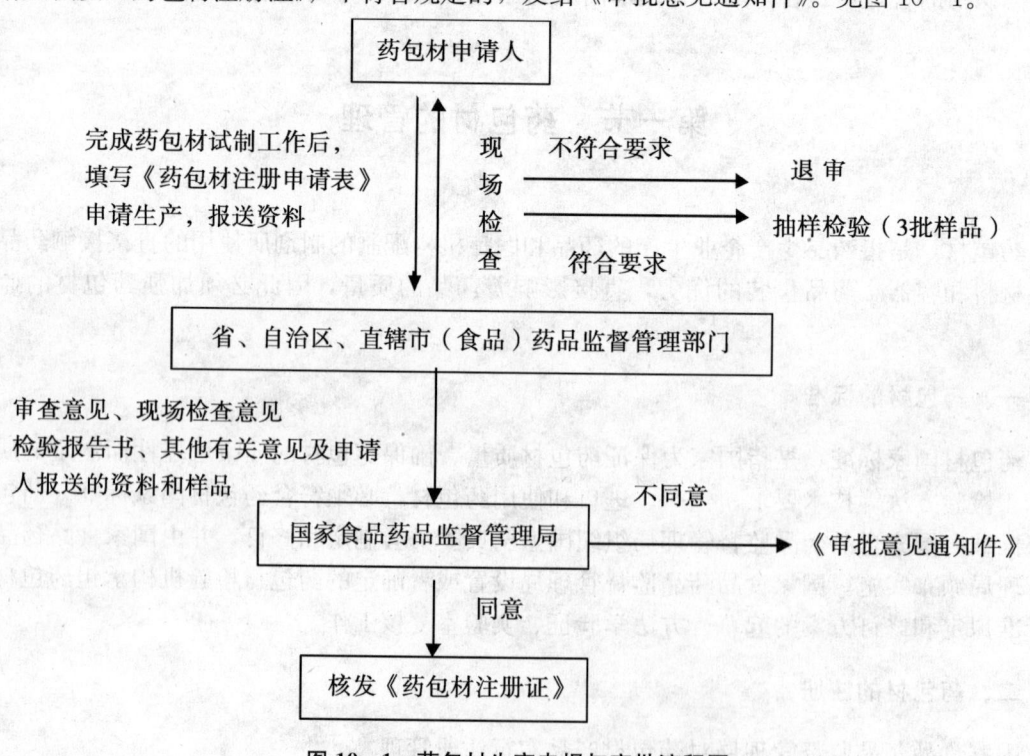

图 10-1  药包材生产申报与审批流程图

（三）药包材的进口申请与注册

申请人提出药包材进口申请的，应当填写《药包材注册申请表》，向国家食品药品监督管理局报送有关资料和样品。国家食品药品监督管理局应当在 5 日内对申报资料进行形式审查，符合要求的予以受理，发给受理通知单和检验通知单；不符合要求的不予受理，发给不予受理通知单，并说明理由。申请人凭检验通知单向国家食品药品监督管理局设置或者确定的药包材检验机构报送连续 3 批样品。药包材检验机构在收到注册检验通知单和样品后，应当在 60 日内对样品进行检验，出具检验报告并提出意见，报国家食品药品监督管理局。对于符合规定的申请人，国家食品药品监督管理局核发《进口药包材注册证》；不符合规定的，发给《审批意见通知件》。香港、澳门和台湾地区的药包材生产厂商申请药包材注册的，参照进口药包材办理，符合规定的，发给《药包材注册证》；不符合规定的，发给《审批意见通知件》。见图 10 - 2。

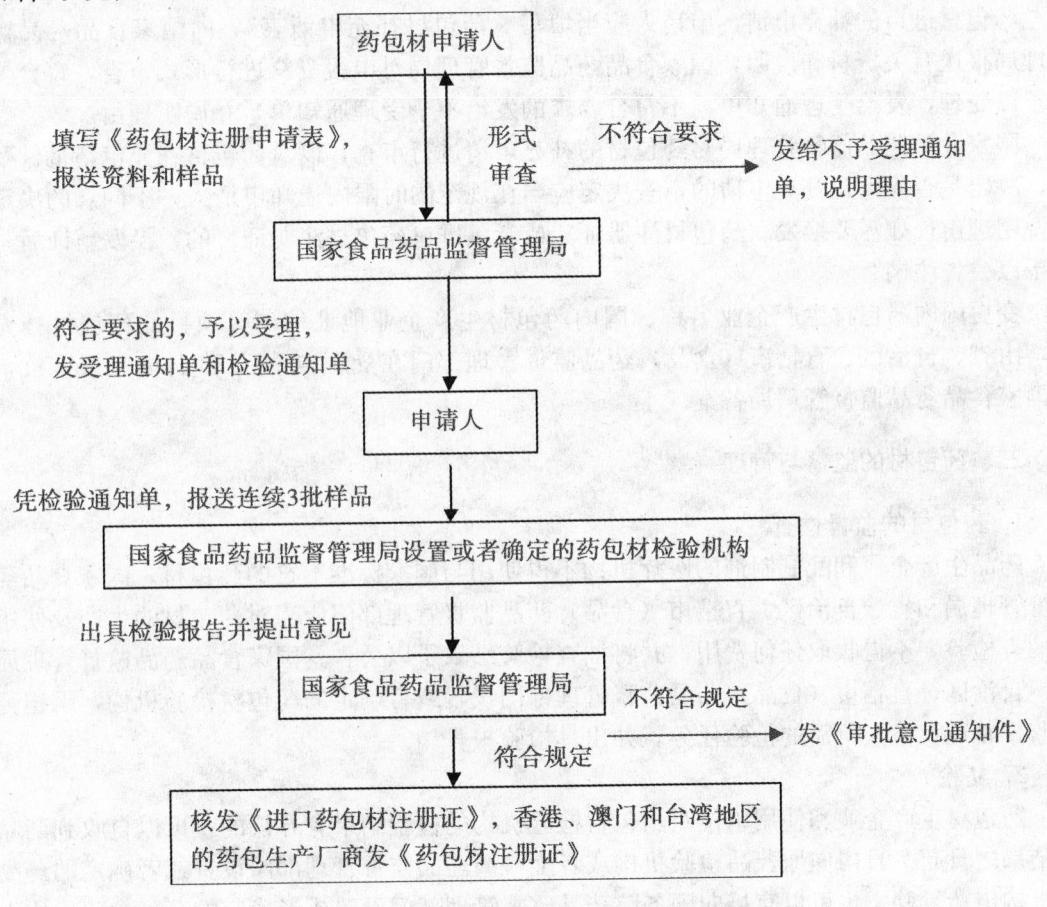

**图 10 - 2　药包材进口申报与审批流程图**

（四）药包材的再注册

1. 药包材再注册的概念

药包材再注册，是指对《药包材注册证》或者《进口药包材注册证》有效期届满需要继续生产或者进口的药包材实施审批的过程。国家食品药品监督管理局核发的《药包材注册证》或者《进口药包材注册证》的有效期为 5 年，有效期届满需要继续生产或者进口的，申请人应当在有效期届满前 6 个月申请再注册。

2. 不予以药包材再注册的情形

有下列情形之一的，国家食品药品监督管理局不予药包材再注册：国家公布禁止使用或者淘汰的药包材；在规定的时间内未提出再注册申请的药包材；注册检验不合格的药包材。

（五）药包材的补充申请

药包材经批准注册后，变更药包材标准、改变工艺及《药包材注册证》或者《进口药包材注册证》中所载明事项的，药包材批准证明文件的持有人应当提出补充申请。补充申请的申请人，应当是药包材批准证明文件的持有人。

药包材生产的补充申请，申请人应当填写《药包材补充申请表》，向所在地省、自治区、直辖市（食品）药品监督管理部门报送有关资料和说明，省、自治区、直辖市（食品）药品监督管理部门对申报资料进行形式审查，符合要求的予以受理，发给受理通知单。不符合要求的发给不予受理通知单，并说明理由。

药包材进口的补充申请，申请人应当填写《药包材补充申请表》，向国家食品药品监督管理局报送有关资料和说明，国家食品药品监督管理局对申报资料进行形式审查，符合要求的予以受理，发给受理通知单。不符合要求的发给不予受理通知单，并说明理由。

国家食品药品监督管理局对药包材的补充申请进行审查，以《药包材补充申请批件》形式，决定是否同意；补充申请的审查决定应当在规定的时限内通知申请人，不同意的决定应当说明理由；如需要换发《药包材注册证》或者《进口药包材注册证》的，换发新证后，原证予以公告注销。

变更国内药包材生产企业名称、国内药包材生产企业地址称谓等项目的药包材补充申请，由省、自治区、直辖市（食品）药品监督管理部门在受理申请后 20 日内完成审批，并报国家食品药品监督管理局备案。

### 三、药包材的监督与管理

1. 药包材的监督检查

药品生产企业和配制制剂的医疗机构不得使用与国家标准不符的药包材。国家食品药品监督管理局和省、自治区、直辖市（食品）药品监督管理部门应当对药包材的生产及使用组织抽查检验，不得收取任何费用，并将抽查检验结果予以公告。国家食品药品监督管理局和省、自治区、直辖市（食品）药品监督管理部门设置或者确定的药包材检验机构，承担药包材监督管理及检查所需的检验任务，并出具检验报告。

2. 复验

药包材生产企业和使用单位对药包材检验机构的检验结果有异议的，可以自收到药品检验结果之日起 7 日内向原药品检验机构或者上一级药品监督管理部门设置或者确定的药品检验机构申请复验，也可以直接向国务院药品监督管理部门设置或者确定的药品检验机构申请复验。受理复验的药品检验机构必须在规定的时间内作出复验结论。

## 第二节　药品标识物管理

药品标识物是药品作为整体商品的重要组成部分，是药品外在质量的主要体现，也是医师和药师决定用药和指导消费者购买选择的重要药品信息媒介之一。因此，对药品标识物进行规范化、科学化、法制化管理是非常必要的。

### 一、药品标识物的基本要求

（一）药品说明书和标签的文字要求

1. 文字表述应当科学、规范、准确。非处方药说明书还应当使用容易理解的文字表述，以便患者自行判断、选择和使用。

2. 文字应当清晰易辨，标识应当清楚醒目，不得有印字脱落或者粘贴不牢等现象，不得以粘贴、剪切、涂改等方式进行修改或者补充。

3. 应当使用国家语言文字工作委员会公布的规范化汉字，增加其他文字对照的，应当以汉字表述为准。

（二）药品说明书和标签中标注药品名称的要求

药品说明书和标签中标注的药品名称必须符合国家食品药品监督管理局公布的药品通用名称和商品名称的命名原则，并与药品批准证明文件的相应内容一致。

（三）外用药品的说明书和标签必须印有国家规定的专有标识（图 10-3）。

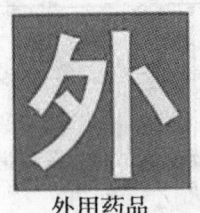

图 10-3 外用药品的专有标识

（四）非处方药品标识的规定

非处方药的包装必须印有国家指定的非处方药专有标识，专有标识图案分为红色和绿色，红色专有标识用于甲类非处方药药品，绿色专有标识用于乙类非处方药药品和用作指南性标志。非处方药专有标识应与药品标签、使用说明书、内包装、外包装一体化印刷，其大小可根据实际需要设定，但必须醒目、清晰，并按照国家药品监督管理局公布的坐标比例使用。

非处方药药品标签、使用说明书和每个销售基本单元包装印有中文药品通用名称（商品名称）的一面（侧），其右上角是非处方药专有标识的固定位置。使用非处方药专有标识时，药品的使用说明书和大包装可以单色印刷，标签和其他包装必须按照国家药品监督管理局公布的色标要求印刷。单色印刷时，非处方药专有标识下方必须标示"甲类"或"乙类"字样。

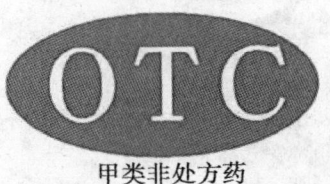
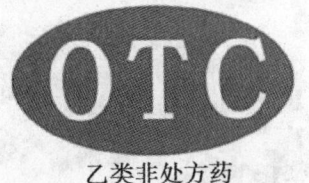

甲类非处方药　　　　　　　　乙类非处方药

图 10-4 非处方药的专有标识

## 二、药品说明书管理

药品说明书是药品信息最基本、最主要的来源，其功能是向患者介绍药品的特性，药品说明书是指导临床医生合理用药和患者自我药疗的主要依据，是国家药品监督管理部门审核批准的具有法律效力的文件。

（一）药品说明书的基本要求

1. 药品说明书的具体格式、内容和书写要求由国家食品药品监督管理局制定并发布。

2. 药品说明书应当包含药品安全性、有效性的重要科学数据、结论和信息，用以指导安全、合理使用药品。

3. 药品说明书对疾病名称、药学专业名词、药品名称、临床检验名称和结果的表述，应当采用国家统一颁布或规范的专用词汇，度量衡单位应当符合国家标准的规定。

4. 药品说明书应当充分包含药品不良反应信息，详细注明药品不良反应。药品生产企业未根据药品上市后的安全性、有效性情况及时修改说明书或者未将药品不良反应在说明书中充分说明的，由此引起的不良后果由该生产企业承担。

（二）药品说明书的格式及书写注意事项

1. 中药、天然药物处方药说明书格式

---

核准日期和修改日期

　　　　　　　　　　　　　　　　　　　　特殊药品、外用药品标识位置

×××说明书

请仔细阅读说明书并在医师指导下使用

警示语

【药品名称】

通用名称：

汉语拼音：

【成分】

【性状】

【功能主治】/【适应证】

【规格】

【用法用量】

【不良反应】

【禁忌】

【注意事项】

【孕妇及哺乳期妇女用药】

【儿童用药】

【老年用药】

【药物相互作用】

【临床试验】

【药理毒理】

【药代动力学】

【贮藏】

【包装】

---

【有效期】

【执行标准】

【批准文号】

【生产企业】

企业名称：

生产地址：

邮政编码：

电话号码：

传真号码：

注册地址：

网址：

## 2. 化学药品和治疗用生物制品说明书格式

核准日期和修改日期

特殊药品、外用药品标识位置

×××说明书

请仔细阅读说明书并在医师指导下使用

警示语

【药品名称】

通用名称：

商品名称：

英文名称：

汉语拼音：

【成分】

化学名称：

化学结构式：

分子式：

分子量：

【性状】

【适应证】

【规格】

【用法用量】

【不良反应】

【禁忌】

【注意事项】

【孕妇及哺乳期妇女用药】

【儿童用药】

【老年用药】

【药物相互作用】

【药物过量】

【临床试验】

【药理毒理】

【药代动力学】

【贮藏】

【包装】

【有效期】

【执行标准】

【批准文号】

【生产企业】

3. 药品说明书的书写注意事项

(1) 核准日期和修改日期：核准日期指国家食品药品监督管理局批准该药品注册的日期。修改日期指该药品说明书的修改被国家食品药品监督管理局或省级食品药品监督管理局核准的日期。核准日期和修改日期应当印制在说明书首页左上角。修改日期位于核准日期下方，进行过多次修改的，仅列最后一次的修改日期；未进行修改的，可不列修改日期。

(2) 说明书的标题：说明书的标题为"×××说明书"。其中"×××"是指该药品的通用名称。

(3) 警示语：警示语是指对药品严重不良反应及其潜在的安全性问题的警告，还可以包括药品禁忌、注意事项及剂量过量等需提示用药人群特别注意的事项。有该方面内容的，应当在说明书标题下以醒目的黑体字注明。无该方面内容的，可不列此项。

含有化学药品（维生素类除外）的中药复方制剂，应注明本品含××（化学药品通用名称）。

(4) 成分：药品说明书应当列出全部活性成分或者组方中的全部中药药味。成分排序应与国家批准的该品种药品标准一致，辅料列于成分之后。对于处方已列入国家秘密技术项目的品种，以及获得中药一级保护的品种，可不列此项。

药品处方中含有可能引起严重不良反应的，该项下应当列出该辅料的名称。注射剂应当列出全部辅料的名称。

(5) 注意事项：包括用该药品时必须注意的问题，需要慎用的情况（如肝、肾功能的问题等），影响药物疗效的因素（如食物、烟酒等对用药的影响），用药过程中需观察的情况（如过敏反应，定期检查血常规、肝功、肾功等），用药对于临床检验的影响等。滥用或药物依赖性内容可以在该项目下列出。

(6) 包装：包括包装规格和直接接触药品的包装材料和容器。包装规格一般是指上市销售的最小包装的规格。应先表述直接接触药品的包装材料和容器，再表述包装规格。

(7) 执行标准：包括执行标准的名称、版本及编号。如《中国药典》2010 年版二部，国家药品标准 WS-10001（HD-0001）-2002，或者进口药品注册标准 JX20010001。

（三）说明书的维护与修订

由于药品在上市前的安全性研究中存在客观的局限性，例如，病例少、研究时间短、试验对象年龄范围窄、用药条件控制较严等。因此，在药品不良反应发现上存在时滞现象，这也决定了药品说明书的修改是动态的、不断完善的。

药品生产企业应当主动跟踪药品上市后的安全性、有效性情况，需要对药品说明书进行修改的，应当及时提出申请。根据药品不良反应监测、药品再评价结果等信息，国家食品药品监督管理局也可以要求药品生产企业修改药品说明书。药品说明书获准修改后，药品生产企业应当将修改的内容立即通知相关药品经营企业、使用单位及其他部门，并按要求及时使用修改后的说明书和标签。

### 三、药品标签管理

药品的标签是指药品包装上印有或者贴有的内容，分为内标签和外标签。药品内标签指直接接触药品的包装的标签，外标签指内标签以外的其他包装的标签。

（一）药品包装标签的内容要求

1. 内标签

药品的内标签应当包含药品通用名称、适应证或者功能主治、规格、用法用量、生产日期、产品批号、有效期、生产企业等内容。包装尺寸过小无法全部标明上述内容的，至少应当标注药品通用名称、规格、产品批号、有效期等内容。

2. 外标签

药品外标签应当注明药品通用名称、成分、性状、适应证或者功能主治、规格、用法用量、不良反应、禁忌、注意事项、贮藏、生产日期、产品批号、有效期、批准文号、生产企业等内容。适应证或者功能主治、用法用量、不良反应、禁忌、注意事项不能全部注明的，应当标出主要内容并注明"详见说明书"字样。

3. 储运包装标签

用于运输、储藏的包装的标签，至少应当注明药品通用名称、规格、贮藏、生产日期、产品批号、有效期、批准文号、生产企业，也可以根据需要注明包装数量、运输注意事项或者其他标记等必要内容。

4. 原料药标签

原料药的标签应当注明药品名称、贮藏、生产日期、产品批号、有效期、执行标准、批准文号、生产企业，同时还需注明包装数量以及运输注意事项等必要内容。

（二）药品包装标签的印制要求

1. 内容、格式及颜色

药品的标签应当以说明书为依据，其内容不得超出说明书的范围，不得印有暗示疗效、误导使用和不适当宣传产品的文字和标识。同一药品生产企业生产的同一药品，药品规格和包装规格均相同的，其标签的内容、格式及颜色必须一致；药品规格或者包装规格不同的，其标签应当有明显区别或者规格项有明显标注。同一药品生产企业生产的同一药品，分别按处方药与非处方药管理的，两者的包装颜色应当明显区别。

2. 贮藏

对贮藏有特殊要求的药品，应当在标签的醒目位置注明。

3. 有效期

药品标签中的有效期应当按照年、月、日的顺序标注，年份用四位数字表示，月、日用两位数表示。其具体标注格式为"有效期至××××年××月"或者"有效期至××××年××月××日"；也可以用数字和其他符号表示为"有效期至××××.××."或者"有效期至××××/××/××"等。

预防用生物制品有效期的标注按照国家食品药品监督管理局批准的注册标准执行，治疗用生物制品有效期的标注自分装日期计算，其他药品有效期的标注自生产日期计算。有效期若标注到日，应当为起算日期对应年月日的前一天，若标注到月，应当为起算月份对应年月的前一月。

**（三）药品标签中名称的印制要求**

**1. 药品通用名称**

药品通用名称应当显著、突出，其字体、字号和颜色必须一致，并符合以下要求：

（1）对于横版标签，必须在上三分之一范围内显著位置标出；对于竖版标签，必须在右三分之一范围内显著位置标出。

（2）不得选用草书、篆书等不易识别的字体，不得使用斜体、中空、阴影等形式对字体进行修饰。

（3）字体颜色应当使用黑色或者白色，与相应的浅色或者深色背景形成强烈反差。

（4）除因包装尺寸的限制而无法同行书写的，不得分行书写。

**2. 药品商品名称**

药品商品名称不得与通用名称同行书写，其字体和颜色不得比通用名称更突出和显著，其字体以单字面积计不得大于通用名称所用字体的二分之一。

**3. 药品注册商标**

药品说明书和标签中禁止使用未经注册的商标以及其他未经国家食品药品监督管理局批准的药品名称。药品标签使用注册商标的，应当印刷在药品标签的边角，含文字的，其字体以单字面积计不得大于通用名称所用字体的四分之一。

**（四）中药材、中药饮片的标签要求**

发运中药材必须有包装，在每件包装上，必须注明品名、产地、日期、调出单位，并附有质量合格的标志。

中药饮片包装必须印有或者贴有标签。且须注明品名、规格、产地、生产企业、产品批号、生产日期，实施批准文号管理的中药饮片还必须注明药品批准文号。

# 自学指导

**【重点难点】**

《药品管理法》规定，直接接触药品的包装材料和容器，必须符合药用要求，符合保障人体健康、安全的标准，并由药品监督管理部门在审批药品时一并审批。同时，药品包装还必须方便储存、运输和医疗使用，不得夹带其他任何介绍或者宣传产品、企业的文字、音像及其他资料。药品生产企业不得使用未经批准的直接接触药品的包装材料和容器。不合格的直接接触药品的包装材料和容器，由药品监督管理部门责令停止使用。

药品包装必须按规定印有或贴有标签并附有说明书。药品说明书和标签由国家食品药品监督管理局予以核准。药品的标签应当以说明书为依据，其内容不得超出说明书的范围，不得印有暗示疗效、误导使用和不适当宣传产品的文字和标识。标签或者说明书上必须注明药品的通用名称、成分、规格、生产企业、批准文号、产品批号、生产日期、有效期、适应证或者功能主治、用法、用量、禁忌、不良反应和注意事项。麻醉药品、精神药品、医疗用毒性药品、放射性药品、外用药品和非处方药的标签，必须印有国家规定的标识。药品标签中通用名、商品名及注册商标的印制必须遵循国家的有关规定。

**【复习思考题】**

1. 试述药包材生产申请的程序。
2. 请简述何谓药包材再注册及不予以再注册的情形。
3. 试比较药品内标签、外标签、储运包装标签、原料药标签内容要求的异同。
4. 试述药品标签中对药品名称的印制要求。

# 第十一章 药品价格和广告的管理

## 【目的要求】

1. 掌握药品价格制定的原则、药品价格管理形式、药品价格的监管。
2. 掌握药品广告的概念和作用、药品广告的内容、药品广告审查办法、药品广告审查发布标准。
3. 熟悉药品广告审批程序。
4. 了解药品广告管理的法律责任。
5. 了解药品价格管理的法律责任。

## 【自学时数】

2 学时。

本章内容主要包括药品价格的制定和管理、药品广告的基本概念、药品广告审查办法和审查发布标准，使读者在学习本章后对我国药品价格管理和药品广告管理的相关规定有较为全面的了解。

## 第一节 药品价格管理

药品是特殊的商品，其价格一直是社会关注的热点问题。药品价格关系到人民的切身利益，关系到医药企业的生存和发展，关系到社会的繁荣稳定，是构筑和谐社会的重要组成部分。药品价格管理应当在保障国家利益的前提下，保护生产者、经营者和消费者的合法经济利益，正确处理中央、地方、部门、企业之间的经济利益关系。各级人民政府物价管理部门（以下简称物价部门），各级人民政府有关业务主管部门以及企业、事业单位价格管理机构和人员，应当严格遵守国家价格法规和政策，做好价格管理和监督工作。

### 一、价格管理基本方法

根据《价格法》，我国实行并逐步完善宏观经济调控下主要由市场形成价格的机制。价格的制定应当符合价值规律，大多数商品和服务价格实行市场调节价，极少数商品和服务价格实行政府指导价或者政府定价。

1. 价格

价格包括商品价格和服务价格两层含义。商品价格是指各类有形产品和无形资产价格；

服务价格是指各类有偿服务的收费。

2. 药品价格

药品价格简称药价，是药品价值的货币表现。根据《价格法》和《药品管理法》，我国药品的价格实行政府定价、政府指导价和市场调节价。政府价格主管部门应当依据药品的社会平均成本、市场供求状况和承受能力合理制定药品价格。

3. 政府定价

政府定价是指由政府价格主管部门或其他有关产部门，按照定价权限和范围制定的价格。政府定价药品由价格主管部门制定最高零售价格。药品零售单位（包括医疗机构）在不突破政府制定的最高零售价格的前提下，制定实际销售价格。

4. 政府指导价

政府指导价是指由政府价格主管部门或其他有关部门，按照定价权限和范围规定基准价及其浮动幅度，指导经营者制定的价格。

5. 市场调节价

市场调节价是指由经营自主制定，通过市场竞争形成的价格。药品批发、零售（包括医疗机构）要在不超过生产企业制定的零售价格的前提下，指定药品实际销售价格。

## 二、药品价格管理的依据和原则

（一）依据

根据《药品管理法实施条例》第 48 条规定：①国家对药品价格实行政府定价、政府指导价或者市场调节价。②列入国家基本医疗保险药品目录的药品以及国家基本医疗保险药品目录以外具有垄断性生产、经营的药品，实行政府定价或政府指导价；对其他药品实行市场调节价。

（二）原则

1. 药品生产企业、经营企业和医疗机构必须执行政府定价、政府指导价，不得以任何形式擅自提高价格。

2. 药品生产企业应当依法向政府价格主管部门如实提供药品的生产经营成本，不得拒报、虚报、瞒报。药品生产企业、经营企业、医疗机构应当依法向政府价格主管部门提供其药品的实际购销价格和购销数量等资料。

3. 药品的生产企业、经营企业和医疗机构应当遵守国务院价格主管部门关于药价管理的规定，制定和标明药品零售价格，禁止暴利和损害消费者利益的价格欺诈行为。

4. 医疗机构应当向患者提供所用药品的价格清单；医疗保险定点医疗机构还应当按照规定的办法如实公布其常用药品的价格，加强合理用药的管理。

## 三、药品价格管理形式

（一）实行政府定价或政府指导价的药品

1. 实行政府定价或政府指导价的药品

实行政府定价的药品，仅限于列入国家基本医疗保险药品目录的药品及其他生产、经营具有垄断性的药品。

由国家发展和改革委员会定价的药品有：①列入《国家基本医疗保险药品目录》（以下简称《医保目录》）的甲类药品。②生产经营具有垄断性的药品，如专利药品（指处在专利或行政保护期内的药品）和一、二类新药；按国家指令性计划生产供应的麻醉药品（包括按麻醉药品管理的药品）和一类精神药品；按国家指令性计划生产、由国家统一收购的避孕药具；计划免疫药品。

由省级政府部门定价的药品有：①《医保目录》的乙类药品，包括当地调剂进入乙类的药品，但不包括已列入国家发展和改革委员会定价目录的乙类药品和当地从乙类目录中调剂出去的药品。②《医保目录》中规定的民族药品。③中药饮片，不包括《医保目录》中规定不允许报销的部分。④医院自配制剂。⑤纳入地方计划供应的预防免疫药品。

2. 实行政府定价或政府指导价的依据

依法实行政府定价、政府指导价的药品，政府价格主管部门应当依据《价格法》规定的定价原则，依据社会平均成本、市场供求状况和社会承受能力合理制定和调整价格，做到质价相符，消除虚高价格，保护用药者的正当利益。

对已由政府定价的药品，依法实行政府定价和政府指导价的药品价格制定后，由政府价格主管部门依照《价格法》第24规定，在指定的刊物上公布并明确该价格施行的日期。

3. 实行政府定价、政府指导价的药品价格制定、调整

（1）依法实行政府定价和政府指导价的药品，由政府价格主管部门依照《药品管理法》第55条规定的原则，制定和调整价格。

（2）制定和调整药品销售价格时，应当体现对药品社会平均销售费用率、销售利润率和流通差率的控制。

（3）应当组织药学、医学、经济学等方面专家进行评审和论证；必要时，应当听取药品生产企业、药品经营企业、医疗机构、公民以及其他有关单位及人员的意见。

4. 单独定价的药品价格管理

企业生产经营列入政府定价范围的药品，因其产品的有效性和安全性明显优于其他企业同类药品，或治疗周期和治疗费用明显低于其他企业同类的药品，可以申请实行单独定价。

申请单独定价的药品生产企业应首先向企业所在地省级价格主管部门提出申请，经其初审同意后转报国家发展和改革委员会，国家发改委在接到药品单独定价的申请后，除对少数价格矛盾较为突出、社会各方面意见分歧较大的药品召开听证会进行公开审议外，对大多数一般性的药品，主要是参考专家论证的意见确定单独定价药品的具体价格水平。

（二）实行市场调节价的药品

1. 实行市场调节价的药品

除依法实行政府定价、政府指导价的药品外，其他药品实行市场调节价。对实行市场调节价的药品，生产企业应根据生产经营成本和市场供求变化等情况，及时调整零售价格。

2. 制定药品市场调节价的原则

药品生产、经营企业和医疗机构在依法制定市场调节价药品价格时，应遵守以下原则：

（1）公平合理原则　经营者定价应当遵循公平、合法和诚实信用的原则。公平合理是制定市场调节价的首要因素。

（2）诚实信用原则　经营进行价格活动可以自主制定属于市场调节的价格，按照政府价格主管部门的规定明码标价，注明商品的品名、产地、规格、等级、计价单位、价格或者服务的项目、收费标准等有关情况。严格禁止暴利和损害用药者利益的价格欺诈行为。

（3）质价相符原则　经营者不得在标价之外加价出售药品，不得收取任何未予标明的费用。为消费者提供价格合理的药品和服务，并在市场竞争中获取合法利润。

### 四、药品价格的监测

为适应药品价格管理需要，及时跟踪了解药品市场实际价格，提高药品价格管理的科学性和时效性，必须对药品价格进行监督管理，2000年11月原国家计委根据《价格法》、《价格监测规定》及《关于改革药品价格管理的意见》，制定了《药品价格监测办法》，主要内容有：

1. 主管部门和工作机构

全国药品价格监测工作由国家发展和改革委员会统一领导和部署，各省级价格主管部门按照统一要求负责组织本地区的药品价格监测工作。

国家发展和改革委员会委托中国价格信息中心具体承担全国药品价格监测系统软件开发和价格数据收集、传输、汇总等工作。省级价格信息机构在省级价格主管部门指导下负责地区药品价格信息收集、上报等工作。

2. 药品价格监测定点单位的确定

国家发展和改革委员会在全国范围内直接选取部分药品经营单位作为定点单位。省级价格主管部门在国家发展和改革委员会确定的定点单位外，分别在省会城市、地（市）级城市和县级城市选取若干家药品经营单位作为全国药品价格监测系统的定点单位。原则上，各省要选取不少于2家批发企业、6家零售药店、6家医疗机构作为定点单位。定点单位一经确定，报国家发展和改革委员会备案。

3. 药品价格监测内容

药品价格监测内容为药品经营单位实际购进、销售价格及招标采购药品的实际中标价格。定点单位要向价格主管部门报送本单位经营的所有药品的实际购进价格和销售价格，并在每月25日（遇假日顺延）前将发生变动的药品购进和销售价格报送省级价格主管部门或其指定的价格信息机构。

### 五、加强药品价格的监督管理

针对我国长期存在着的药品虚列成本、虚高定价等不良状况，政府必须严格加强对药品价格的监督管理，降低药品价格，以减轻社会的负担。

1. 药品定价及管理的法律责任

《药品管理法》对违反药品定价及管理的规定：不依法执行政府定价、政府指导价；不依法执行市场调节价；擅自提高药品价格或拒报、虚报、瞒报药品生产经营成本、药品实际购销价格等，应依据《价格法》规定进行处罚。

2. 行政府定价及法定的价格干预、紧急措施的法律责任

《价格法》第39条规定：经营者不执行政府定价、政府指导价以及法定的价格干预措施、紧急措施的，处罚如下：责令改正，没收违法所得，可以并处违法所得五倍以下的罚款；没有违法所得的，可以处以罚款；情节严重的，责令停业整顿。

3. 反明码标价的法律责任

《价格法》第42条规定：经营者违反明码标价规定的，责令改正，没收违法所得，可以并处5千元以上的罚款。

4. 行部门违规的法律责任

《价格法》第45条规定，地方各级人民政府或各级人民政府有关部门违反本法规定，超

越定价权限和范围擅自制定、调整价格或者不执行法定的价格干预措施、紧急措施的，处罚如下：责令改正，并给予通报批评；对直接负责的主管人员和其他直接责任人员，依法给予行政处分。

# 第二节　药品广告管理

## 一、药品广告概述

药品广告是公众和医务工作者获得药品信息的重要途径之一，也是医药企业促进销售、树立企业形象、增强企业竞争力的有效方式。目前我国药品广告管理遵循的法律法规主要有6个，即《广告法》、《药品管理法》、《药品管理法实施条例》、《反不正当竞争法》、《药品广告审查办法》和《药品广告审查发布标准》。

（一）概念

1. 广告

根据《广告法》，广告指商品经营者或者服务提供者承担费用，通过一定媒介和形式直接或者间接地介绍自己所推销的商品或者所提供的服务的商业广告。

2. 药品广告

凡利用各种媒介或者形式发布的广告含有药品名称、药品适应证（功能主治）或者与药品有关的其他内容的，为药品广告。

3. 广告主

广告主旨为推销商品或者提供服务，自行或者委托他人设计、制作、发布广告的法人、其他经济组织或者个人。

4. 广告经营者

广告经营者指受委托提供广告设计、制作、代理服务的法人、其他经济组织或者个人。

5. 广告发布者

广告发布者指为广告主或者广告主委托的广告经营者发布广告的法人或者其他经济组织。

（二）药品广告的作用

广告在商品经济中，具有不可忽视的沟通产销的媒介作用。在现代药品市场营销中，广告已成为药品促销的必要手段。药品广告的作用主要体现在以下几点：

1. 传递药品信息

广告是传递商品信息的一种经济、迅速和有效的方式。药品广告能使医师、药师、患者了解有关药品的性能、成分、用途和特点，以及适应证、作用机理、注意事项等，有助于医师或患者根据广告信息进行用药选择。同时，广告信息的传播，特别是非处方药信息的传播，对增强人们自我保健意识、培养新的保健需求有一定的作用，对扩大销售量和开发新产品具有重要意义。

2. 促进销售

广告的最终目的在于导致销售。药品广告的目的，就是诱导消费者兴趣，激发购买欲望，促进医师处方或患者购买广告药品。对于产品的潜在顾客，以及新产品的推广，广告具有刺激、鼓励人们作第一次购买的作用，通过试用则可能成为合理选用该药品的顾客。

3. 树立或加深企业形象，增强企业竞争力

同品种同规格的药品很多，药品商标和商品名是药品生产企业的重要标志。因此，药品商标和商品名是否赢得顾客的信赖，直接影响着企业产品的销售量。广告是树立或加深药品商标或商品名印象，进而提升企业信誉的重要途径。加外，由于广告能广泛、经常地接近顾客，使顾客经常感觉和认识该药品的存在，因此也是医药产品进行市场渗透，保护和扩大市场占有率的有力武器。

（三）药品广告的规则

药品广告与其他商品广告相比，最显著的特点是受法律的严格控制。药品是特殊的商品，关系到人民群众的生命健康。虚假或误导的广告，轻则延误病情，重则危及生命。因此法律法规对药品广告进行了严格的管理规定。

1. 内容限制规则

药品广告的内容必须真实、合法。

2. 前置性审查规则

药品广告发布前必须经过药品广告审查机构批准。省级药品监督管理部门为药品广告审查机关，负责本行政区药品广告的审查批准。

3. 广告发布规则

药品广告审查批准的形式是发给药品广告批准文号。未取得药品广告批准文号的，不得发布广告。

4. 媒介限制规则

处方药可以在卫生部和 SFDA 共同指定的医学、药学专业刊物上发布广告，但不得在大众传播媒介发布广告或者以其他方式进行以公众为对象的广告宣传。非处方药不得发布于儿童节目、出版物上。发送和治疗性功能障碍的非处方药，不得利用大众传播媒介向大众发布广告。

**二、药品广告审查办法**

为加强药品广告管理，保证药品广告的真实性和合法性，2007 年 3 月 13 日，SFDA 和国家工商行政管理总局，以国家食品药品监督管理局第 27 号局令联合发布了《药品广告审查办法》，自 2007 年 5 月 1 日施行。

凡利用各类媒介或形式发布的广告含有药品名称、药品适应证或者与药品有关的其他内容的，为药品广告，应当按照该办法进行审查。

（一）药品广告审查、监督管理部门

我国药品广告的管理权由药品监督管理部门和工商行政管理部门共同行使。

省级药品监督管理部门为药品广告的审查机关，负责本行政区药品广告的审查批准。药品广告须经企业所在地省级药品监督管理部门批准，并发给药品广告批准文号；未取得药品广告批准文号的，不得发布。

国务院药品监督管理部门负责对省级药品监督管理部门的药品广告审查工作进行指导和监督，对省级药品监督管理部门违反《药品管理法》、《药品管理法实施条例》的行为，有权按照《药品管理法》的规定予以处理。

工商行政管理部门负责对已发布药品广告的监督，对违法、违规药品广告有权依法进行处理。

（二）药品广告的申请、审查和批准

1. 药品广告的申请

申请药品广告批准文号，应当向药品生产企业所在地的药品审查机关提出。

申请进口药品广告批准文号，应当向进口药品代理机构所在地的药品广告审查机关提出。

2. 申请人的资格

药品广告批准文号的申请人必须是具有合法资格的药品生产企业或者药品经营企业。药品经营企业作为申请人的，必须征得药品生产企业的同意。

申请人也可以委托代办人代办药品广告批准文号的申办事宜。

3. 药品广告批准文号申请应提交的材料

申请药品广告批准文号，应当提交《药品广告审查表》，并附与发布内容相一致的样稿（样片、样带）和药品广告申请的电子文件，同时提交以下真实、合法、有效的证明文件：

（1）药品生产企业的《营业执照》复印件。

（2）药品生产企业的《药品生产许可证》或《药品经营许可证》复印件。

（3）申请人是药品经营企业的，应当提交药品生产企业同意其作为申请人的证明文件原件。

（4）代办人代为申办药品广告批准文号的，应当提交申请人的委托书原件和代办人的营业执照复印件等主体资格证明文件。

（5）药品批准证明文件复印件、批准的说明书复印件和实际使用的标签及说明书。

（6）非处方药品广告需提交非处方药品审核登记证书复印件或相关证明文件的复印件。

（7）申请进口药品广告批准文号的，应当提供进口药品代理机构的相关资料证明文件的复印件。

（8）广告中涉及药品商品名称、注册商标、专利等内容的，应当提交有效证明文件的复印件以及其他确认广告内容真实性的证明文件。

上述证明文件的复印件需加盖证件持有单位的印章。

4. 药品广告的受理、审查和备案

药品广告审查机关收到药品广告批准文号申请后，对申请材料齐全并符合法定要求的，发给《药品广告受理通知书》；申请材料不齐全或不符合法定要求的，应当当场或者在5个工作日内一次告知申请人需要补正的全部内容；逾期不告知的，自收到申请材料之日起即为受理。

药品广告审查机关应当自受理之日起10个工作日内，对申请人提交的证明文件的真实性、合法性、有效性进行审查，并依法对广告内容进行审查。对审查合格的药品广告，发给药品广告批准文号；对审查不合格的药品广告，应当作出不予核发药品广告批准文号的决定，书面通知申请人并说明理由，同时告知申请人享有申请行政复议或提起行政诉讼的权利。

对批准的药品广告，药品广告审查机关应当报国家食品药品监督管理局备案，并将批准的《药品广告审查表》送同级广告监督管理机关备案。国家食品药品监督管理局对备案中存在问题的药品广告，应当责成药品广告审查机关予以纠正。

5. 异地发布药品广告的申请、受理和备案

在药品生产企业所在地和进口药品代理机构所在地以外的省、自治区、直辖市发布药品广告的，在发布前应当到发布地药品广告审查机关办理备案。

药品生产企业异地发布药品广告备案应当提交以下材料：

（1）《药品广告审查表》复印件。

（2）批准的药品说明书复印件。

（3）电视广告和广播广告需提交与通过审查的内容相一致的录音带、光盘或其他介质载体。

上述证明文件的复印件，需加盖证件持有单位的印章。

对异地发布的药品广告备案申请，药品广告审查机关在受理备案申请后 5 个工作日内应当给予备案。在《药品广告审查表》上签注"已备案"，加盖药品广告审查专用章，并送同级广告监督管理机关备查。

备案地药品广告审查机关认为药品广告不符合有关规定的，应当填写《药品广告备案意见书》，交原审批的药品广告审查机关进行复核，并抄报国家食品药品监督管理局。

原审批的药品广告审查机关应当在收到《药品广告备案意见书》后的 5 个工作日内，将意见告知备案地药品广告审查机关。原审批的药品广告审查机关与备案地药品广告审查机关意见无法达成一致的，可提请国家食品药品监督管理局裁定。

6. 药品广告不予受理的情形

药品广告审查机关不予受理药品广告申请的情形包括：

（1）篡改经批准的药品广告内容进行虚假宣传的，1 年内不受理该品种的广告审批申请。

（2）对提供虚假材料申请药品广告审批，被药品广告审查机关在受理审查中发现的，1 年内不受理该企业该品种的广告审批申请。

（3）对提供虚假材料申请药品广告审批，取得药品广告批准文号的，3 年内不受理该企业该品种的广告审批申请。

（4）撤销药品广告批准文号行政程序正在执行中的。

（三）**药品广告的复查**

已经批准的药品广告有下列情形之一的，原审批的药品广告审查机关应当向申请人发出《药品广告复审通知书》，进行复审。复审期间，该药品广告可以继续发布。

（1）国家食品药品监督管理局认为药品广告审查机关批准的药品广告内容不符合规定的。

（2）省级以上广告监督管理机关提出复审建议的。

（3）药品广告审查机关认为应当复审的其他情形。

（四）**药品广告批准文号**

1. 药品广告批准文号的有效期

药品广告批准文号有效期为 1 年，到期作废。

经批准的药品广告，在发布时不得更改广告内容，药品广告内容需要改动的，应当重新申请药品广告批准文号。

2. 药品广告批准文号的格式

药品广告批准文号可为：

（1）X 药广审（视）第 0000000000 号。

（2）X 药广审（声）第 0000000000 号。

（3）X 药广审（文）第 0000000000 号。

其中，"X"为各省、自治区、直辖市的简称。"0"为由 10 位数字组成，前 6 位代表审查年月，后 4 位代表广告批准序号。"视"、"声"、"文"代表用于广告媒介形式的分类代号。

3. 药品广告批准文号的注销

药品广告审查机关应当注销药品广告批准文号的情形包括：

（1）《药品生产许可证》、《药品经营许可证》被吊销的。

（2）药品批准证明文件被撤销、注销的。

（3）国家食品药品监督管理局或者省、自治区、直辖市药品监督管理部门责令停止生产、销售和使用的药品。

（五）法律责任

1. 篡改经批准的药品广告内容进行虚假宣传的，由药品监督管理部门责令立即停止该药品广告的发布，撤销该品种药品广告批准文号，1 年内不受理该品种的广告审批申请。

2. 对任意扩大产品适应证范围、绝对化夸大药品疗效、严重欺骗和误导消费者的违法广告，省以上药品监督管理部门一经发现，采取行政强制措施，暂停该药品在辖区内的销售，同时责令违法发布药品广告的企业在当地相应的媒体发布更正启事。

3. 对提供虚假材料申请药品广告审批，被药品广告审查机关在受理审查中发现的，1 年内不受理该企业该品种的广告审批申请。

4. 对提供虚假材料申请药品广告审批，取得药品广告批准文号的，药品广告审查机关在发现后应当撤销药品广告批准文号，并 3 年内不受理该企业该品种的广告审批申请。

5. 异地发布药品广告未向发布地药品广告审查机关备案的，发布地药品广告审查机关发现后，应当责令限期办理备案手续，逾期不改正的，停止该药品品种在发布地的广告发布活动。

6. 被收回、注销或者撤销药品广告批准文号的药品广告，必须立即停止发布；异地药品广告审查机关停止受理该企业该药品广告批准文号的广告备案。药品广告审查机关收回、注销或者撤销药品广告批准文号，应当自做出行政处理决定之日起 5 个工作日内通知同级广告监督管理机关，由广告监督管理机关依法予以处理。

7. 对未经审查批准发布的药品广告，或者发布的药品广告与审查批准的内容不一致的，广告监督管理机关应当依据《广告法》第四十三条规定予以处罚；构成虚假广告或者引人误解的虚假宣传的，广告监督管理机关依据《广告法》第三十七条，《反不正当竞争法》第二十四条规定予以处罚。

### 三、药品广告发布标准

（一）药品广告发布的原则性规定

1. 药品广告的内容必须真实、合法，以国务院药品监督管理部门批准的说明书为准，不得任意扩大范围，不得含有虚假的内容。

2. 药品广告中必须标明药品的通用名称、药品生产批准文号、禁忌证、忠告语、药品广告批准文号、药品生产企业名称及广告主名称。

3. 只出现药品名称的药品广告，必须标明药品的通用名称和药品广告批准文号；药品商品名称不得单独进行广告宣传。广告宣传需使用商品名称的，必须同时使用药品的通用名称。

4. 国家规定应当在医师指导下使用的治疗性药品的广告中，必须标明"按医师处方购买和使用"。

5. 药品广告审查批准文号应当列为广告内容同时发布。

（二）不得发布广告的药品

1. 麻醉药品、精神药品、医疗用毒性药品、放射性药品。

2. 医疗机构配制的制剂。

3. 军队特需药品。

4. 国家食品药品监督管理局依法明令停止或者禁止生产、销售和使用的药品。

5. 批准试生产的药品。

（三）药品广告内容的限制性规定

1. 处方药可以在卫生部和国家食品药品监督管理局共同指定的医学、药学专业刊物上发布广告，但不得在大众传播媒体发布广告或者以其他方式以公众为对象的广告宣传。不得以赠送医学、药学专业刊物等形式向公众发布处方药广告。

2. 药品广告中涉及发送和增强性功能内容的，必须与批准的药品说明书中的适应证或者功能主治完全一致。电视台、广播电台不得在 7:00～22:00 发布含有上款内容的广告。

（三）药品广告内容的禁止性规定

1. 不得含有淫秽、迷信、荒诞的语言、文字、画面。

2. 不得含有不科学地表示功效的断言或者保证。如"疗效最佳"、"药到病除"、"根治"、"安全预防"、"安全无副作用"等，药品广告中不得含有"无效退款"、"保险公司保险"等承诺。

3. 不得贬低同类产品，不得与其他药品进行功效和安全性对比，不得进行药品使用前后的比较。

4. 不得含有"最新技术"、"最高科学"、"最先进"、"药之王"、"国家级新药"等绝对化的语言和表示；不得含有违反科学规律，明示或者暗示包治百病，适合所有症状等内容；不得含有治愈率、有效率及获奖的内容。

5. 不得含有利用医药科研单位、学术机构医疗机构或者专家、医师、患者的名义、形象作证明的内容；不得使用儿童的名义和形象，不得以儿童为广告诉求对象。

6. 不得含有直接显示疾病症状、病理和医疗诊断的画面，不得令人感到已患某种疾病，不得使人误解不使用该药品会患某种疾病或者加重病情，不得直接或者间接怂恿任意、过量使用药品。

7. 不得声称或暗示药品为正常生活或治疗病症所必须，服用该药能应付现代紧张生活或升学、考试的需要，能帮助改善或提高成绩，能使精力旺盛、增强竞争力等；不得标明或者暗示能增强性功能。

8. 不得进行有奖销售、让利销售及馈赠、降价、指定产品、专用产品、以药品作为礼品或奖品。

# 自学指导

## 【重点难点】

1. 药品差比价规则

药品差比价，是指同种药品因剂型、规格或包装材料不同而形成的价格之间的差额或比值。药品差比价分为剂型差比价、规格差比价和包装材料差比价三种。

确定药品差比价关系考虑的主要因素为：平均生产成本、生产技术水平、临床应用效果、使用方便程度以及治疗费用等。

2. 我国药品广告发展概况

我国从 1985 年 7 月 1 日施行的《药品管理法》起，就开始了对药品广告管制。1995 年 2 月 1 日施行的《广告法》对药品广告管理给予了特别的重视。1995 年 3 月国家工商局和卫生部发布了《药品广告审查标准》和《药品广告审查办法》。2001 年，原国家药品监督管理局（SDA）又先后发布了《关于国家药品监督管理局停止受理药品广告申请的通知》、《关于停止在大众媒介发布小容量注射剂药品广告的通知》和《关于加强药品广告审查监督管理工作的通知》等。2001 年 12 月 1 日施行的修订后的《药品管理法》对药品广告管理的模式进行了改革，如限制了处方药发布广告的媒介。2006 年 7 月 30 日，国务院办公厅印发《关于全国整顿和规范药品市场秩序专项行动方案》，决定从印发之日起用 1 年左右的时间，在全国范围内深入开展整顿和规范药品市场秩序专项行动。

## 【复习思考题】

1. 药品广告的定义与禁止性发布的内容有哪些？
2. 药品广告审查机关会在哪些情形下注销药品广告批准文号？
3. 实行政府定价或政府指导价的药品有哪些？
4. 制定药品市场调节价的原则有哪些？

# 第十二章　药品上市后再评价与不良反应监测

## 【目的要求】

1. 掌握药品上市后再评价的含义和药品上市后再评价的内容。
2. 掌握药品不良反应的含义，熟悉药品不良反应监测的主管机关和监测的要求，了解违反药品不良反应监测的法律责任。
3. 掌握药品召回和安全隐患的含义，熟悉药品召回分类和药品召回分级，了解药品召回管理的内容和时限要求，了解违反药品召回管理规定的法律责任。

## 【自学时数】

4 学时。

药品上市后再评价是指药品正式批准上市后，要运用医药学的最新技术成果和学术水平，从药理学、药剂学、临床医学、药物流行病学、药物经济学、药品质量等方面对其安全性、有效性和费用效益等方面进行更为科学的评价和估计。药品上市后再评价应包括药品有效性研究、药品不良反应研究、药物经济学研究和药品质量评价4个方面内容。

药品不良反应（Adverse Drug Reaction，简称 ADR），是指合格药品在正常用法用量下出现的与用药目的无关的有害反应。药品不良反应报告和监测，是指药品不良反应的发现、报告、评价和控制的过程。国家食品药品监督管理局主管全国药品不良反应报告和监测工作，地方各级药品监督管理部门主管本行政区域内的药品不良反应报告和监测工作。各级卫生行政部门负责本行政区域内医疗机构与实施药品不良反应报告制度有关的管理工作。

国家实行药品不良反应报告制度。药品生产企业应当设立专门机构并配备专职人员，药品经营企业和医疗机构应当设立或者指定机构并配备专（兼）职人员，承担本单位的药品不良反应报告和监测工作。新药监测期内的国产药品应当报告该药品的所有不良反应；其他国产药品，报告新的和严重的不良反应。进口药品自首次获准进口之日起 5 年内，报告该进口药品的所有不良反应；满 5 年的，报告新的和严重的不良反应。药品生产、经营企业和医疗机构发现或者获知新的、严重的药品不良反应应当在 15 日内报告，其中死亡病例须立即报告；其他药品不良反应应当在 30 日内报告。药品生产、经营企业和医疗机构获知或者发现药品群体不良事件后，应当立即通过电话或者传真等方式报所在地的县级药品监督管理部门、卫生行政部门和药品不良反应监测机构，必要时可以越级报告。进口药品和国产药品在境外发生的严重药品不良反应（包括自发报告系统收集的、上市后临床研究发现的、文献报道的），药品生产企业应当填写《境外发生的药品不良反应/事件报告表》，自获知之日起 30 日内报送国家药品不良反应监测中心。药品生产企业应当对本企业生产药品的不良反应报告和监测资料进行定期汇总分析，汇总国内外安全性信息，进行风险和效益评估，撰写定期安全性更新报告。药品生产企业应当经常考察本企业生产药品的安全性，对新药监测期内的药品和首次进口 5 年内的药品，应当开展重点监测。

药品召回是指药品生产企业，包括进口药品的境外制药厂商，按照规定程序收回已上市销售的存在安全隐患的药品。已经确认为假药劣药的，不适用召回程序。药品召回分为主动召回和责令召回两类。根据药品安全隐患的严重程度，药品召回分为三级：对使用该药品可能引起严重健康危害的实施一级召回；对使用该药品可能引起暂时的或者可逆的健康危害的实施二级召回；对使用该药品一般不会引起健康危害，但由于其他原因需要收回的实施三级召回。药品生产企业应当按照本办法的规定建立和完善药品召回制度，收集药品安全的相关信息，对可能具有安全隐患的药品进行调查、评估，召回存在安全隐患的药品。

# 第一节　药品上市后再评价

药品上市后再评价是指药品正式批准上市后，要运用医药学的最新技术成果和学术水平，从药理学、药剂学、临床医学、药物流行病学、药物经济学、药品质量等方面对其安全性、有效性和费用效益等方面进行更为科学的评价和估计。每种药品批准上市后，并不意味着对其评价的结束，而是表明已具备在社会范围内对其进行更深入研究的条件。

## 一、药品上市后再评价的必要性

新药上市前研究存在局限性，如试验病例少、研究时间短、试验对象年龄范围窄、用药对象条件控制严和目的单纯等，使发生率较低的、需要较长时间应用才能发现的或迟发的药物不良反应、药物相互作用等均未能发现，对药品的安全性和有效性评价不充分。另外，新药审批制度也有其局限性，对于一些不可预见性的因素，如人种、性别、年龄的差异，药品上市前的临床受试者与上市后人群应用者的差异，用药方法与剂量、药物相互作用等，在新药上市前难以界定，造成药品上市后用药不合理现象特别严重。资料显示：全世界约有 1/3 的患者死于用药不当，我国有 1/5～1/4 的住院患者存在不合理用药，造成大量医源性、药源性疾病。管理制度不完善及某些人为因素也对患者安全和有效地用药造成潜在的威胁。以管理严格著称的美国 FDA 在 1980～1998 年近 20 年里，已先后从市场上撤销了 1973～1997 年批准的 13 种新药。这 13 种新药审批时是十分严格的，最短时间为 15 个月，最长时间为 61 个月，而这些药自上市至撤出市场的时间，最短的 4 个月，最长的是 24 年。因此药品只要在生产、销售和使用，就应对其不断地进行评价。

## 二、药品上市后再评价的内容

药品不良反应监测不能等同于药品上市后再评价，药品不良反应只是再评价的主要内容之一，并不能涵盖全部。药品上市后再评价应包括 4 个方面内容：

1. 药品有效性研究（疗效评价）

鉴于上市前研究的局限性，药品上市后在广大人群中应用的有效率、长期效应和新的适应证以及临床中存在的可影响药品疗效的各种因素（治疗方案、患者年龄生理状况、合并用药、食物等）的研究是上市后再评价的重要内容。上市后的有效性再评价可以充分补充上市前研究的不足，对全面认识药物的性质、掌握应用规律具有重要的意义。有效性再评价的内容包括对现有临床疗效的再评价、新适应证疗效的再评价，并根据具体情况采取相应措施。药品的有效性评价可借助于药效学、药代动力学、药剂学等方法及临床疗效的方法给予评价。

2. 药品不良反应研究（安全性评价）

药品安全性评价是一个从实验室到临床，再从临床到实验室的多次往复过程。药品的不良反应研究实际是对上市前研究的支持和印证。在广大人群中考察经长期应用药品发生的不良反应，以及停药后发生的不良反应，同时研究不良反应发生的因素（机体、药品、给药方法、药物相互作用等）是药品上市后再评价的主要内容。可采取回顾性或前瞻性方法对药品的不良反应病例进行分析，必要时采取流行病学方法进行研究，以便得出准确的评价结果，然后根据评价结果采取必要措施。

3. 药物经济学研究（经济性评价）

药物经济学研究是利用微观经济学的评价方法对药物治疗的方案进行评价，是对成本（投入）和结果（产出）进行的完整评价。经济学评价的目的是如何合理地选择和利用药物，以高效、安全、经济、节约地提供医疗保健服务，使患者得到最佳的治疗效果并承受最小的经济负担，以最合理地利用现有的药物资源和医疗资源。治疗费用上涨是世界难题，20 世纪 80 年代兴起的药品经济学从社会角度出发，运用药物经济学的理论与方法通过对成本和相应效益两个方面进行比较，选择出最佳的医疗服务方案，因此这也是再评价的内容之一。主要的分析方法有：最小成本分析方法、成本效果分析法、成本效用分析法、成本效益分析法等。

4. 药品质量评价

药品质量评价也是药品上市后再评价的重要内容，通过不断提高药品的控制标准和检测方法的准确性与精确性，为药品上市后安全有效、经济合理地使用药物提供保障，其中又包括：药品质量（效价）与疗效的关系，药品质量（生物利用度）与治疗方案的关系，药品质量（生产工艺）与制剂配伍依从性的关系，药品质量（杂质含量）与不良反应的关系。

**三、药品上市后再评价的实施**

《药品管理法》第三十三条规定："对已经批准生产的药品进行再评价。"SFDA 设立药品再评价中心，各省、自治区、直辖市也设立相应的药品再评价中心。同时各省也相继建立了药品不良反应监测中心，承担各省的不良反应报告的收集、汇总、评价以及再评价工作网络建设、不良反应的宣传等工作。药品生产、经营企业及医疗机构也有独立于药品研究、开发、经营部门的上市后监测管理部门，部分企业还配备专职的上市后监测负责人。SFDA 及省级药监局有权对这些监测管理部门进行监督和检查。

# 第二节　药品不良反应监测管理

药品是防病治病、康复保健的特殊产品，确保人民用药安全有效是每个医药工作者的职责和义务。药品不良反应法律制度，旨在为提高临床安全用药水平，维护人民身体健康，繁荣医药事业作贡献。为了加强上市药品的安全监管，规范药品不良反应报告和监测的管理，保障公众用药安全，根据我国"药品管理法"和"药品管理法实施条例"的规定，经卫生部部务会议审议通过，2011 年 5 月 4 日发布了"药品不良反应报告和监测管理办法"（以下简称《办法》），自 2011 年 7 月 1 日起施行。

## 一、药品不良反应的定义和分类

（一）药品不良反应相关概念介绍

1. 药品不良反应

是指合格药品在正常用法用量下出现的与用药目的无关的有害反应。

2. 药品不良反应报告和监测

是指药品不良反应的发现、报告、评价和控制的过程。

3. 严重药品不良反应

是指因使用药品引起以下损害情形之一的反应：

（1）导致死亡。

（2）危及生命。

（3）致癌、致畸、致出生缺陷。

（4）导致显著的或者永久的人体伤残或者器官功能的损伤。

（5）导致住院或者住院时间延长。

（6）导致其他重要医学事件，如不进行治疗可能出现上述所列情况的。

4. 新的药品不良反应

是指药品说明书中未载明的不良反应。说明书中已有描述，但不良反应发生的性质、程度、后果或者频率与说明书描述不一致或者更严重的，按照新的药品不良反应处理。

5. 药品群体不良事件

是指同一药品在使用过程中，在相对集中的时间、区域内，对一定数量人群的身体健康或者生命安全造成损害或者威胁，需要予以紧急处置的事件。

6. 药品重点监测

是指为进一步了解药品的临床使用和不良反应发生情况，研究不良反应的发生特征、严重程度、发生率等，开展的药品安全性监测活动。

（二）药品不良反应分类

按照世界卫生组织的分类，一般将药品不良反应分为以下几类：

1. A 型药品不良反应（剂量型异常）

这类药品不良反应是由于药品本身的药理作用增强而发生的，常与剂量或合并用药有关。其特点是可以预测，停药或减量后症状减轻或消失，一般发生率高、死亡率低。临床表现包括副作用、毒性反应、过敏反应、首剂反应等。

2. B 型药品不良反应（质变性异常）

这类药品不良反应是与药品的正常药理作用完全无关的异常反应，与剂量无关。其特点是常规药理学筛选难以发现，一般很难预测，发生率低，但死亡率高。临床表现包括变态反应、特异质反应等。

3. C 型药品不良反应

一般用药后很长一段时间后出现，潜伏期较长，药品和药品不良反应之间没有明确的时间关系，又称为迟现性不良反应。其特点是发生率高，用药史复杂，难以预测。有些与癌症、致畸有关，发生的机制大多不清，有待进一步研究。

4. 药品相互作用引起的不良反应。

## 二、药品不良反应监测机构

（一）国家食品药品监督管理局

国家食品药品监督管理局主管全国药品不良反应报告和监测工作，地方各级药品监督管理部门主管本行政区域内的药品不良反应报告和监测工作。各级卫生行政部门负责本行政区域内医疗机构与实施药品不良反应报告制度有关的管理工作。地方各级药品监督管理部门应当建立健全药品不良反应监测机构，负责本行政区域内药品不良反应报告和监测的技术工作。

国家食品药品监督管理局负责全国药品不良反应报告和监测的管理工作，并履行以下主要职责：

1. 与卫生部共同制定药品不良反应报告和监测的管理规定和政策，并监督实施。

2. 与卫生部联合组织开展全国范围内影响较大并造成严重后果的药品群体不良事件的调查和处理，并发布相关信息。

3. 对已确认发生严重药品不良反应或者药品群体不良事件的药品依法采取紧急控制措施，作出行政处理决定，并向社会公布。

4. 通报全国药品不良反应报告和监测情况。

5. 组织检查药品生产、经营企业的药品不良反应报告和监测工作的开展情况，并与卫生部联合组织检查医疗机构的药品不良反应报告和监测工作的开展情况。

（二）省级药品监督管理部门

省、自治区、直辖市药品监督管理部门负责本行政区域内药品不良反应报告和监测的管理工作，并履行以下主要职责：

1. 根据本办法与同级卫生行政部门共同制定本行政区域内药品不良反应报告和监测的管理规定，并监督实施。

2. 与同级卫生行政部门联合组织开展本行政区域内发生的影响较大的药品群体不良事件的调查和处理，并发布相关信息。

3. 对已确认发生严重药品不良反应或者药品群体不良事件的药品依法采取紧急控制措施，作出行政处理决定，并向社会公布。

4. 通报本行政区域内药品不良反应报告和监测情况。

5. 组织检查本行政区域内药品生产、经营企业的药品不良反应报告和监测工作的开展情况，并与同级卫生行政部门联合组织检查本行政区域内医疗机构的药品不良反应报告和监测工作的开展情况。

6. 组织开展本行政区域内药品不良反应报告和监测的宣传、培训工作。

（三）国家药品不良反应监测中心

国家药品不良反应监测中心负责全国药品不良反应报告和监测的技术工作，并履行以下主要职责：

1. 承担国家药品不良反应报告和监测资料的收集、评价、反馈和上报，以及全国药品不良反应监测信息网络的建设和维护。

2. 制定药品不良反应报告和监测的技术标准和规范，对地方各级药品不良反应监测机构进行技术指导。

3. 组织开展严重药品不良反应的调查和评价，协助有关部门开展药品群体不良事件的调查。

4. 发布药品不良反应警示信息。

5. 承担药品不良反应报告和监测的宣传、培训、研究和国际交流工作。

（四）省级药品不良反应监测机构

省级药品不良反应监测机构负责本行政区域内的药品不良反应报告和监测的技术工作，并履行以下主要职责：

1. 承担本行政区域内药品不良反应报告和监测资料的收集、评价、反馈和上报，以及药品不良反应监测信息网络的维护和管理。

2. 对设区的市级、县级药品不良反应监测机构进行技术指导。

3. 组织开展本行政区域内严重药品不良反应的调查和评价，协助有关部门开展药品群体不良事件的调查。

4. 组织开展本行政区域内药品不良反应报告和监测的宣传、培训工作。

### 三、药品不良反应监测的实施

（一）基本要求

国家实行药品不良反应报告制度。药品生产企业（包括进口药品的境外制药厂商）、药品经营企业、医疗机构应当按照规定报告所发现的药品不良反应。药品生产、经营企业和医疗机构应当建立药品不良反应报告和监测管理制度。药品生产企业应当设立专门机构并配备专职人员，药品经营企业和医疗机构应当设立或者指定机构并配备专（兼）职人员，承担本单位的药品不良反应报告和监测工作。药品生产、经营企业和医疗机构获知或者发现可能与用药有关的不良反应，应当通过国家药品不良反应监测信息网络报告；不具备在线报告条件的，应当通过纸质报表报所在地药品不良反应监测机构，由所在地药品不良反应监测机构代为在线报告。报告内容应当真实、完整、准确。药品生产、经营企业和医疗机构应当配合药品监督管理部门、卫生行政部门和药品不良反应监测机构对药品不良反应或者群体不良事件的调查，并提供调查所需的资料。药品生产、经营企业和医疗机构应当建立并保存药品不良反应报告和监测档案。

（二）个例药品不良反应监测

药品生产、经营企业和医疗机构应当主动收集药品不良反应，获知或者发现药品不良反应后应当详细记录、分析和处理，填写《药品不良反应/事件报告表》并报告。新药监测期内的国产药品应当报告该药品的所有不良反应；其他国产药品，报告新的和严重的不良反应。进口药品自首次获准进口之日起5年内，报告该进口药品的所有不良反应；满5年的，报告新的和严重的不良反应。药品生产、经营企业和医疗机构发现或者获知新的、严重的药品不良反应应当在15日内报告，其中死亡病例须立即报告；其他药品不良反应应当在30日内报告。药品生产企业应当对获知的死亡病例进行调查，详细了解死亡病例的基本信息、药品使用情况、不良反应发生及诊治情况等，并在15日内完成调查报告，报药品生产企业所在地的省级药品不良反应监测机构。个人发现新的或者严重的药品不良反应，可以向经治医师报告，也可以向药品生产、经营企业或者当地的药品不良反应监测机构报告，必要时提供相关的病历资料。

设区的市级、县级药品不良反应监测机构应当对收到的药品不良反应报告的真实性、完整性和准确性进行审核。严重药品不良反应报告的审核和评价应当自收到报告之日起 3 个工作日内完成，其他报告的审核和评价应当在 15 个工作日内完成。设区的市级、县级药品不良反应监测机构应当对死亡病例进行调查，详细了解死亡病例的基本信息、药品使用情况、不良反应发生及诊治情况等，自收到报告之日起 15 个工作日内完成调查报告，报同级药品监督管理部门和卫生行政部门，以及上一级药品不良反应监测机构。省级药品不良反应监测机构应当在收到下一级药品不良反应监测机构提交的严重药品不良反应评价意见之日起 7 个工作日内完成评价工作。对死亡病例，事件发生地和药品生产企业所在地的省级药品不良反应监测机构均应当及时根据调查报告进行分析、评价，必要时进行现场调查，并将评价结果报省级药品监督管理部门和卫生行政部门，以及国家药品不良反应监测中心。国家药品不良反应监测中心应当及时对死亡病例进行分析、评价，并将评价结果报国家食品药品监督管理局和卫生部。

（三）药品群体不良事件监测

药品生产、经营企业和医疗机构获知或者发现药品群体不良事件后，应当立即通过电话或者传真等方式报所在地的县级药品监督管理部门、卫生行政部门和药品不良反应监测机构，必要时可以越级报告；同时填写"药品群体不良事件基本信息表"，对每一病例还应当及时填写"药品不良反应/事件报告表"，通过国家药品不良反应监测信息网络报告。

设区的市级、县级药品监督管理部门获知药品群体不良事件后，应当立即与同级卫生行政部门联合组织开展现场调查，并及时将调查结果逐级报至省级药品监督管理部门和卫生行政部门。省级药品监督管理部门与同级卫生行政部门联合对设区的市级、县级的调查进行督促、指导，对药品群体不良事件进行分析、评价，对本行政区域内发生的影响较大的药品群体不良事件，还应当组织现场调查，评价和调查结果应当及时报国家食品药品监督管理局和卫生部。对全国范围内影响较大并造成严重后果的药品群体不良事件，国家食品药品监督管理局应当与卫生部联合开展相关调查工作。

药品生产企业获知药品群体不良事件后应当立即开展调查，详细了解药品群体不良事件的发生、药品使用、患者诊治以及药品生产、储存、流通、既往类似不良事件等情况，在 7 日内完成调查报告，报所在地省级药品监督管理部门和药品不良反应监测机构；同时迅速开展自查，分析事件发生的原因，必要时应当暂停生产、销售、使用和召回相关药品，并报所在地省级药品监督管理部门。药品经营企业发现药品群体不良事件应当立即告知药品生产企业，同时迅速开展自查，必要时应当暂停药品的销售，并协助药品生产企业采取相关控制措施。医疗机构发现药品群体不良事件后应当积极救治患者，迅速开展临床调查，分析事件发生的原因，必要时可采取暂停药品的使用等紧急措施。

药品监督管理部门可以采取暂停生产、销售、使用或者召回药品等控制措施。卫生行政部门应当采取措施积极组织救治患者。

（四）境外发生的严重药品不良反应监测

进口药品和国产药品在境外发生的严重药品不良反应（包括自发报告系统收集的、上市后临床研究发现的、文献报道的），药品生产企业应当填写"境外发生的药品不良反应/事件报告表"，自获知之日起 30 日内报送国家药品不良反应监测中心。国家药品不良反应监测中心要求提供原始报表及相关信息的，药品生产企业应当在 5 日内提交。国家药品不良反应监测中心应当对收到的药品不良反应报告进行分析、评价，每半年向国家食品药品监督管理局和卫生部报告，发现提示药品可能存在安全隐患的信息应当及时报告。进口药品和国产药品在境外因药品不良反应被暂停销售、使用或者撤市的，药品生产企业应当在获知后24小时内书面报国家食品药品监督管理局和国家药品不良反应监测中心。

（五）定期安全性更新报告

药品生产企业应当对本企业生产药品的不良反应报告和监测资料进行定期汇总分析，汇总国内外安全性信息，进行风险和效益评估，撰写定期安全性更新报告。设立新药监测期的国产药品，应当自取得批准证明文件之日起每满1年提交一次定期安全性更新报告，直至首次再注册，之后每5年报告一次；其他国产药品，每5年报告一次。首次进口的药品，自取得进口药品批准证明文件之日起每满一年提交一次定期安全性更新报告，直至首次再注册，之后每5年报告一次。国产药品的定期安全性更新报告向药品生产企业所在地省级药品不良反应监测机构提交。进口药品（包括进口分包装药品）的定期安全性更新报告向国家药品不良反应监测中心提交。省级药品不良反应监测机构应当对收到的定期安全性更新报告进行汇总、分析和评价，于每年4月1日前将上一年度定期安全性更新报告统计情况和分析评价结果报省级药品监督管理部门和国家药品不良反应监测中心。国家药品不良反应监测中心应当对收到的定期安全性更新报告进行汇总、分析和评价，于每年7月1日前将上一年度国产药品和进口药品的定期安全性更新报告统计情况和分析评价结果报国家食品药品监督管理局和卫生部。

（六）药品重点监测

药品生产企业应当经常考察本企业生产药品的安全性，对新药监测期内的药品和首次进口5年内的药品，应当开展重点监测，并按要求对监测数据进行汇总、分析、评价和报告；对本企业生产的其他药品，应当根据安全性情况主动开展重点监测。省级以上药品监督管理部门根据药品临床使用和不良反应监测情况，可以要求药品生产企业对特定药品进行重点监测；必要时，也可以直接组织药品不良反应监测机构、医疗机构和科研单位开展药品重点监测。省级以上药品不良反应监测机构负责对药品生产企业开展的重点监测进行监督、检查，并对监测报告进行技术评价。省级以上药品监督管理部门可以联合同级卫生行政部门指定医疗机构作为监测点，承担药品重点监测工作。

（七）评价与控制

药品生产企业应当对收集到的药品不良反应报告和监测资料进行分析、评价，并主动开展药品安全性研究。药品生产企业对已确认发生严重不良反应的药品，应当通过各种有效途径将药品不良反应、合理用药信息及时告知医务人员、患者和公众；采取修改标签和说明书，暂停生产、销售、使用和召回等措施，减少和防止药品不良反应的重复发生。对不良反应大的药品，应当主动申请注销其批准证明文件。药品生产企业应当将药品安全性信息及采取的措施报所在地省级药品监督管理部门和国家食品药品监督管理局。药品经营企业和医疗机构应当对收集到的药品不良反应报告和监测资料进行分析和评价，并采取有效措施减少和防止药品不良反应的重复发生。省级药品不良反应监测机构应当每季度对收到的药品不良反应报告进行综合分析，提取需要关注的安全性信息，并进行评价，提出风险管理建议，及时报省级药品监督管理部门、卫生行政部门和国家药品不良反应监测中心。省级药品监督管理部门根据分析评价结果，可以采取暂停生产、销售、使用和召回药品等措施，并监督检查，同时将采取的措施通报同级卫生行政部门。国家药品不良反应监测中心应当每季度对收到的严重药品不良反应报告进行综合分析，提取需要关注的安全性信息，并进行评价，提出风险管理建议，及时报国家食品药品监督管理局和卫生部。国家食品药品监督管理局根据药品分析评价结果，可以要求企业开展药品安全性、有效性相关研究。必要时，应当采取责令修改药品说明书，暂停生产、销售、使用和召回药品等措施，对不良反应大的药品，应当撤销药品批准证明文件，并将有关措施及时通报卫生部。省级以上药品不良反应监测机构根据分析评价工作需要，可以要求药品生产、经营企业和医疗机构提供相关资料，相关单位应当积极配合。

（八）信息管理

各级药品不良反应监测机构应当对收到的药品不良反应报告和监测资料进行统计和分析，并以适当形式反馈。国家药品不良反应监测中心应当根据对药品不良反应报告和监测资料的综合分析和评价结果，及时发布药品不良反应警示信息。省级以上药品监督管理部门应当定期发布药品不良反应报告和监测情况。下列信息由国家食品药品监督管理局和卫生部统一发布：

1. 影响较大并造成严重后果的药品群体不良事件。

2. 其他重要的药品不良反应信息和认为需要统一发布的信息。

鼓励医疗机构、药品生产企业、药品经营企业之间共享药品不良反应信息。在药品不良反应报告和监测过程中获取的商业秘密、个人隐私、患者和报告者信息应当予以保密。

（九）违反药品不良反应监测的法律责任

药品生产企业、药品经营企业以及医疗机构违反《药品不良反应报告和监测管理办法》，应承担如下责任。

药品生产企业有下列情形之一的，由所在地药品监督管理部门给予警告，责令限期改正，可以并处五千元以上三万元以下的罚款：

1. 未按照规定建立药品不良反应报告和监测管理制度，或者无专门机构、专职人员负责本单位药品不良反应报告和监测工作的。

2. 未建立和保存药品不良反应监测档案的。

3. 未按照要求开展药品不良反应或者群体不良事件报告、调查、评价和处理的。

4. 未按照要求提交定期安全性更新报告的。

5. 未按照要求开展重点监测的。

6. 不配合严重药品不良反应或者群体不良事件相关调查工作的。

7. 其他违反本办法规定的。

药品生产企业有前款规定第 4 项、第 5 项情形之一的，按照《药品注册管理办法》的规定对相应药品不予再注册。

药品经营企业有下列情形之一的，由所在地药品监督管理部门给予警告，责令限期改正；逾期不改的，处三万元以下的罚款：

1. 无专职或者兼职人员负责本单位药品不良反应监测工作的。

2. 未按照要求开展药品不良反应或者群体不良事件报告、调查、评价和处理的。

3. 不配合严重药品不良反应或者群体不良事件相关调查工作的。

医疗机构有下列情形之一的，由所在地卫生行政部门给予警告，责令限期改正；逾期不改的，处三万元以下的罚款。情节严重并造成严重后果的，由所在地卫生行政部门对相关责任人给予行政处分：

1. 无专职或者兼职人员负责本单位药品不良反应监测工作的。
2. 未按照要求开展药品不良反应或者群体不良事件报告、调查、评价和处理的。
3. 不配合严重药品不良反应和群体不良事件相关调查工作的。

卫生行政部门对医疗机构作出行政处罚决定的，应当及时通报同级药品监督管理部门。

各级药品监督管理部门、卫生行政部门和药品不良反应监测机构及其有关工作人员在药品不良反应报告和监测管理工作中违反本办法，造成严重后果的，依照有关规定给予行政处分。药品生产、经营企业和医疗机构违反相关规定，给药品使用者造成损害的，依法承担赔偿责任。

# 第三节　药品召回

## 一、药品召回概述

药品是一种特殊商品，与人民的身体健康和生命安全密切相关，近年来药品安全问题日益受到重视，建立药品召回制度的呼声日益强烈。发生在我国的第 1 例药品召回案件是在 2004 年 9 月 30 日，美国默沙东制药公司在全球范围内统一召回"万洛"药品，据介绍连续 18 个月服用这种药品会增加患者心脏病和脑卒中的概率。SFDA 根据保障公众用药安全的需要，组成开展了相关药品召回的调研和论证工作。2007 年 9 月 19 日，SFDA 在其网站上公布《药品召回管理办法（征求意见稿）》，向社会各界征求该办法的修改意见和建议，同时多次召开座谈会听取专家、监管部门和企业等不同方面的意见，我国部分省市食品药品监管部门曾经探讨过药品召回的制度，对《药品召回管理办法》的制订起到了积极作用。经过反复讨论和修改，2007 年 12 月 10 日，SFDA 正式公布了《药品召回管理办法》，标志我国药品召回制度正式开始实施。

## 二、《药品召回管理办法》要点

《药品召回管理办法》包括总则，药品安全隐患的调查与评估、主动召回、责令召回、法律责任、附则六部分。其主要内容如下：

（一）有关概念

1. 药品召回

药品召回是指药品生产企业，包括进口药品的境外制药厂商，按照规定程序收回已上市销售的存在安全隐患的药品。已经确认为假药劣药的，不适用召回程序。

2. 安全隐患

安全隐患是指由于研发，生产等原因可能使药品具有的危及人体健康和生命安全的不合理危险。

（二）药品召回分类

药品召回分为主动召回和责令召回两类。责令召回是指药品监管部门经过调查评估，认为存在安全隐患，药品生产企业应当召回药品而未主动召回的，应当责令药品生产企业召回药品。

（三）药品召回分级

根据药品安全隐患的严重程度，药品召回分为三级：对使用该药品可能引起严重健康危害的实施一级召回；对使用该药品可能引起暂时的或者可逆的健康危害的实施二级召回；对使用该药品一般不会引起健康危害，但由于其他原因需要收回的实施三级召回。

（四）药品召回的责任主体

药品生产企业应当按照本办法的规定建立和完善药品召回制度，收集药品安全的相关信息，对可能具有安全隐患的药品进行调查、评估，召回存在安全隐患的药品。

进口药品的境外制药厂商与境内药品生产企业一样是药品召回的责任主体，履行相同的义务。进口药品需要在境内进行召回的，由进口单位按照本办法的规定负责具体实施。

药品经营企业，使用单位应当协助药品生产企业履行召回义务，按照召回计划的要求及时传达，反馈药品召回信息，控制和收回存在安全隐患的药品。

（五）药品召回的监督管理

国家食品药品监督管理局监督全国药品召回的管理工作。

召回药品的生产企业所在地省、自治区、直辖市药品监督管理部门负责药品召回的监督管理工作，其他省、自治区、直辖市药品监督管理部门应当配合、协助做好药品召回的有关工作。

（六）药品生产企业药品召回管理

1. 调查评估报告应当包含的内容

（1）召回药品的具体情况　包括名称、批次、规格、流通数量和主要区域、产品包装标识等基本信息。

（2）实施召回的原因　是否符合质量标准、是否符合 GMP 规定、生产工艺是否批准一致等。

（3）调查评估结果　是否已造成健康危害，主要使用人群和高危人群，危害的严重和紧急程度（危害是否可逆与一般潜伏期）。

（4）召回分级。

2. 召回计划应当包含的内容

（1）药品生产销售情况及拟召回的数量（一级销售明细单）。

（2）召回措施的具体内容（包括实施的组织、召回的范围和时限等）。

（3）召回信息的公布途径与范围（企业对外网站、报纸、电台、电视等媒体）。

（4）召回的预期效果（根据拟召回与可召回比例得出，部分/基本/彻底消除安全隐患）。

（5）药品召回后的处理措施（如外包装不符合标准要求的，可经重新检验，确认符合质量标准后，进行返工；药品浓度、纯度等内在质量不符合药品质量标准的，应当在药品监督管理部门监督下销毁）。

（6）联系人的姓名及联系方式（为实现有效召回，对于全国范围性的召回，课提供各省或主要地区的召回联系人及联系方式）。

3. 药品召回各环节的时限要求见下表。

**药品召回各环节的时限要求**

| 召回环节 | 一级召回 | 二级召回 | 三级召回 |
| --- | --- | --- | --- |
| 通知停止销售和使用 | 24 小时 | 48 小时 | 72 小时 |
| 启动召回后，提供调查评估报告和召回计划 | 1 日 | 3 日 | 7 日 |
| 报告召回进展情况 | 每日 | 3 日 | 7 日 |

4. 上报的召回计划进行变更的，应当及时报药品监督管理部门备案。

（七）药品经营企业药品召回管理

1. 接到药品生产企业药品召回通知后，应协助生产企业履行召回义务，按计划及时传达、反馈召回信息，控制和收回存在安全隐患的药品。

2. 发现经营的药品存在安全隐患的，应当立即停止销售该药品，通知生产企业或者供货商，并向市、区两级监督管理部门报告。

3. 应当建立和保存完整的购销记录，保证销售药品的可溯源性。

4. 配合药品生产企业或者药品监督管理部门开展有关药品安全隐患的调查，提供有关资料。

（八）《药品召回管理办法》涉及的法律责任

1. 药品生产企业

（1）对违规生产的药品，在药监部门确认安全隐患前，企业已主动召回消除或减轻危害的，可从轻或减轻处罚；行为轻微并及时纠正，无危害后果的，免予处罚。

（2）企业自行发现药品存在安全隐患而不主动召回；或药品监督管理部门责令要求召回药品，而拒绝召回的，处以应召回药品货值金额 3 倍的罚款；造成严重后果的，撤销药品批准证明文件，直接吊销《药品生产许可证》。

（3）未在规定时间通知停止销售和使用的；未按要求采取改正措施或召回药品的；未按规定处理召回药品的，以上三种情况讲予以警告，责令限期改正，并处 3 万元以下罚款。

（4）未按规定建立药品召回制度、药品质量保证体系与 ADR 监测系统的；拒绝协助调查；未按规定提交调查评估报告、召回计划、召回进展情况、总结报告的；变更召回计划，未报备案的，以上四种情形将予以警告，责令限期改正；逾期未改正的，处 2 万元以下罚款。

2. 药品经营、使用机构

（1）发现其经营、使用的药品存在安全隐患，未停止销售、使用，未通知药品生产企业或者供货商，并未向药监部门报告的，责令其停止销售和使用，并处 1000～50000 元的罚款；造成严重后果的，吊销《药品经营许可证》或者其他许可证。

（2）拒绝配合开展有关药品安全隐患调查、拒绝协助药品生产企业召回药品的，予以警告，责令改正，可以并处 2 万元以下罚款。

3. 药品监管部门

药品监管部门及其工作人员不履行职责或者滥用职权的，按照有关法律、法规规定予以处理。

# 自学指导

## 【重点难点】

1. 药品上市后再评价的必要性

新药上市前研究存在局限性，如试验病例少、研究时间短、试验对象年龄范围窄、用药对象条件控制严格和目的单纯等，使发生率较低的、需要较长时间应用才能发现的或迟发的药物不良反应、药物相互作用等均未能发现，对药品的安全性和有效性评价不充分。另外，新药审批制度也有其局限性，对于一些不可预见性的因素，如人种、性别、年龄的差异，药品上市前的临床受试者与上市后人群应用者的差异，用药方法与剂量、药物相互作用等，在新药上市前难以界定，造成药品上市后用药不合理现象特别严重。

2. 药品不良反应报告的责任主体

药品生产、经营企业和医疗机构获知或者发现可能与用药有关的不良反应，应当通过国家药品不良反应监测信息网络报告；不具备在线报告条件的，应当通过纸质报表报所在地药品不良反应监测机构，由所在地药品不良反应监测机构代为在线报告。报告内容应当真实、完整、准确。

3. 药品不良反应监测管理

包括个例药品不良反应监测、药品群体不良事件监测、境外发生的严重药品不良反应监测、定期安全性更新报告、药品重点监测、评价与控制以及信息管理。

4. 药品召回管理的要点

包括药品召回分类、药品召回分级、药品召回的责任主体、药品召回监督管理机构、药品生产企业药品召回管理、药品经营企业药品召回管理和法律责任。

## 【复习思考题】

1. 试述药品上市后再评价的内容。
2. 药品不良反应的含义是什么？
3. 试述严重药品不良反应包含的情形。
4. 药品群体不良事件的含义是什么？
5. 简述药品召回管理的要点。

# 第十三章　特殊药品管理

## 【目的要求】

1. 掌握特殊管理药品的定义和分类；掌握麻醉药品、精神药品、医疗用毒性药品、放射性药品的定义。
2. 熟悉麻醉药品、精神药品、医疗用毒性药品、放射性药品的分类。
3. 了解特殊管理药品的监督管理部门及监管措施。

## 【自学时数】

1 学时。

特殊管理药品指麻醉药品、精神药品、医疗用毒性药品和放射性药品。根据《药品管理法》规定，国家对这几类药品实行特殊管理，以保证其合法、安全、合理使用，正确发挥防治疾病的作用，严防滥用和流入非法渠道，构成对人体健康、公共卫生和社会的危害。

本章主要介绍特殊管理药品的定义和分类；我国对麻醉药品和精神药品、医疗用毒性药品、放射性药品管理的有关规定；特殊管理药品的监督管理部门及监管措施。

## 第一节　麻醉药品和精神药品管理

麻醉药品和精神药品在防治疾病，维护人们健康方面起了积极作用，具有不可否认的医疗和科学价值。但是这几类药品各有独特的毒副作用，若管理不当，滥用或流入非法渠道，将会构成对人体健康、公共卫生和社会的严重危害。

### 一、麻醉药品的定义和分类

1. 麻醉药品的定义

麻醉药品一般是指具有依赖性潜力、滥用或不合理使用会产生身体依赖性和精神依赖性，能成瘾癖的药品。例如阿片、吗啡、哌替啶（度冷丁）等。与医疗上用于全身或局部麻醉的麻醉药不同，后者如氟烷、硫喷妥钠、普鲁卡因等。根据《麻醉药品和精神药品管理条例》第三条规定，麻醉药品是指列入麻醉药品目录（以下称目录）的药品和其他物质。

2. 麻醉药品的品种范围

麻醉药品目录由国务院药品监督管理部门会同国务院公安部门、国务院卫生主管部门制定、调整并公布。2007 年发布的最新目录中，麻醉药品共 123 种。

**麻醉药品品种目录（我国生产及使用的品种）**

| 1 | 阿法罗定 | Alphaprodine |
|---|---|---|
| 2 | 可卡因 | Cocaine |
| 3 | 罂粟秆浓缩物 | Concentrate of poppy straw |
| 4 | 二氢埃托啡 | Dihydroetorphine |
| 5 | 地芬诺酯 | Diphenoxylate |
| 6 | 芬太尼 | Fentanyl |
| 7 | 氢可酮 | Hydrocodone |
| 8 | 美沙酮 | Methadone |
| 9 | 吗啡 | Morphine |
| 10 | 阿片 | Opium |
| 11 | 羟考酮 | Oxycodone |
| 12 | 哌替啶 | Pethidine |
| 13 | 罂粟壳 | Poppy Shell |
| 14 | 瑞芬太尼 | Remifentanil |
| 15 | 舒芬太尼 | Sufentanil |
| 16 | 蒂巴因 | Thebaine |
| 17 | 布桂嗪 | Bucinnazine |
| 18 | 可待因 | Codeine |
| 19 | 复方樟脑酊 | Compound Camphor Tincture |
| 20 | 右丙氧芬 | Dextropropoxyphene |
| 21 | 双氢可待因 | Dihydrocodeine |
| 22 | 乙基吗啡 | Ethylmorphine |
| 23 | 福尔可定 | Pholcodine |
| 24 | 阿桔片 | Compound Platycodon Tablets |
| 25 | 吗啡阿托品注射液 | Morphine and Atropine Sulfate Injection |

注：1. 上述品种包括其可能存在的盐和单方制剂。

　　2. 上述品种包括其可能存在的化学异构体及酯、醚。

## 二、精神药品的定义和分类

### 1. 精神药品的定义

精神药品一般是指作用于中枢神经系统，使其兴奋或抑制，连续使用可产生依赖性的药品。例如司可巴比妥、苯巴比妥等。根据《麻醉药品和精神药品管理条例》第三条规定，精神药品，是指列入精神药品目录（以下称目录）的药品和其他物质。精神药品分为第一类精神药品和第二类精神药品。

麻醉药品和精神药品主要用于镇痛和镇静、催眠等，临床治疗中具有不可替代的作用。但是，麻醉药品和精神药品又具有较强的药物依赖性，不合理使用或滥用会产生身体依赖或精神依赖，流入非法渠道会产生严重的社会和公共卫生问题。

2. 精神药品的品种范围

精神药品目录由国务院药品监督管理部门会同国务院公安部门、国务院卫生主管部门制定、调整并公布。2007 年发布的最新目录中，精神药品共 132 种，其中第一类精神药品 53 种，第二类精神药品 79 种。

**精神药品品种目录（我国生产及使用的品种）**

| 第一类 | | |
|---|---|---|
| 1 | 丁丙诺啡 | Buprenorphine |
| 2 | γ-羟丁酸 | γ-hydroxybutyrate（GHB） |
| 3 | 氯胺酮 | Ketamine |
| 4 | 马吲哚 | Mazindol |
| 5 | 哌醋甲酯 | Methy lphenidate |
| 6 | 司可巴比妥 | Secobarbital |
| 7 | 三唑仑 | Triazolam |
| 第二类 | | |
| 8 | 异戊巴比妥 | Amobarbital |
| 9 | 布托啡诺及其注射剂 | Butorphanol and its injection |
| 10 | 咖啡因 | Caffeine |
| 11 | 安钠咖 | Caffeine Sodium Benzoate（CNB） |
| 12 | 去甲伪麻黄碱 | Cathine |
| 13 | 地佐辛及其注射剂 | Dezocine and its injection |
| 14 | 芬氟拉明 | Fenfluramine |
| 15 | 格鲁米特 | Glutethimide |
| 16 | 喷他佐辛 | Pentazocine |
| 17 | 戊巴比妥 | Pentobarbital |

续表

| 第二类 | | |
|---|---|---|
| 18 | 阿普唑仑 | Alprazolam |
| 19 | 巴比妥 | Barbital |
| 20 | 溴西泮 | Bromazepam |
| 21 | 氯氮䓬 | Chlordiazepoxide |
| 22 | 氯硝西泮 | Clonazepam |
| 23 | 地西泮 | Diazepam |
| 24 | 艾司唑仑 | Estazolam |
| 25 | 氯氟卓乙酯 | Ethyl Loflazepate |
| 26 | 氟西泮 | Flurazepam |
| 27 | 劳拉西泮 | Lorazepam |
| 28 | 甲丙氨酯 | Meprobamate |
| 29 | 咪达唑仑 | Midazolam |
| 30 | 纳布啡及其注射剂 | Nalbuphine and its injection |
| 31 | 硝西泮 | Nitrazepam |
| 32 | 奥沙西泮 | Oxazepam |
| 33 | 氨酚氢可酮片 | Paracetamol and Hydrocodone Bitartrate Tablets |
| 34 | 匹莫林 | Pemoline |
| 35 | 苯巴比妥 | Phenobarbital |
| 36 | 替马西泮 | Temazepam |
| 37 | 曲马多 | Tramadol |
| 38 | 唑吡坦 | Zolpiden |
| 39 | 扎来普隆 | Zaleplone |
| 40 | 麦角胺咖啡因片 | Ergotamine and Caffeine Tablets |

注：1. 上述品种包括其可能存在的盐和单方制剂(除非另有规定)。
　　2. 上述品种包括其可能存在的化学异构体及酯、醚(除非另有规定)。

国家对麻醉药品目录和精神药品目录进行动态管理，对上市销售但尚未列入目录的药品和其他物质或者第二类精神药品发生滥用，已经造成或者可能造成严重社会危害的，国务院药品监督管理部门会同国务院公安部门、国务院卫生主管部门应当及时将该药品和该物质列入目录或者将该第二类精神药品调整为第一类精神药品。

### 三、监督管理部门及监管措施

（一）国际麻醉品管制机构

1. 联合国麻醉药品委员会

联合国麻醉药品委员会简称"麻委会"，是联合国经济与社会理事会下属六个职能委员会之一，于 1946 年设立。它作为联合国在国际药物管制事项方面的主要决策机构。委员会目前由经社理事会选出 40 个会员国的成员组成。它的任务是制定麻醉药品和精神药品的国际管制策略和政策；承担麻醉药品和精神药品国际公约所赋予的职能；协调经济与社会理事会行使监督公约执行情况；定期审议世界各国各种麻醉药品和精神药品的走私情况；就国际管制工作及对现行国际管制机构的变动向理事会提出咨询意见和建议。

2. 国际麻醉品管制局

国际麻醉品管制局简称"麻管局"，是根据《1961 年麻醉药品单一公约》建立的，具有独立的半司法机构的性质。它有 13 名成员组成，均由联合国经社理事会选举产生。

麻管局是从事国际麻醉药品管制的工作机构。它向联合国经济与社会理事会的麻醉药品委员会报告工作。其主要职能是：对于合法制造、贸易及销售的药品，确保其用途仅为医用和科学研究，并防止流入非法渠道；对于非法制造和贩运的毒品，找出国内、国际社会管制链中的薄弱环节，并寻求解决方法；还负责评估可被用于非法制造毒品的化学品（前体）是否应列入国际管制范围。

麻管局每年印发一份"年度报告"，向成员国通报经审查的各国麻醉药品管制情况，并分析和预测禁毒的趋势，以及采取措施的建议。除年度报告外，麻管局还编印出版 4 份技术性较强的报告书：《世界麻醉品需求估计数》、《麻醉药品统计数据》、《麻醉药品估计数和统计数据比较表》和《精神药品统计数据》。

3. 联合国国际药物管制规划署

联合国国际药物管制规划署成立于 1990 年 12 月 12 日，是根据联合国大会第 45～179 号决议设立的。它的前身是联合国麻醉药品司和联合国药物滥用管制基金，行政实体是麻管局秘书处，秘书处主要就实质性问题向麻管局报告。药物管制规划署的成立使前麻醉药品司、联合国麻醉药品管制局秘书处和前联合国麻醉药品滥用基金这三者的机构和职能完全一体化，其目的是根据联合国在此领域的职能任务，提高联合国药物管制机构的效能和效率。其职责框架包括三部分内容：条约实施、政策实施和研究以及业务活动。

4. 世界卫生组织在麻醉品管制和精神药物管制中的作用

由于毒品的泛滥危害人类的健康，WHO 十分注意在国际禁毒合作方面发挥自己的职能作用。它的主要职能有：根据权限，调控可以合法生产、出口麻醉药品的国家；根据对麻醉药品、精神药品的研究判断，向麻醉药品委员会提出修订有关麻醉品和精神药品公约之附表的建议；提出并组织实施控制滥用麻醉药品和精神药品的国际计划和科学技术问题。

5. 国际刑事警察组织

国际刑事警察组织 1923 年成立于维也纳，第二次世界大战后总部设在巴黎。它是联系

100多个国家的刑事警察部队的国际组织。其目的是在所有成员国的刑事警察当局之间，建立和发展各种有利于预防和制止一般犯罪的组织机构。协助成员国打击跨国毒品罪犯，是国际刑警组织的主要任务之一。中国于1984年加入国际刑警组织，负责与总部联系的机构是"国际刑警中国国家中心局"。

（二）我国麻醉药品和精神药品的管理

1. 麻醉药品和精神药品的管理体制

国务院药品监督管理部门负责全国麻醉药品和精神药品的监督管理工作，并会同国务院农业主管部门对麻醉药品药用原植物实施监督管理；国务院公安部门负责对造成麻醉药品药用原植物、麻醉药品和精神药品流入非法渠道的行为进行查处；国务院其他有关主管部门在各自的职责范围内负责与麻醉药品和精神药品有关的管理工作。

省级药品监督管理部门负责本行政区域内麻醉药品和精神药品的监督管理工作。县级以上地方公安机关负责对本行政区域内造成麻醉药品和精神药品流入非法渠道的行为进行查处。县级以上地方人民政府其他有关主管部门在各自的职责范围内负责与麻醉药品和精神药品有关的管理工作。

此外，麻醉药品和精神药品生产、经营企业和使用单位可以依法参加行业协会。行业协会应当加强行业自律管理。

2. 种植、实验研究和生产管理

国家根据麻醉药品和精神药品的医疗、国家储备和企业生产所需原料的需要确定需求总量，对麻醉药品药用原植物的种植、麻醉药品和精神药品的生产实行总量控制。

（1）麻醉药品药用原植物的种植管理：国务院药品监督管理部门根据麻醉药品和精神药品的需求总量制定年度生产计划。同时，与国务院农业主管部门根据麻醉药品年度生产计划，制定麻醉药品药用原植物年度种植计划。麻醉药品药用原植物种植企业应当根据年度种植计划种植，并定期向国务院药品监督管理部门和国务院农业主管部门报告种植情况。

麻醉药品药用原植物种植企业由国务院药品监督管理部门和国务院农业主管部门共同确定，其他单位和个人不得种植麻醉药品药用原植物。

（2）麻醉药品和精神药品的实验研究管理：开展麻醉药品和精神药品实验研究活动应当具备一系列条件，并经国务院药品监督管理部门批准。申请人经批准开展麻醉药品和精神药品实验研究的，应当在3年内完成药物临床前研究，向国家食品药品监督管理局申报药品注册。麻醉药品和第一类精神药品的临床试验，不得以健康人为受试对象。

（3）麻醉药品和精神药品的生产管理：

1）定点生产制度：国务院药品监督管理部门应当根据麻醉药品和精神药品的需求总量，确定麻醉药品和精神药品定点生产企业的数量和布局，并根据年度需求总量对数量和布局进行调整、公布。

2）定点企业的审批：从事麻醉药品、第一类精神药品生产以及第二类精神药品原料药生产的企业，应当经所在地省、自治区、直辖市人民政府药品监督管理部门初步审查，由国务院药品监督管理部门批准；从事第二类精神药品制剂生产的企业，应当经所在地省级药品监督管理部门批准。

3）生产管理：定点生产企业生产麻醉药品和精神药品，应当依照药品管理法的规定取得药品批准文号。未取得药品批准文号的，不得生产麻醉药品和精神药品。

国务院药品监督管理部门应当组织医学、药学、社会学、伦理学和禁毒等方面的专家成立专家组，由专家组对申请首次上市的麻醉药品和精神药品的社会危害性和被滥用的可能性进行评价，并提出是否批准的建议。

定点生产企业应当严格按照麻醉药品和精神药品年度生产计划安排生产，并依照规定向所在地省级药品监督管理部门报告生产情况。定点生产企业应当依照本条例的规定，将麻醉药品和精神药品销售给具有麻醉药品和精神药品经营资格的企业或者依照本条例规定批准的其他单位。

4）定点生产企业的销售管理：麻醉药品药用原植物种植企业生产的麻醉药品原料（阿片）应当按照计划销售给国家设立的麻醉药品储存单位。国家设立的麻醉药品储存单位只能将麻醉药品原料按照计划销售给麻醉药品生产企业以及经批准购用的其他单位。定点生产企业生产的麻醉药品和第一类精神药品原料药只能按照计划销售给制剂生产企业和经批准购用的其他单位，小包装原料药可以销售给全国性批发企业和区域性批发企业。

定点生产企业只能将麻醉药品和第一类精神药品制剂销售给全国性批发企业、区域性批发企业以及经批准购用的其他单位。定点区域性批发企业从定点生产企业购进麻醉药品和第一类精神药品制剂，须经所在地省、自治区、直辖市药品监督管理部门批准。

定点生产企业只能将第二类精神药品原料药销售给全国性批发企业、区域性批发企业、专门从事第二类精神药品批发业务的企业、第二类精神药品制剂生产企业以及经备案的其他需用第二类精神药品原料药的企业。生产企业将第二类精神药品原料药销售给制剂生产企业以及经备案的其他需用第二类精神药品原料药的企业时，应当按照备案的需用计划销售。

定点生产企业只能将第二类精神药品制剂销售给全国性批发企业、区域性批发企业、专门从事第二类精神药品批发业务的企业、第二类精神药品零售连锁企业、医疗机构或经批准购用的其他单位。

麻醉药品和精神药品定点生产企业需要建立销售档案。

5）专有标志管理：麻醉药品和精神药品的标签应当印有国务院药品监督管理部门规定的标志。

 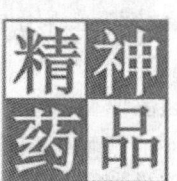

麻醉药品　　　　　精神药品

3. 经营管理

（1）定点经营制度：国家对麻醉药品和精神药品实行定点经营制度。

国家食品药品监督管理局根据麻醉药品和第一类精神药品全国需求总量，确定跨省、自治区、直辖市从事麻醉药品和第一类精神药品批发业务的企业（以下称全国性批发企业）的布局、数量；根据各省、自治区、直辖市对麻醉药品和第一类精神药品需求总量，确定在该行政区域内从事麻醉药品和第一类精神药品批发业务的企业（以下称区域性批发企业）的布局、数量。国家食品药品监督管理局根据年度需求总量的变化对全国性批发企业、区域性批发企业布局、数量定期进行调整、公布。

（2）定点企业的审批：全国性批发企业应当经国务院药品监督管理部门批准；区域性批发企业应当经所在地省级药品监督管理部门批准。专门从事第二类精神药品批发业务的企业，应当经所在地省级药品监督管理部门批准。

国家食品药品监督管理局在批准全国性批发企业以及省、自治区、直辖市药品监督管理部门在批准区域性批发企业时，应当综合各地区人口数量、交通、经济发展水平、医疗服务情况等因素，确定其所承担供药责任的区域。

麻醉药品和精神药品定点批发企业除应当具备药品管理法第十五条规定的药品经营企业的开办条件外，还应当具备下列条件：①有符合本条例规定的麻醉药品和精神药品储存条件；②有通过网络实施企业安全管理和向药品监督管理部门报告经营信息的能力；③单位及其工作人员2年内没有违反有关禁毒的法律、行政法规规定的行为；④符合国务院药品监督管理部门公布的定点批发企业布局。

麻醉药品和第一类精神药品的定点批发企业，还应当具有保证供应责任区域内医疗机构所需麻醉药品和第一类精神药品的能力，并具有保证麻醉药品和第一类精神药品安全经营的管理制度。

（3）销售管理：麻醉药品和第一类精神药品不得零售。禁止使用现金进行麻醉药品和精神药品交易，但是个人合法购买麻醉药品和精神药品的除外。

经所在地设区的市级药品监督管理部门批准，实行统一进货、统一配送、统一管理的药品零售连锁企业可以从事第二类精神药品零售业务。第二类精神药品零售企业应当凭执业医师出具的处方，按规定剂量销售第二类精神药品，并将处方保存2年备查；禁止超剂量或者无处方销售第二类精神药品；不得向未成年人销售第二类精神药品。

麻醉药品目录中的罂粟壳只能用于中药饮片和中成药的生产以及医疗配方使用。

全国性批发企业和区域性批发企业向医疗机构销售麻醉药品和第一类精神药品，应当将药品送至医疗机构。医疗机构不得自行提货。

麻醉药品和精神药品实行政府定价，在制定出厂和批发价格的基础上，逐步实行全国统一零售价格。具体办法由国务院价格主管部门制定。

（4）购进管理：以生产为目的购进药品生产企业需要以麻醉药品和第一类精神药品为原料生产普通药品的，应当向所在地省、自治区、直辖市人民政府药品监督管理部门报送年度需求计划，由省、自治区、直辖市人民政府药品监督管理部门汇总报国务院药品监督管理部门批准后，向定点生产企业购买。药品生产企业需要以第二类精神药品为原料生产普通药品的，应当将年度需求计划报所在地省、自治区、直辖市人民政府药品监督管理部门，并向定点批发企业或者定点生产企业购买。

食品、食品添加剂、化妆品、油漆等非药品生产企业需要使用咖啡因作为原料的，应当经所在地省、自治区、直辖市人民政府药品监督管理部门批准，向定点批发企业或者定点生产企业购买。科学研究、教学单位需要使用麻醉药品和精神药品开展实验、教学活动的，应当经所在地省、自治区、直辖市人民政府药品监督管理部门批准，向定点批发企业或者定点生产企业购买。需要使用麻醉药品和精神药品的标准品、对照品的，应当经所在地省、自治区、直辖市人民政府药品监督管理部门批准，向国务院药品监督管理部门批准的单位购买。

以经营为目的的购进全国性批发企业应当从定点生产企业购进麻醉药品和第一类精神药品。区域性批发企业可以从全国性批发企业购进麻醉药品和第一类精神药品；为减少迂回运输，经所在地省级药品监督管理部门批准，也可以从定点生产企业购进麻醉药品和第一类精神药品。

4. 使用管理

（1）《印鉴卡》管理：医疗机构需要使用麻醉药品和第一类精神药品的，应当经所在地设区的市级人民政府卫生主管部门批准，取得《麻醉药品、第一类精神药品购用印鉴卡》（简称《印鉴卡》）。医疗机构应当凭印鉴卡向本省、自治区、直辖市行政区域内的定点批发企业购买麻醉药品和第一类精神药品。

设区的市级人民政府卫生主管部门发给医疗机构《印鉴卡》时，应当将取得《印鉴卡》的医疗机构情况抄送所在地设区的市级药品监督管理部门，并报省卫生主管部门备案；并将取得《印鉴卡》的医疗机构名单向本行政区域内的定点批发企业通报。

医疗机构取得《印鉴卡》需具备下列条件：①有与使用麻醉药品和第一类精神药品相关的诊疗科目；②具有经过麻醉药品和第一类精神药品培训的、专职从事麻醉药品和第一类精神药品管理的药学专业技术人员；③有获得麻醉药品和第一类精神药品处方资格的执业医师；④有保证麻醉药品和第一类精神药品安全储存的设施和管理制度。

对于首次申请《印鉴卡》的医疗机构，市级卫生行政部门在作出是否批准决定前，还应当组织现场检查，并留存现场检查记录。

《印鉴卡》有效期为三年。《印鉴卡》有效期满前三个月，医疗机构应当向市级卫生行政部门重新提出申请。

（2）处方医师资格和处方注意事项：医疗机构应当按照国务院卫生主管部门的规定，对本单位执业医师进行有关麻醉药品和精神药品使用知识的培训、考核，经考核合格的，授予麻醉药品和第一类精神药品处方资格。执业医师取得麻醉药品和第一类精神药品的处方资格后，方可在本医疗机构开具麻醉药品和第一类精神药品处方，但不得为自己开具该种处方。

具有麻醉药品和第一类精神药品处方资格的执业医师，根据临床应用指导原则，对确需使用麻醉药品或者第一类精神药品的患者，应当满足其合理用药需求。在医疗机构就诊的癌症疼痛患者和其他危重患者得不到麻醉药品或者第一类精神药品时，患者或者其亲属可以向执业医师提出申请。具有麻醉药品和第一类精神药品处方资格的执业医师认为要求合理的，应当及时为患者提供所需麻醉药品或者第一类精神药品。

开具麻醉药品、精神药品必须使用专用处方。具有处方权的医师在为患者首次开具麻醉药品、第一类精神药品处方时，应当亲自诊察患者，为其建立相应的病历，留存患者身份证明复印件，要求患者或其亲属签署《知情同意书》。病历由医疗机构保管。

调配麻醉药品和第一类精神药品处方时，处方的调配人、核对人应当仔细核对，签署姓名，并予以登记；对不符合规定的，应当拒绝发药。

麻醉药品注射剂仅限于医疗机构内使用，或者由医疗机构派医务人员出诊至患者家中使用。医疗机构必须要求使用麻醉药品非注射剂型和第一类精神药品的患者每4个月复诊或随诊一次。

麻醉药品非注射剂和第一类精神药品需要带出医疗机构外使用的，具有处方权的医师在患者或其代办人出示下列材料才可开具处方：①二级以上医院开具的诊断证明；②患者户籍簿、身份证或其他相关身份证明；③代办人员身份证明。

（3）配置麻醉药品、精神药品制剂的管理：持有《医疗机构制剂许可证》和《印鉴卡》的医疗机构经所在地省级药品监督管理部门批准，配置临床需要而市场无供应的麻醉药品和精神药品制剂。医疗机构配制的麻醉药品和精神药品制剂只能在本医疗机构使用，不得对外销售。

（4）以戒毒为目的的使用管理：医疗机构、戒毒机构以开展戒毒治疗为目的，可以使用美沙酮或者国家确定的其他用于戒毒治疗的麻醉药品和精神药品。

5. 储存和运输管理

（1）储存管理：麻醉药品药用原植物种植企业、定点生产企业、全国性批发企业和区域性批发企业以及国家设立的麻醉药品储存单位，应当设置储存麻醉药品和第一类精神药品的专库。该专库应当符合下列要求：①安装专用防盗门，实行双人双锁管理；②具有相应的防火设施；③具有监控设施和报警装置，报警装置应当与公安机关报警系统联网。

麻醉药品定点生产企业应当将麻醉药品原料药和制剂分别存放。

麻醉药品和第一类精神药品的使用单位应当设立专库或者专柜储存麻醉药品和第一类精神药品。专库应当设有防盗设施并安装报警装置；专柜应当使用保险柜。专库和专柜应当实行双人双锁管理。

麻醉药品药用原植物种植企业、定点生产企业、全国性批发企业和区域性批发企业、国家设立的麻醉药品储存单位以及麻醉药品和第一类精神药品的使用单位，应当配备专人负责管理工作，并建立储存麻醉药品和第一类精神药品的专用账册。药品入库双人验收，出库双人复核，做到账物相符。专用账册的保存期限应当自药品有效期期满之日起不少于5年。

第二类精神药品经营企业应当在药品库房中设立独立的专库或者专柜储存第二类精神药品，并建立专用账册，实行专人管理。专用账册的保存期限应当自药品有效期期满之日起不少于5年。

（2）运输管理：托运、承运和自行运输麻醉药品和精神药品的，应当采取安全保障措施，防止麻醉药品和精神药品在运输过程中被盗、被抢、丢失。

通过铁路运输麻醉药品和第一类精神药品的，应当使用集装箱或者铁路行李车运输，具体办法由国务院药品监督管理部门会同国务院铁路主管部门制定。没有铁路需要通过公路或者水路运输麻醉药品和第一类精神药品的，应当由专人负责押运。

托运或者自行运输麻醉药品和第一类精神药品的单位，应当向所在地省、自治区、直辖市人民政府药品监督管理部门申请领取运输证明。运输证明有效期为1年。运输证明应当由专人保管，不得涂改、转让、转借。托运人办理麻醉药品和第一类精神药品运输手续，应当将运输证明副本交付承运人。承运人应当查验、收存运输证明副本，并检查货物包装。

需要邮寄麻醉药品和精神药品时，寄件人应当提交所在地省级药品监督管理部门出具的准予邮寄证明。邮政营业机构应当查验、收存准予邮寄证明。省级邮政主管部门指定符合安全保障条件的邮政营业机构负责收寄麻醉药品和精神药品。邮政营业机构收寄麻醉药品和精神药品，应当依法对收寄的麻醉药品和精神药品予以查验。

定点生产企业、全国性批发企业和区域性批发企业之间运输麻醉药品、第一类精神药品，发货人在发货前应当向所在地省、自治区、直辖市人民政府药品监督管理部门报送本次运输的相关信息。属于跨省、自治区、直辖市运输的，收到信息的药品监督管理部门应当向收货人所在地的同级药品监督管理部门通报；属于在本省、自治区、直辖市行政区域内运输的，收到信息的药品监督管理部门应当向收货人所在地设区的市级药品监督管理部门通报。

6. 监督管理

（1）确定定点生产企业和定点批发企业，审批部门应当在经审查符合条件的企业中，根据布局的要求，通过公平竞争的方式初步确定定点生产企业和定点批发企业，并予公布。其他符合条件的企业可以自公布之日起10日内向审批部门提出异议。审批部门应当自收到异议之日起20日内对异议进行审查，并作出是否调整的决定。

（2）药品监督管理部门应当根据规定的职责权限，对麻醉药品药用原植物的种植以及麻醉药品和精神药品的实验研究、生产、经营、使用、储存、运输活动进行监督检查。

（3）省级以上人民政府药品监督管理部门根据实际情况建立监控信息网络，对定点生产企业、定点批发企业和使用单位的麻醉药品和精神药品生产、进货、销售、库存、使用的数量以及流向实行实时监控，并与同级公安机关做到信息共享。

（4）对已经发生滥用，造成严重社会危害的麻醉药品和精神药品品种，国务院药品监督管理部门应当采取在一定期限内中止生产、经营、使用或者限定其使用范围和用途等措施。对不再作为药品使用的麻醉药品和精神药品，国务院药品监督管理部门应当撤销其药品批准文号和药品标准，并予以公布。

药品监督管理部门、卫生主管部门发现生产、经营企业和使用单位的麻醉药品和精神药品管理存在安全隐患时，应当责令其立即排除或者限期排除；对有证据证明可能流入非法渠道的，应当及时采取查封、扣押的行政强制措施，在7日内作出行政处理决定，并通报同级公安机关。

药品监督管理部门发现取得印鉴卡的医疗机构未依照规定购买麻醉药品和第一类精神药品时，应当及时通报同级卫生主管部门。接到通报的卫生主管部门应当立即调查处理。必要时，药品监督管理部门可以责令定点批发企业中止向该医疗机构销售麻醉药品和第一类精神药品。

（5）麻醉药品和精神药品的生产、经营企业和使用单位对过期、损坏的麻醉药品和精神药品应当登记造册，并向所在地县级药品监督管理部门申请销毁。药品监督管理部门应当自接到申请之日起5日内到场监督销毁。医疗机构对存放在本单位的过期、损坏麻醉药品和精神药品，应当按照本条规定的程序向卫生主管部门提出申请，由卫生主管部门负责监督销毁。

对依法收缴的麻醉药品和精神药品，除经国务院药品监督管理部门或者国务院公安部门批准用于科学研究外，应当依照国家有关规定予以销毁。

（6）县级以上人民政府卫生主管部门应当对执业医师开具麻醉药品和精神药品处方的情况进行监督检查。

（7）药品监督管理部门、卫生主管部门和公安机关应当互相通报麻醉药品和精神药品生产、经营企业和使用单位的名单以及其他管理信息。

各级药品监督管理部门应当将在麻醉药品药用原植物的种植以及麻醉药品和精神药品的实验研究、生产、经营、使用、储存、运输等各环节的管理中的审批、撤销等事项通报同级公安机关。

麻醉药品和精神药品的经营企业、使用单位报送各级药品监督管理部门的备案事项，应当同时报送同级公安机关。

（8）发生麻醉药品和精神药品被盗、被抢、丢失或者其他流入非法渠道的情形的，案发单位应当立即采取必要的控制措施，同时报告所在地县级公安机关和药品监督管理部门。医疗机构发生上述情形的，还应当报告其主管部门。

公安机关接到报告、举报，或者有证据证明麻醉药品和精神药品可能流入非法渠道时，应当及时开展调查，并可以对相关单位采取必要的控制措施。

药品监督管理部门、卫生主管部门以及其他有关部门应当配合公安机关开展工作。

## 第二节　医疗用毒性药品管理

### 一、医疗用毒性药品的定义及分类

1988 年 11 月 15 日，国务院第二十五次常务会议通过了《医疗用毒性药品管理办法》，同年 12 月 27 日，中华人民共和国国务院令第 23 号发布。该管理办法共 14 条。

（一）医疗用毒性药品的定义

医疗用毒性药品（以下简称"毒性药品"），系指毒性剧烈、治疗剂量与中毒剂量相近，使用不当会致人中毒或死亡的药品。

（二）医疗用毒性药品的分类

1. 毒性中药品种（28 种）

砒石（红砒、白砒）、砒霜、水银、马前子、生川乌、生草乌、生白附子、生附子、生半夏、生南星、生巴豆、斑蝥、青娘虫、红娘虫、生甘遂、生狼毒、生藤黄、生千金子、生天仙子、闹阳花、雪上一枝蒿、白降丹、蟾酥、洋金花、红粉、轻粉、雄黄。

2. 西药毒药品种（11 种）

去乙酰毛花苷 C、阿托品、洋地黄毒苷、氢溴酸后马托品、三氧化二砷、毛果芸香碱、升汞、水杨酸毒扁豆碱、亚砷酸钾、氢溴酸东莨菪碱、士的宁。

### 二、监督管理部门及监管措施

（一）生产管理

毒性药品年度生产、收购、供应和配制计划，由省、自治区、直辖市药品监督管理部门根据医疗需要制定下达给指定的毒性药品生产、收购、供应单位，并抄报国家食品药品监督管理局和国家中医药管理局。生产单位不得擅自改变生产计划，自行销售。

药厂必须由医药专业人员负责生产、配制和质量检验，并建立严格的管理制度，严防与其他药品混杂。每次配料，必须经 2 人以上复核无误，并详细记录每次生产所用原料和成品数，经手人要签字备查。所有工具、容器要处理干净，以防污染其他药品。标示量要准确无误，包装容器要有毒药标志。

凡加工炮制毒性中药，必须按照《中华人民共和国药典》或者省级药品监督管理部门制定的《炮制规范》的规定进行。药材符合药用要求的，方可供应、配方和用于中成药生产。

生产毒性药品及其制剂，必须严格执行生产工艺操作规程，在本单位药品检验人员的监督下准确投料，并建立完整的生产记录，保存 5 年备查。

在生产毒性药品过程中产生的废弃物，必须妥善处理，不得污染环境。

（二）收购与经营管理

毒性药品的收购、经营，由各级药品监督管理部门指定的药品经营单位负责；配方用药由国有药店、医疗单位负责。其他任何单位或者个人均不得从事毒性药品的收购、经营和配方业务。

收购、经营毒性药品的单位必须建立健全保管、验收、领发、核对等制度；严防收假、发错，严禁与其他药品混杂，做到划定仓间或仓位，专柜加锁并由专人保管。

科研和教学单位所需的毒性药品，必须持本单位的证明信，经单位所在地县以上卫生行政部门批准后，供应部门方能发售。

群众自配民间单、秘、验方需用毒性中药，购买时要持有本单位或者城市街道办事处、乡（镇）人民政府的证明信，供应部门方可发售。每次购用量不得超过 2 日极量。

（三）使用管理

使用毒性药品的单位也必须建立健全保管、验收、领发、核对等制度，严防收假、发错，严禁与其他药品混杂，做到划定仓间或仓位，专柜加锁并由专人保管。

医疗单位供应和调配毒性药品，凭医生签名的正式处方。国有药店供应和调配毒性药品，凭盖有医生所在的医疗单位公章的正式处方。每次处方剂量不得超过 2 日极量。

调配处方时，必须认真负责，计量准确，按医嘱注明要求，并由配方人员及具有药师以上技术职称的复核人员签名盖章后方可发出。对处方未注明"生用"的毒性中药，应当给予炮制品。如发现处方有疑问时，须经原处方医生重新审定后再行调配。取药后处方保存 2 年备查。

（四）包装与运输管理

毒性药品的包装容器上必须印有毒药标志。在运输毒性药品的过程中，应当采取有效措施，防止发生事故。

（五）罚则

对违反规定，擅自生产、收购、经营毒性药品的单位或者个人，由县以上卫生行政部门没收其全部毒性药品，并处以警告或按非法所得的 5～10 倍罚款。情节严重、致人伤残或死亡，构成犯罪的，由司法机关依法追究其刑事责任。

# 第三节　放射性药品管理

## 一、放射性药品的定义及分类

（一）放射性药品的定义

放射性药品是指用于临床诊断或者治疗的放射性核素制剂或者其标记药物。

（二）放射性药品的分类

1. 按核素分类：一类是放射性核素本身即是药物的主要组成部分，如碘（$^{131}I$）、碘（$^{125}I$）等，是利用其本身的生理、生化或理化特性以达到诊断或治疗的目的；另一类是利用放射性核素标记的药物如碘（$^{131}I$）-邻碘马尿酸钠，其示踪作用是通过被标记物本身的代谢过程来体现的。

2. 按医疗用途分类：放射药品主要用于诊断治疗，即利用放射性药品对人体各脏器进行功能、代谢的检查以及动态或静态的体外显像，如甲状腺吸碘（$^{131}I$）试验、碘（$^{131}I$）—邻碘马尿酸钠肾图及甲状腺、脑、肝、肾显像等；少量用于治疗如碘（$^{131}I$）治疗甲亢、磷（$^{32}P$）、锶（$^{90}Sr$）敷贴治疗皮肤病等。

### 二、监督管理部门及监管措施

（一）研制管理

放射性药品的年度研制计划，研制单位应当报送核工业总公司备案，并报所在地的省级药品监督管理部门，经药品监督管理部门汇总后，报国家食品药品监督管理局备案。

放射性药品依照《药品注册管理办法》进行申报。

（二）生产与经营管理

放射性药品的生产、供销业务由核工业总公司统一管理。放射性药品生产、经营企业，必须向核工业总公司报送年度生产、经营计划，并抄报国家食品药品监督管理局。

国家根据需要，对放射性药品实行合理布局、定点生产。申请开办放射性药品生产、经营的企业，应征得核工业总公司的同意后，方可按照有关规定办理筹建手续。

开办放射性药品生产、经营企业，必须具备《药品管理法》规定的条件，符合国家的放射卫生防护基本标准，并履行环境影响报告的审批手续，经审查同意，由所在省级药品监督管理部门发给"放射性药品生产企业许可证"、"放射性药品经营企业许可证"。无许可证的生产、经营企业，一律不准生产、销售放射性药品。

"放射性药品生产企业许可证"、"放射性药品经营企业许可证"的有效期为 5 年，期满前 6 个月，放射性药品生产、经营企业应当分别向原发证的行政部门重新提出申请，按上述审批程序批准后，换发新证。

放射性药品生产、经营企业，必须配备与生产、经营放射性药品相适应的专业技术人员，具有安全防护和废气、废物、废水处理等设施，并建立严格的质量管理制度。

放射性药品生产、经营企业，必须建立质量检验机构，严格实行生产全过程的质量控制和检验。产品出厂前，须经质量检验。符合国家药品标准的产品方可出厂，不符合标准的产品一律不准出厂。

经国家食品药品监督管理局审核批准的含有短半衰期放射性核素的药品，可以边检验边出厂，但发现质量不符合国家药品标准时，该药品的生产企业应当立即停止生产、销售，并立即通知使用单位停止使用，同时报告国家食品药品监督管理局和核工业总公司。

（三）使用管理

医疗单位设置核医学科、室（同位素室），必须配备与其医疗任务相适应的并经核医学技术培训的技术人员。非核医学专业技术人员未经培训，不得从事放射性药品使用工作。

医疗单位使用放射性药品，必须符合国家放射性同位素卫生防护管理的有关规定，所在地的省级公安、环保、药品监督管理部门，应当根据医疗单位核医疗技术人员的水平、设备条件，核发相应等级的"放射性药品使用许可证"，无许可证的医疗单位不得临床使用放射性药品。

"放射性药品使用许可证"有效期为 5 年，期满前 6 个月，医疗单位应当向原发证的行政部门重新提出申请，经审核批准后，换发新证。

持有"放射性药品使用许可证"的医疗单位，在研究配制放射性制剂并进行临床验证前，应当根据放射性药品的特点，提出该制剂的药理、毒性等资料，由省、自治区、直辖市药品监督管理部门批准，并报国家食品药品监督管理局备案。该制剂只限本单位内使用。

持有"放射性药品使用许可证"的医疗单位，必须负责对使用的放射性药品进行临床质量检验，收集药品不良反应等项工作，并定期向所在地药品监督管理部门报告。由省、自治区、直辖市药品监督管理部门汇总后国家食品药品监督管理局。

放射性药品使用后的废物（包括患者排出物），必须按国家有关规定妥善处置。

（四）包装、运输和进出口管理

1. 包装

放射性药品的包装必须安全实用，符合放射性药品质量要求，具有与放射性剂量相适应的防护装置。包装必须分内包装和外包装两部分，外包装必须贴有商标、标签、说明书和放射性药品标志，内包装必须贴有标签名册。

标签必须注明药品品名、放射性比活度、装量。

说明书除注明前款内容外，还须注明生产单位、批准文号、批号、主要成分、出厂日期、放射性核素半衰期、适应证、用法、用量、禁忌证、有效期和注意事项等。

2. 运输

放射性药品的运输，按国家运输、邮政等部门制定的有关规定执行。

严禁任何单位和个人随身携带放射性药品乘坐公共交通运输工具。

3. 进出口

放射性药品的进出口业务，由对外经济贸易部指定的单位，按照国家有关对外贸易的规定办理。

进出口放射性药品，应当报国家食品药品监督管理部门审批同意后，方得办理进出口手续。进口的放射性药品品种，必须符合我国的药品标准或者其他药用要求。

进口放射性药品，必须经中国药品生物制品检定所或者国家食品药品监督管理局授权的药品检验所抽样检验；检验合格的，方准进口。

对于经国家食品药品监督管理局审核批准的短半衰期放射性核素的药品，在保证安全使用下，可以采取边进口检验，边投入使用的办法。进口检验单位发现药品质量不符合要求时，应当立即通知使用单位停止使用，并报告国家食品药品监督管理局和核工业总公司。

（五）罚则

对违反规定的单位或者个人，由县以上药品监督管理部门，按照《药品管理法》和有关法规的规定处罚。

# 自学指导

**【重点难点】**

1. 定义和分类

特殊管理药品包括：医疗用毒性药品、麻醉药品、精神药品、放射性药品。麻醉和精神药品依据《麻醉药品和精神药品管理条例》，医疗用毒性药品依据《医疗用毒性药品管理办法》，放射性药品依据《放射性药品管理办法》进行定义和分类管理。

2. 监督管理部门及监管措施

麻醉药品、精神药品、放射性药品、医疗用毒性药品大致可以分为种植、实验研究和生产、经营、使用、储存和运输管理、监督几个环节进行监管。

【复习思考题】

1. 名词解释：麻醉药品、精神药品、医疗用毒性药品、放射性药品。
2. 试述特殊管理药品的监督管理部门及监管措施。

# 第十四章  中药管理

【目的要求】

1. 熟悉中药的概念及作用。
2. 掌握《中药品种保护条例》、《野生药材管理条例》与《中药材生产质量管理规范（试行）》的主要内容。

【自学时数】

1 学时。

中药是指在中医基础理论指导下用以预防诊断和治疗疾病的药用物质。中药在人们防病治病中具有不可替代的作用，中药的资源优势、疗效优势、预防保健优势及市场前景越来越被国际上认可，对促进世界医药科学的发展和人类健康产生了积极影响。我国为了加强对中药的管理，促进中药事业的发展，先后颁布实施了一系列与中药相关的法律法规。本章将阐述《中药品种保护条例》、《野生药材资源保护管理条例》和《中药材生产质量管理规范（试行）》（自学内容）的主要内容。

## 第一节  中药的概念及其作用

### 一、中药的概念

中药是指在中医基础理论指导下预防诊断和治疗疾病的药用物质，包含中药材、中药饮片、中成药、民族药。

1. 中药材

指来源于药用植物、动物和矿物及其加工品，可切制成饮片，共调配中医处方煎服，或磨成细粉服用，或调敷外用，是供中药企业生产中药成方制剂或制药工业提取有效化学成分的原料药。

2. 中药饮片

指经过加工炮制的中药材，可直接用于调配或制剂。

3. 中成药

指临床反复使用，安全有效，剂型固定，并采取合理工艺制备成质量稳定可控，经批准依法生产的成方中药制剂，其剂型有丸、散、膏、丹、露、酒、锭、片剂、冲剂、糖浆等。

4. 民族药

指我国少数民族使用的，以本民族传统医药理论和实践为指导的药物，如藏药、蒙药等。

## 二、中药的作用

中医药对中华民族的繁衍昌盛起到重大的作用，至今仍是我国医疗卫生保健体系的重要组成部分。自古以来，中医中药是一个不可分割的整体，中药是中医用以防治疾病的主要武器，是中医赖以存在的物质基础。中药在医疗实践中得到发展，中药的发展又丰富了中医临证的内容，也促进了中医理论的发展。同时，中医药和现代医药互为补充，共同承担保护人民健康、提高人口素质的战略任务。在我国广大农村和城镇，中药（包括民族药）有着深厚的群众基础，受到人们的喜爱和信赖。在东南亚、港澳地区以及欧美国家中的华人居住区，中药以其毒副作用低以及在心、脑血管疾病及肿瘤、艾滋病等防治方面的优势亦受到欢迎。因此，中药的资源优势、疗效优势、预防保健优势及市场前景越来越被国际上认可，对促进世界医药科学的发展和人类健康产生了积极影响。

# 第二节 中药品种保护条例

为了提高中药品种的质量，保护中药生产企业的合法权益，促进中药事业的发展，1992年国务院颁布了《中药品种保护条例》。该条例 1993 年 1 月 1 日实施。

## 一、中药品种保护条例的适用范围及管理部门

1. 《条例》适用范围

中国境内生产制造的中药品种，包括中成药、天然药物的提取物及其制剂和中药人工制品适用本条例。申请专利的中药品种，依照专利法的规定办理，不适用本条例。

2. 监督管理部门

国务院卫生行政部门负责全国中药品种保护的监督管理工作。国家中药生产经营主管部门协同管理全国中药品种的保护工作。

## 二、中药保护品种等级的划分和审批

受保护的中药品种，必须是列入国家药品标准的品种。经国务院卫生行政部门认定，列为省、自治区、直辖市药品标准的品种，也可以申请保护。受保护的中药品种分为一、二级。

1. 申请中药一级保护品种应具备的条件

（1）对特定疾病有特殊疗效的；

（2）相当于国家一级保护野生药材物种的人工制成品；

（3）用于预防和治疗特殊疾病的。

2. 申请中药二级保护品种应具备的条件

（1）符合上述一级保护的品种或者已经解除一级保护的品种；

（2）对特定疾病有显著疗效的；

（3）从天然药物中提取的有效物质及特殊制剂。

国务院卫生行政部门批准的新药，按照国务院卫生行政部门规定的保护期给予保护；其中，符合申请一级、二级保护条件规定的，在国务院卫生行政部门批准的保护期限届满前6个月，可以重新依照中药品种保护条例的规定申请保护。

### 三、申请中药品种保护的程序

#### 1. 申请

中药生产企业对其生产的符合规定的中药品种，可以向所在地省、自治区、直辖市中药生产经营主管部门提出申请，经中药生产经营主管部门签署意见后转送同级卫生行政部门，由省、自治区、直辖市卫生行政部门初审签署意见后，报国务院卫生行政部门。特殊情况下，中药生产企业也可以直接向国家中药生产经营主部门提出申请，由国家中药生产经营主管部门签署意见后转送国务院卫生行政部门，或者直接向国务院卫生行政部门提出申请。

#### 2. 审评

国务院卫生行政部门委托国家中药品种保护审评委员会负责对申请保护的中药品种进行审评。国家中药品种保护审评委员会应当自接到申请报告书之日起6个月内做出审评结论。

#### 3. 批准

根据国家中药品种保护审评委员会的审评结论，由国务院卫生行政部门征求国家中药生产经营主管部门的意见后决定是否给予保护。批准保护的中药品种，由国务院卫生行政部门发给《中药保护品种证书》。国务院卫生行政部门负责组织国家中药品种保护审评委员会，委员会成员由国务院卫生行政部门与国家中药生产经营主管部门协商后，聘请中医药方面的医疗、科研、检验及经营、管理专家担任。申请中药品种保护的企业，应当按照国务院卫生行政部门的规定，向国家中药品种保护审评委员会提交完整的资料。对批准保护的中药品种以及保护期满的中药品种，由国务院卫生行政部门在指定的专业报刊上予以公告。

### 四、中药保护品种的保护

#### 1. 中药一级保护品种

中药一级保护品种保护期分别为30年、20年、10年，中药一级保护品种的处方组成、工艺制法，在保护期限内由获得《中药保护品种证书》的生产企业和有关的药品生产经营主管部门、卫生行政部门及有关单位和个人负责保密，不得公开。负有保密责任的有关部门、企业和单位应当按照国家有关规定，建立必要的保密制度。违反规定，造成泄密的责任人员，由其所在单位或者上级机关给予行政处分；构成犯罪的，依法追究刑事责任。向国外转让中药一级保护品种的处方组成、工艺制法的，应当按照国家有关的保密规定办理。中药一级保护品种因特殊情况需要延长保护期限的，由生产企业在该品种保护期满前6个月，依照规定的程序申报。延长的保护期限由国务院卫生行政部门根据国家中药品种保护审评委员会的审评结果确定；但是，每次延长的保护期限不得超过第一次批准的保护期限。

#### 2. 中药二级保护品种

中药二级保护品种保护期为7年，保护期满后可以延长7年。申请延长保护期的中药二级保护品种，应当在保护期满前6个月，由生产企业依照规定的程序申报。被批准保护的中药品种，在保护期内限于由获得《中药保护品种证书》的企业生产；但是，另有规定的除外。违反规定，擅自仿制中药保护品种的，由县级以上卫生行政部门以生产假药依法论处。伪造《中药品种保护证书》及有关证明文件进行生产、销售的，由县级以上卫生行政部门没收其全部有关药品及违法所得，并可以处以有关药品正品价格3倍以下罚款。上述行为构成犯罪的，由司法机关依法追究刑事责任。国务院卫生行政部门批准保护的中药品种如果在批准前是由多家企业生产的，其中未申请《中药保护品种证书》的企业应当自公告发布之日起6个月内向国务院卫生行政部门申报，并依照规定提供有关资料，由国务院卫生行政部门指定药品检验机构对该申报品种进行同品种的质量检验。国务院卫生行政部门根据检验结果，可以采取以下措施：

（1）对达到国家药品标准的，经征求国家中药生产经营主管部门意见后，补发《中药保护品种证书》。

（2）对未达到国家药品标准的，依照药品管理的法律、行政法规的规定撤销该中药品种的批准文号。对临床用药紧缺的中药保护品种，根据国家中药生产经营主管部门提出的仿制建议，经国务院卫生行政部门批准，由仿制企业所在地的省、自治区、直辖市卫生行政部门对生产同一中药保护品种的企业发放批准文号。该企业应当付给持有《中药保护品种证书》并转让该中药品种的处方组成、工艺制法的企业合理的使用费，其数额由双方商定；双方不能达成协议的，由国务院卫生行政部门裁决。生产中药保护品种的企业及中药生产经营主管部门，应当根据省、自治区、直辖市卫生行政部门提出的要求，改进生产条件，提高品种质量。中药保护品种在保护期内向国外申请注册的，须经国务院卫生行政部门批准。

# 第三节 野生药材资源保护管理条例

为了保护和合理利用野生药材资源，适应人民医疗保健事业的需要，国务院于1987年10月30日颁布《野生药材资源保护管理条例》（以下简称《条例》）。

## 一、野生药材资源保护的适用范围及其原则

### 1. 适用范围
在我国境内采猎、经营野生药材的任何单位或个人，除国家另有规定外，都必须遵守本条例。

### 2. 原则
国家对野生药材资源实行保护、采猎相结合的原则，并创造条件开展人工种养。

## 二、野生药材物种的分级及其品种名录

国家重点保护的野生药材物种分为三级管理。

一级保护野生药材物种：系指濒临灭绝状态的稀有珍贵野生药材物种。

二级保护野生药材物种：系指分布区域缩小，资源处于衰竭状态的重要野生药材物种。

三级保护野生药材物种：系指资源严重减少的主要常用野生药材物种。

国家重点保护的野生药材物种名录共收载了野生药材物种76种，中药材43种。其中一

级保护的野生药材物种 4 种，中药材 4 种；二级保护的野生药材物种 27 种，中药材 17 种；三级保护的野生药材物种 45 种，中药材 22 种。

**国家重点保护的野生药材名录**

| 等　　级 | 名　　　称 |
|---|---|
| 一级保护药材 | 虎骨（已被禁止贸易）、豹骨、羚羊角、鹿茸（梅花鹿） |
| 二级保护药材 | 鹿茸（马鹿）、麝香（3个品种）、熊胆（2个品种）、穿山甲、蟾酥（2个品种）、蛤蟆油、金钱白花蛇、乌梢蛇、蕲蛇、蛤蚧、甘草（3个品种）、黄连（3个品种）、人参、杜仲、厚朴（2个品种）、黄柏（2个品种）、血竭 |
| 三级保护药材 | 川贝母（4个品种）、伊贝母（2个品种）、刺五加、黄芩、天冬、猪苓、龙胆（4个品种）、防风、远志（2个品种）、胡黄连、肉苁蓉、秦艽（4个品种）、细辛（3个品种）、紫草、五味子（2个品种）、蔓荆子（2个品种）、诃子（2个品种）、山茱萸、石斛（5个品种）、阿魏（2个品种）、连翘、羌活（2个品种） |

### 三、野生药材资源保护管理的具体制度

1. 对一级保护野生药材物种的管理

禁止采猎一级保护野生药材物种。一级保护野生药材物种属于自然淘汰的，其药用部分由各级药材公司负责经营管理，但不得出口。

2. 对二、三级保护野生药材物种的管理

采猎、收购二、三级保护野生药材物种必须按照批准的计划执行。采猎者必须持有采药证，需要进行采伐或狩猎的，必须申请采伐证或狩猎证。不得在禁止采猎区、禁止采猎期采猎二、三级保护野生药材物种，并不得使用禁用工具进行采猎。二、三级保护野生药材物种属于国家计划管理的品种，由中国药材公司统一经营管理，其余品种由产地县药材公司或其委托单位按照计划收购。二、三级保护野生药材物种的药用部分，除国家另有规定外，实行限量出口。

3. 罚则

违反采猎、收购、保护野生药材物种规定的单位或个人，由当地县以上药品监督管理部门会同同级有关部门没收其非法采猎的野生药材及使用工具，并处以罚款。

违反规定，未经野生药材资源保护管理部门批准进入野生药材资源保护区从事科研、教学、旅游等活动者，当地县以上药品监督管理部门和自然保护区主管部门有权制止，造成损失的，必须承担赔偿责任。

违反保护野生药材物种收购、经营、出口管理的，由工商行政管理部门或有关部门没收其野生药材和全部违法所得，并处以罚款。

保护野生药材资源管理部门的工作人员徇私舞弊的，由所在单位或上级管理部门给予行政处分，造成野生药材资源损失的，必须承担赔偿责任。

破坏野生药材资源情节严重，构成犯罪的，由司法机关依法追究刑事责任。

# 第四节　《中药材生产质量管理规范（试行）》

《中药材生产质量管理规范（试行）》（Good Agricultural Practice，简称为 GAP），于2002 年 3 月 18 日经国家药品监督管理局局务会审议通过，2002 年 4 月 17 日以第 32 号局令发布，自 2002 年 6 月 1 日起施行。

## 一、GAP 框架

GAP 共十章五十七条，其内容涵盖了中药材生产的全过程，是中药材生产和质量管理的基本准则。其框架为：

第一章　总　　则
第二章　产地生态环境
第三章　种质和繁殖材料
第四章　栽培与养殖管理
第五章　采收与初加工
第六章　包装、运输与贮藏
第七章　质量管理
第八章　人员和设备
第九章　文件管理
第十章　附则

## 二、GAP 主要内容介绍

1. 产地生态环境

中药材生产企业按照中药材产地适宜性优化原则，因地制宜，合理布局。中药材产地的环境如空气、土壤、灌溉水、动物饮用水应符合国家相应标准。药用动物养殖企业应满足动物种群对生态因子的需求及与生活、繁殖相适应的条件。

2. 种质和繁殖材料

对生产中药材采用的物种的种名、亚种、变种或品种应准确鉴定。种子、菌种和繁殖材料在生产、储运过程中应实行检验和检疫制度，应按动物习性进行药用动物的引种及驯化。加强中药材良种选育、配种工作，建立良种繁殖基地，保护药用动植物种质资源。

3. 药用植物栽培管理

根据药用植物生产发育要求确定栽培区域，制定种植规程。根据其营养特点及土壤的供肥能力，确定施肥种类、时间和数量，施用肥料的种类以有机肥为主，允许施用经充分腐熟达到无害化卫生标准的农家肥；根据药用植物不同生长发育时期的需水规律及气候条件、土壤水分状况，适时、合理灌溉和排水，根据其生长发育特性和不同的药用部位，加强田间管理，及时采取打顶、摘蕾、整枝、修剪、覆盖遮荫等栽培措施，调控植株生长发育，提高药材产量，保护质量稳定。药用植物病虫害的防治采取综合措施，必须施用农药时，采用最小有效剂量并选用高效、低毒、低残留农药，以降低其残留和重金属污染，保护生态环境。

### 4. 药用动物养殖管理

根据药用动物生存环境、食性、行为特点及对环境的适应能力等，确定相应的养殖方式和方法，制定相应的养殖规程和管理制度。根据药用动物的季节活动、昼夜活动规律及不同生长周期和生理特点，科学配制饲料，定时定量投喂。适时适量地补充精料、维生素、矿物质及其他必要的添加剂，不得添加激素、类激素等添加剂。饲料及添加剂应无污染。药用动物养殖应视季节、气温、通气等情况，确定给水的时间及次数。草食动物应尽可能通过多食青绿多汁的饲料补充水分。根据药用动物栖息、行为等特性，建造具有一定空间的固定场所及必要的安全设施。养殖环境应保持清洁卫生，建立消毒制度，并选用适当消毒剂对动物的生活场所、设备等进行定期消毒。加强对进入养殖场所人员的管理。药用动物的疫病防治，应以预防为主，定期接种疫苗。合理划分养殖区，对群饲药用动物要有适当密度。发现患病动物，应及时隔离。传染病患动物应处死，火化或深埋。禁止将中毒、感染疫病的药用动物加工成中药材。

### 5. 采收与初加工

野生或半野生药用动植物的采集应坚持"最大持续产量"原则，应有计划地进行野生抚育、轮采与封育，以利生物的繁衍与资源的更新。根据产品质量及植物单位面积产量或动物养殖数量，并参考传统采收经验等因素确定适宜的采收时间（包括采收期、采收年限）和方法。采收机械、器具应保持清洁、无污染，存放在无虫鼠害和禽畜的干燥场所。采收及初加工过程中应尽可能排除非药用部分及异物，特别是杂草及有毒物质，剔除破损、腐烂变质的部分。药用部分采收后，经过拣选、清洗、切制或修整等适宜的加工，需干燥的应采用适宜的方法和技术迅速干燥，并控制温度和湿度，使中药材不受污染，有效成分不被破坏。鲜用药材可采用冷藏、砂藏、罐贮、生物保鲜等适宜的保鲜方法，尽可能不使用保鲜剂和防腐剂。如必须使用时，应符合国家对食品添加剂的有关规定。加工场地应清洁、通风，具有遮阳、防雨和防鼠、虫及禽畜的设施。地道药材应按传统方法进行加工。如有改动，应提供充分试验数据，不得影响药材质量。

### 6. 包装、运输与贮藏

包装前应检查并清除劣质品及异物。包装应按标准操作规程操作，并有批包装记录，其内容应包括品名、规格、产地、批号、重量、包装工号、包装日期等。所使用的包装材料应是清洁、干燥、无污染、无破损，并符合药材质量要求。在每件药材包装上，应注明品名、规格、产地、批号、包装日期、生产单位，并附有质量合格的标志。易破碎的药材应使用坚固的箱盒包装；毒性、麻醉性、贵细药材应使用特殊包装，并应贴上相应的标记。药材批量运输时，不应与其他有毒、有害、易串味物质混装。运载容器应具有较好的通气性，以保持干燥，并应有防潮措施。药材仓库应通风、干燥、避光，必要时安装空调及除湿设备，并具有防鼠、虫、禽畜的措施。地面应整洁、无缝隙、易清洁。药材应存放在货架上，与墙壁保持足够距离，防止虫蛀、霉变、腐烂、泛油等现象发生，并定期检查。在应用传统贮藏方法的同时，应注意选用现代贮藏保管新技术、新设备。

### 7. 质量管理

生产企业应设质量管理部门，并对该部门的主要职责做了明确规定。药材在包装前，质量检验部门应对每批药材按照国家规定或常规的标准进行检验。检验项目应至少包括药材性状与鉴别、杂质、水分、灰分与酸不溶性灰分、浸出物、指标性成分或有效成分含量。农药残留量、重金属及微生物限度应符合国家标准和有关规定。不合格的中药材不得出场和销售。

8. 人员和设备

生产企业的技术负责人应有药学或农学、畜牧学等相关专业的大专以上学历，并有药材生产实践经验。质量管理部门负责人应有大专以上学历，并有药材质量管理经验。从事中药材生产的人员均应具有基本的中药学、农学或畜牧学常识，并经生产技术、安全及卫生学知识培训。从事田间工作的人员应熟悉栽培技术，特别是农药的施用及防护技术；从事养殖的人员应熟悉养殖技术。从事加工、包装、检验人员应定期进行健康检查，患有传染病、皮肤病或外伤性疾病等不得从事直接接触药材的工作。生产企业应配备专人负责环境卫生及个人卫生检查。对从事中药材生产的有关人员应定期培训与考核。中药材产地应设厕所或盥洗室，排出物不应对环境及产品造成污染。生产企业生产和检验用的仪器、仪表、量具、衡器等其适用范围和精密度应符合生产和检验的要求，有明显的状态标志，并定期校验。

9. 文件管理

生产企业应有生产管理、质量管理等标准操作规程。每种中药材的生产全过程均应详细记录，必要时可附图片、图像。所有原始记录、生产计划及执行情况、合同及协议书均应存档，至少保存 5 年。档案资料应由专人保管。

10. 附则

主要对本规范所用术语中药材、中药材生产企业、最大持续产量、地道药材、种子、菌种和繁殖材料、病虫害综合防治、半野生药用动植物进行了解释。

# 自学指导

【重点难点】

中药是指在中医基础理论指导下用以防病治病的药物，其包括中药材、中药饮片、中成药、民族药。与中药管理相关的制度主要有《中药品种保护条例》、《野生药材资源保护管理条例》和《中药材生产质量管理规范（试行）》。

《中药品种保护条例》对中药品种建立了分级保护制度，对提高中药品种的质量，保护中药生产企业的合法权益，促进中药事业的发展有着重要意义。

《野生药材资源保护管理条例》确立对野生药材资源实行保护、采猎相结合的原则，并将野生药材物种分为三级进行保护。

《中药材生产质量管理规范》简称 GAP，其内容广泛、复杂，涉及多个学科，其内容主要围绕药材质量及可能影响药材质量的内、外在因素的调控，核心是规范生产过程以保证药材的质量稳定、可控。

【复习思考题】

1. 简述中药材、中药饮片、中成药的概念。
2. 简述中药保护品种的范围及等级划分制度。
3. 简述野生药材物种分级管理制度

# 第十五章　医药知识产权保护

## 【目的要求】

1. 掌握专利药品的概念、授予药品专利权的实质性条件及申请的程序、药品商标的分类和注册。
2. 熟悉药品知识产权保护的几种形式、专利权人的权利和义务、驰名商标的认定。
3. 了解专利制度及其起源、药品专利国际申请。

## 【自学时数】

5学时。

医药知识产权是指，一切可直接通过现行知识产权制度予以保护的利用现代医学、药学理论方法和化学技术、生物学技术等现代科学技术手段发现或获得的物质的有关权利。而最具代表性的即利用现代医学或药学开发出来的西药的知识产权保护，通常我们把它直接称为药品知识产权保护。

我国的药品知识产权保护一般涉及药品专利保护、商标保护、著作权保护和商业秘密保护。而作为其中保护力度最强的专利保护，必须具备新颖性、创造性和实用性，而且需要经过严格的审查授权程序，而这一点区别于著作权一经产生即受法律保护的模式。为了区分不同的药品及其服务的来源，创造有利于提升制药企业的商业信誉的机制，药品商标权保护显的极其重要。

## 第一节　我国的医药知识产权保护体系

### 一、医药知识产权

"知识产权"的概念来自英文"intellectualproperty"，我国法学界曾长期翻译为"智力成果权"。1986年《中华人民共和国民法通则》颁布后，才开始通用"知识产权"的称谓。我国台湾地区则把知识产权称为"智慧财产权"。知识产权是产生于精神领域的非物质的财产权，它所涉及的范围较广，几乎涵盖了人类所有的智力活动范围。

世界知识产权组织1967年7月14日在斯德哥尔摩签订的《成立世界知识产权组织公约》第2条第8款，以列举式方式将知识产权概括为著作权、专利权、科学发现、外观设计、商标、反不正当竞争等权利。

医药知识产权是指，一切可直接通过现行知识产权制度保护的利用现代医学、药学理论方法和化学技术、生物学技术等现代科学技术手段发现或获得的物质的有关权利。而最具代表性的即利用现代医学或药学开发出来的西药，通常我们把它直接称为药品知识产权。

医药领域是一个特殊的技术领域，药品是一种特殊的商品。由药品的研发、生产经营和监督管理关系到国计民生，而药品的知识产权保护又与药品的研究开发和生产经营密切相关。因此各国都十分重视该领域的知识产权保护。

### 二、我国的药品知识产权保护体系

1. 专利保护

专利保护的对象主要是药品及生物技术领域的新的发明创造，即技术创新。专利保护被称为是药品知识产权保护最强有力的保护方式之一，其包括新开发的原料药即新的化合物活性成分或提取物、新的药物制剂或复方、新的制备工艺或其改进及新的医药用途等。

药品的发明创造一般分为药品产品发明和药品方法发明。药品方法发明包括方法和用途发明，方法发明可以在一定程度上弥补产品发明不授予专利权的不足，例如对于已知化学物质被发现药物活性而导致的发明，因为物质本身不具备新颖性，但通过对其新用途申请专利还是可以获得效力较弱的方法专利保护。而如果发现一种新的适应证，则可以就该药物制剂本身申请产品专利和适应新的适应证申请用途方法专利。

就专利的保护期而言，我国发明专利权的期限为 20 年，自申请日起计算。

2. 商标保护

药品商标保护的对象是药品经营或者销售中为了区别不同厂家生产的同一通用名药品商品的可视性标志，其注册条件是没有他人在所申请保护的国家或地区在同一种商品或者类似商品上注册过相同或近似的商标。

通常来说，一个药品由药品的通用名和药品的商品名组成。药品的通用名是国家药典或药品标准采用的法定名称，一般直接表现为该药品的化学组成成分名。不具有区分性，即不同的生产厂家均可以使用药品的通用名。而药品的商品名则是区分不同生产厂家而言的，不同生产厂家都能生产同一种药品具有不同的商品名。而这个商品名经过注册就可以成为商标名，商品名一经注册即具有专属性，受到法律的保护。任何单位或个人未经商标所有者同意不得擅自在同一种商品或类似商品上使用或注册相同或相近似的商标。

但有时药品的商品名也会因为使用或管理不当导致商品名沦为通用名，失去其显著性，不具有商标保护的意义。如阿司匹林原先就是感冒药的商标名称，后来由于管理和使用不当沦为感冒药的代名词，退化为感冒药的通用名称，失去了商标所要求的显著性和区分来源的功能。

注册商标的有效期为 10 年，商标到期之前 6 个月可申请续展，每次续展有效期为 10 年。

3. 著作权保护

著作权也称版权，是指作者对其自己创作的文学、艺术和科学创作作品依法享有的人身权和财产权的民事权利，其保护对象是文学、艺术和科学作品。例如具有独创性和可复制性的医学专著或论文等。如果药品使用说明书在文字组合上具有独创性，而且广告用语亦凸显出与其他药品广告明显不同的特点等，则也可以受著作权保护。

药品研发过程中，一些公开发表在药物杂志上的关于药品实验、功效及临床应用的文章可以受到著作权的保护，其公开的实验数据、毒理学及临床药理学的数据可以获得著作权的保护，他人未经许可不得擅自使用其实验数据。

4. 商业秘密保护

商业秘密通常是不为公众所知悉、能为权利人带来经济利益、具有实用性并经权利人采取保密措施的技术信息和经济信息，例如某些药品的配方、制备或提取工艺、原料来源、销售渠道等。

通过商业秘密保护，可以在不公开其技术秘密的条件下保护具有很高的商业价值的制药技术。但作为药品，极易被他人反向工程进行技术披露，一旦被他人公开其技术即进入公有领域，无法再受到知识产权法的保护。

## 第二节 药品专利保护

### 一、专利的概念

"专利"一词是从英语 Patent 一词翻译过来的，其来自拉丁文 Letters Patent，意为公开的信件或公共文献，是中世纪君主用来颁布某种特权的证明。据韦氏大学词典（Merriam-Webster's Collegiate Dictionary）的解释，专利（Patent）一词有两个含义，其一指特定权力，即某种发明的独占权或控制权；其二为官方文件，记录发明人在一定时期内对一项发明所具有的制造、使用和销售的独占权。因此专利既可理解为专利权又可理解为专利文献。但在实践中专利一般是"专利权"的简称，它是指一项发明创造，即发明、实用新型或外观设计向有关部门提出申请，经依法审查合格后，向专利申请人授予的在规定时间内对该项发明创造的专有权。本文所指的专利在无特殊说明的情况下即指专利权，指专利权人依据《专利法》所拥有的权利，即在专利的有效期内，专利权人所享有的排他性的权利，他人不得未经许可擅自为经营目的而实施。

### 二、专利制度

在当代，专利制度已成为一个国家促进科技、经济和社会发展的重要制度之一。专利制度是一种管理科学技术的法律制度，它是随着科学技术和商品经济的发展而产生、发展起来的制度。简单地说，专利制度是依照专利法，通过授予专利权和公开发明创造，推动技术进步、创新以及经济发展的法律制度。

### 三、专利制度的起源

专利制度源于中世纪的欧洲，威尼斯是世界上最早实行专利制度、最早颁布专利法的国家。1474 年颁布了世界上第一部最接近现代专利制度的法律。之所以仍不能把它称为专利法，主要是因为它的出发点是把工艺师们的技艺当做准技术秘密加以保护，而 Patent 本身则是"公开"的意思。

17 世纪初期，随着新兴资产阶级力量的不断壮大，新兴资产阶级代表开始尝试以立法来取代由君主赐予特权的传统，而这最终促成了 1623 年英国《垄断法》（The Statute of

Monopolies）的颁布，这个法律被认为是世界上第一部现代意义的专利法，它宣布了以往君主所授予的发明人的特权一律无效。它规定了发明专利权的主体、客体、可以取得专利的发明主题、取得专利的条件、专利有效期以及在什么情况下专利权将被宣布无效等。后来各国专利立法基本上都是参考此蓝本进行制定的，其中许多原则和定义一直沿用至今。

我国近代专利制度出现在清朝光绪年间。1882 年，光绪皇帝批准郑观应等人创建的上海机器织布局的机器织布工艺以十年专利，这是我国历史上第一个专利。1898 年，清政府颁布了《振兴工艺给奖章程》，这是我国近代史上第一个有关专利的法规。而我国真正建立形成专利制度，严格来说以 1912 年北洋政府工商部颁布的《给奖工艺品暂行章程》，这个章程一直实行 11 年之久，可视为我国最早的专利制度。1944 年 5 月 29 日南京国民政府公布的《专利法》可以称作是我国历史上第一部正式的专利法，该法分为发明、新型、新式样、附则 4 章，共 133 条。尽管它在许多方面具有浓厚的半殖民地色彩，但仍不失为我国第一部比较完整的资本主义性质的专利法。该法几经修改，在我国台湾地区沿用至今。

### 四、药品专利

（一）药品专利的概念

药品专利，是指一切可直接通过专利制度保护的利用现代医学、药学理论方法和化学技术、生物学技术等现代科学技术手段发现或获得的物质的有关专利权利。通常称为药品专利权。

从法律的角度，以是否享有专利权作为划分标准，可以将药品分为专利药品和通用药品。所谓专利药品，即受专利法保护的药品。我国专利法将药品纳入了保护范围，其所称的药品是指对人体或动物疾病进行诊断和治疗而使用的物品，包括单一化合物、组合物和生物制品，但不包括对植物疾病使用的农药。通用药品又称仿制药品，指专利已经到期或者根本没有专利，或者在专利保护之外被复制的药品。

（二）药品专利保护的范围及其作用

我国专利法规定药品专利，主要包括药品产品发明专利和药品方法发明专利。包括五个方面：①新的有创造性的产品（指药物化合物和药物组合物即制剂），即药品产品发明专利；②由活性组分和载体及辅料组成的药物制剂，可以申请限定用途的产品发明专利；③旧的或已知产品的新的有创造性的使用方法，即药品的医药用途发明专利；④旧的或已知产品的新的有创造性的制备方法，即药品的制备方法发明专利；⑤药物化合物或制剂新的适应证可以申请用途发明专利。后三者又可以合称为药品方法发明专利。

除此之外，药品的外包装可以申请外观设计专利保护。新的富于美感的药品外包装即可以区别生产厂家，起到与商标类似的作用。

医药产业是高技术、高投入、高风险、高收益的知识密集型高科技产业，只有行之有效的对医药领域新药的技术发明成果给予保护，才是新药研发的前提条件。没有专利的保护，就不会有对研究开发持久的投入，就不能促进医药行业的健康协调发展，因而医药产业的最大特点就是产业的高度专利依赖性和专利药品发达国家的高度垄断性，这正如国际制药协会联合会指出的那样："全球医药行业的发展史正是一部医药专利战略的发展史"。显而易见，专利对药品保护具有十分重大的意义。

1. 激励发明创造的作用

对药品实行专利保护，其实质是通过赋予其一定的市场独占权来获取日后公开其技术发明的一种交易。通过给发明创造者一定时间独占市场的权利，使其得到丰厚的回报，收回其研发成本，有力地保护了发明创造人的积极性。可见，药品专利制度对新药研发具有巨大促进作用。

2. 促进制药技术的公开，推动制药技术的发展

专利制度的公开性，使得公众可以通过专利文献了解最新的药品技术信息，一方面可以避免低水平重复研究，另一方面可以有效制止仿制，使人们可以将有限的资源用于研究开发新药品和新工艺，推动制药企业的发展。

3. 促进医药科研成果产业化

专利制度是市场经济的产物，通过专利促使制药企业将其研发药品推向市场，形成产业化经营，从而带动医药科研成果的产业化。

### 五、授予药品专利权的实质性条件

2008 年修订的《专利法》第二十二条第一款规定，授予专利权的发明和实用新型，应当具备新颖性、创造性和实用性。这一条款是对所有发明和实用新型所能授予专利权规定的实质性条件，也是发明和实用新型能否获得专利权的一个概括性规定。作为药品能否获得专利权，也应符合上述"三性"要求，即新颖性、创造性和实用性。

（一）新颖性

新颖性，是指该发明或者实用新型不属于现有技术；也没有任何单位或者个人就同样的发明或者实用新型在申请日以前向国务院专利行政部门提出过申请，并记载在申请日以后公布的专利申请文件或者公告的专利文件中。新颖性是决定新开发出来的药品能否取得专利的首要条件。

新颖性有以下两点需要注意：

1. 现有技术

现有技术是指申请日以前在国内外为公众所知的技术。又称为已知技术、先行技术，指已被人们所得到的技术，即已公开的技术。现有技术包括在申请日（有优先权的，指优先权日）以前在国内处出版物上公开发表、在国内外公开使用或者以其他方式为公众所知的技术。换句话说，现有技术应当在申请日以前处于能够为公众所获得的状态，并包含有能够使公众从中得知实质性技术知识的内容。处于保密状态的技术内容不属于现有技术。比如我国云南白药配方采用的是商业秘密保护方式，其不为公众所知悉，依此规定即不属于现有技术。

丧失新颖性的例外，在某些情况下，尽管申请专利的发明或者实用新型在申请日或者优先权日前公开，但在一定的期限内提出专利申请的，则不丧失新颖性。我国专利法对此作了具体规定，即申请专利的发明创造在申请日以前 6 个月内，有下列情况之一的，不丧失新颖性：（1）在中国政府主办或者承认的国际展览会上首次展出的；（2）在规定的学术会议或者技术会议首次发表的；（3）他人未经申请人同意而泄露其内容的。

2. 抵触申请

抵触申请是指由任何单位或者个人就同样的发明或者实用新型在申请日以前向国务院专利行政部门提出过申请，并记载在申请日（含申请日）以后公布或者公告的、损害该申请日提出的专利申请的新颖性的专利申请文件。上述新颖性的定义第二部分即为抵触申请。

如何衡量一个药品是否具备新颖性应将申请中的技术方案与现有技术进行比较，如果申

请中的技术方案不属于现有技术，就应获得保护并授予专利，否则就不能授权。

（二）创造性

创造性解决的是药品发明的技术水平问题，该发明有突出的实质性特点和显著的进步，该实用新型有实质性特点和进步。这里讲的突出的实质性特点，是指发明与现有技术相比具有明显的本质区别，对于发明所属技术领域的普通技术人员来说是非显而易见的，而不是通过逻辑分析、推理或者试验而得到的。

通常判决一个药品发明是否具备创造性，可以从以下几个方面作为判断标准：①申请专利的发明人解决了人们渴望解决但一直没有解决的技术难题。②申请专利的发明克服了技术偏见。③申请专利的发明取得了意想不到的技术效果。④申请专利的发明在商业上取得了成功。

在药品发明是否具备创造性时，不仅要考虑药品发明的技术方案本身，而且还要考虑发明所属的技术领域。对于创造性来说，在药品发明领域常常会发生模仿性创新的情况。新药的研制有两种思路。一种是独创某种新药，比如通过提取某种植物的单体，萃取其中的有效成分制成新药，不是对已有药品结构的改造，一般称为原研药。另一种即是模仿性创新，即通过结构改变而找到新药，这是当今世界各国广泛采用的一种知识产权战略。

（三）实用性

实用性又称工业实用性或产业实用性，是指一项技术能够制造或者使用，并且能够产生积极效果。专利法的宗旨在于促进技术和经济发展，没有实用性的技术方案自然不能授予专利权，也不会产生经济价值。

授予专利权的发明，必须是能够解决技术问题，并且能够应用的发明。如果申请的一种产品，那么该产品必须在产业中能够制造，形成批量生产，并且能够解决技术问题。但下列创造不具有实用性：①无再现性。②违背自然规律的发明或实用新型。③利用独一无二的自然条件的产品。④人体或者动物体的非治疗目的的外科手术方法。⑤测量人体在极限生理情况下的生理参数的方法。⑥无积极效果的发明或实用新型。

### 六、申请专利的程序

申请人就一项药品发明创造要求获得专利权的，应当按照《专利法》及《专利法实施细则》的规定向专利局提出专利申请，准备好专利申请文件以及其他文件，在规定在期限内向专利局提交并缴纳规定的费用。

（一）申请药品专利应提交的文件及形式

申请获得药品专利的，应当提交包括请求书、权利要求书、说明书及摘要等文件一式两份。

1. 请求书

请求书是确定药品专利申请的依据，一般使用国家知识产权局制作的统一表格。

2. 权利要求书

权利要求书由权利要求组成，权利要求用技术特征的总和来表示药品发明的技术方案，限定药品发明所要求保护的范围。以说明书为依据，清楚、完整、简明的表明要求专利保护的范围。以药物化合物发明专利申请为例，其独立权利要求应该清楚、准确地表征要求保护的化合物，通常可以用化学名称、化学式、特性参数、生产方法等表征。

3. 说明书

说明书主要用来详细说明药品发明的具体内容，主要起着向社会公众公开药品发明技术内容的作用。权利要求书应当以说明书为依据，即说明书公开的内容将会影响该权利要求所要请求保护的范围。西药产品发明主要包括剂型、活性成分或非活性成分改进后形成的新的药物产品，其基本特征包括组成的名称、组成的含量和组分之间的结构和选择关系。对这些基本特征在说明书中必须进行清楚详细的描述，以所属的技术人员能够实现为准。

（二）专利申请的受理审批程序

在满足上述形式要件和实质要件的基础上，发明才可能授予专利，享有专利权。专利权的获得涉及的程序包括专利申请、专利审查、专利授权等程序。

我国对发明专利采取"早期公开、延期审查制"。其有助于让发明尽早向社会公开，有利于科技信息的交流，避免重复性投入。

我国发明专利申请审批程序如下：

受理申请—初步审查—公布申请（自申请日起 18 个月）—实质审查（自申请日起 3 年内）—授权公告。

我国实用新型及外观设计申请审批程序如下：

受理申请—初步审查—授权公告。

1. 受理申请及初步审查

申请人向国家知识产权局或者有权接收的各地方专利局代办处递交申请文件，专利局受理部进行材料的形式审查，看文件是否齐备以及是否基本符合形式要件，以及文件是否具有明显的实质性缺陷，若合格就受理申请，给予申请号，并以收到申请文件之日确定申请日（邮寄的以寄出的邮戳日为准）。若初步审查不合格，审查员要求申请人限期补正，若不补正，专利申请可能被视为撤回；若补正后仍不合格，专利申请可能被驳回。

专利申请补正后符合专利法的要求，对实用新型和外观设计专利申请国家知识产权局直接予以授权。

2. 公布申请

对发明专利申请我国实行实质审查制，因此经过初步审查合格后的发明专利申请自申请日起满 18 个月，由国家知识产权局通过专利公报向社会公布。申请人也可以选择早日公布。自发明专利申请之日起至公告授予专利权之前，任何人均可以对不符合专利法规定的专利申请向国务院专利行政部门提出意见，并说明理由。

3. 实质审查

发明专利申请自申请日起 3 年内，国务院专利行政部门可以根据申请人提出的请求，对申请进行实质审查。逾期不请求实质审查若无正当理由，专利申请就可能被视为撤回。实质审查将对发明主题的新颖性、创造性、实用性进行审查，发明是否得到充分公开，权利要求书是否符合规范。实质审查若不合格则要求申请人限期修改并陈述意见，逾期不答复专利申请可能被视为撤回，修改后仍不合格者专利申请将被驳回。递交修改后的文本，不得超出原始申请文件公开的范围，否则应陈述意见，进行补正。

4. 授权公告

在经过实质审查后，没有发现驳回理由的，国务院专利行政部门即作出授予专利权的决定，颁发发明专利证书并登记、公告，专利权自公告之日起生效。

### 七、专利权人的权利和义务

1. 专利权人的权利

专利权人的权利是指专利权人的专利权所，即专利权人所享有专利权的内容。由于发明、实用新型专利权同外观设计专利权的属性有所不同，我国《专利法》对不同类型权利的内容规定亦有不同。

对于发明和实用新型专利，如果属于"产品专利"，专利权人享有制造权、使用权、许诺销售权、销售权、进口权、许可实施权、转让权、标记权、质押权等；如果发明属于"方法专利"，则专利权人的权利不限该方法的使用，还包括使用、许诺销售、销售、进口依照该专利方法直接获得的产品。而同时，未经专利权人的同意为生产经营目的利用上述专利产品或方法，即构成对专利权的侵犯。

对于外观设计，专利权人享有制造权、许诺销售权、销售权和进口权，未经专利权人许可，任何单位和个人都不得为生产经营目的制造、许诺销售、销售或进口其外观设计专利产品，否则即构成对专利权的侵犯。

专利权具有独占性，专利权人除了自己实施专利技术外，还可以通过签订合同的方式将专利转让给他人或者允许他人在一定条件下使用其专利权的发明创造的全部或部分技术的权利，从而收其一定的技术转让费或许可实施费。专利权人有权在其专利产品或者该产品的包装上标明或不标明专利标记和专利号的权利。专利权可以出质，出质人（专利权人）与质权人订立书面合同，并向国务院专利行政部门办理质押登记。

2. 专利权人的义务

在享受专利权利的同时，专利权人也应尽相应的义务。表现在两个方面，一是按时缴纳专利维持年费，这是专利权人的一项基本义务。其次专利权人应将专利产品或方法应用于工业化生产，就是通常我们所说的实施专利，实施专利的方式包括自己实施或许可他人实施。《专利法》规定，如果专利权人自专利被授予之日起满 3 年，且自提出专利申请之日起满 4 年，专利权人无正当理由未实施或者未充分实施又不许可他人实施其专利，专利权人即不得阻止他人请求实施其专利。这就是我们通常所说的专利的强制许可。强制许可虽然是一种非自愿许可，但是一种有偿许可，法律规定，在实施强制许可时，专利的使用人要向专利权人支付相应的费用。专利的强制许可的真正意义在于对专利滥用者构成一种法律威慑。

对药品的专利强制许可，我国《专利法》第 50 条规定：为了公共健康目的，对取得专利权的药品，国务院专利行政部门可以给予制造并将其出口到符合中华人民共和国参加的有关国际条约规定的国家或者地区的强制许可。这里的公共健康目的，依据 2001 年 11 月 14 日在 WTO 第四届部长级会议通过的《TRIPS 与公众健康宣言》和《关于 TRIPS 和公共健康的多哈宣言第六段的执行决议》规定，是指发展中成员和最不发达成员因艾滋病、疟疾、肺结核及其他流行疾病而发生的公共健康危机。虽然各国在不同程度上承认强制许可，但是很少真正启动药品专利强制许可。

### 八、国际药品专利申请

国际药品专利申请一般有两种方式，一种是直接向要申请专利的国家的专利行政部门按照其专利申请要求递交专利申请；另一种是通过《专利合作条约》（PCT）进行专利国际申请。PCT 国际申请其目的是简化申请人在各国申请的复杂程序，减少申请人和各国专利局的重复劳动，提交专利申请与授权的效率。如果按照第一种申请模式，如果专利申请人想要在几个国家获得专利权，专利申请人不得不在不同国家按不同官方语言依其专利法的要求撰写申请文件，并按其本国授权程序进行，特别是发明人还没有进行新颖性检索而存在无法获得授权的风险，而各国专利主管部门又必须对同一专利进行大致相似的方法进行检索，导致资源的浪费，同时对申请人也是非常不利的。因此现在普遍采用的是 PCT 国际申请。

国际药品专利申请其申请审批流程如下：

国际申请的提出—国际检索、国际公布—国际初步审查（不是必经程序）—进入指定国的国内阶段—指定国的国内审查—指定国进行专利授权

（一）申请的提出和受理

依据 PCT 第 9 条规定，申请人应是 PCT 缔约国的任何居民或者国民。申请人可以依其选择，将国际申请提交作为居民的缔约国专利局，或者提交作为国民的缔约国专利局，或者提交国际局。申请人在请求书中应记载一个或者几个缔约国，要求这些国家在国际申请的基础上对其发明给予保护。申请人在请求书中记载的这些国家就是"指定国"。

1. 有关国际优先权

根据《保护工业产权巴黎公约》的规定：已经在巴黎公约的一个成员国正式提出专利申请的申请人，如果在一定期限内又向其他国家提出专利申请，该申请人可以享有优先权。上述优先权的期限，发明专利和实用新型专利为 12 个月，外观设计专利为 6 个月。一般情况下，中国个人或企业做出发明创造后，可以先向中国专利局提出专利申请，再在优先权期限内提出专利国际申请，并要求优先权。这样，申请人就有 12 个月的时间考虑是否有必要向外国申请专利，通过什么方式提出申请，以及为提出申请进行必要的准备。

2. 专利申请的文件

（1）委托书；

（2）委托书明细表，包含以下信息：申请人姓名（名称）及地址；发明人姓名及地址；拟申请专利类别；申请国别；原申请日、申请号、申请专利类别；是否要求优先权；是否在申请同时提出实质审查请求等；

（3）原中国专利申请的请求书、受理通知书、原专利申请文件（包括说明书、权利要求书、附图及摘要）；

（4）现有技术资料（与发明密切相关的专利文献、科技文献等）。

（二）国际申请审批程序

1. 国际阶段

国际阶段是国际申请审批程序的第一阶段。它包括国际申请的受理、形式审查、国际检索和国际公布等必经程序以及可选择的国际初步审查程序。中国公民或企业向中国专利局提出的国际申请，国际阶段中除国际公布由世界知识产权组织国际局统一进行外，其他程序都在中国专利局进行。所谓形式审查，是指中国国家专利局对申请人提交的国际申请文件是否合乎 PCT 的要求、有关文件是否是在规定的期限内提交、申请人是否足额交纳了有关费用等事项进行审查。

国际检索是指中国国家专利局按 PCT 的规定对国际申请主题进行检索，找出与其相关的已注册专利并指明其相关程度。通常中国专利局在自国际申请日起 4 个月内作出国际检索报告。国际初步审查是指中国专利局根据申请人的请求对国际申请进行审查，并对申请人的发明是否具有新颖性、创造性和工业实用性提出初步的、无约束力的意见。通常中国专利局

在收到国际初步审查要求之日起 9 个月内作出国际初步审查报告。

2. 国家阶段

国家阶段是国际申请审批程序的第二阶段。国家阶段在申请人希望获得专利权的国家的专利局（称作指定局或选定局）进行。在国际阶段中未在自优先权日起 19 个月内要求国际初步审查的国际申请，其进入国家阶段（指定局）的期限是自优先权日起 20 个月；在自优先权日起 19 个月内提出国际初步审查要求的国际申请，其进入国家阶段（选定局）的期限是自优先权日起 30 个月。在国家阶段，受理该国际申请的受理局必须按各指定国的规定向各指定国的专利局递交国际申请文件的译本和缴纳规定的费用。国际申请进入国家阶段之后，由各国专利局按其专利法规规定对其进行审查，并决定是否授予专利权。

# 第三节　药品商标保护

## 一、商标的概念

商标是一种商业标志，用以将不同的经营者所提供的商品或者服务区别开来。商标一般由文字、图形、字母、数字、三维标志、颜色或者其组合构成，附着于商品、商品包装、服务设施或者相关的广告宣传品上。商标的功能在于可以起到标示来源、保证品质、进行广告宣传和彰显个性，最重要的经济作用在于降低消费者的搜寻成本。

作为商标首先是一种标志，然后才是一种财产，标志可来源于公有领域，财产属性则产生于实际使用、商业投入、商标信誉。市场是商标财产化的温床，只有在市场中才能将本是标志符号的商标转化为具有巨大经济价值的财产。因此，作为特殊商品的药品，建立符合自己特色的品牌产品，具有非常重要的意义。

## 二、商标的分类

1. 注册商标和未注册商标

根据是否登记注册，可以将商标划分为注册商标和未注册商标。注册商标是经商标行政机关核准注册的商标，未注册商标一般不受国家法律保护，但是也有例外，当一个长期使用的标志，具有识别作用，取得消费者的认可，享有一定声誉的时候，该未注册商标也可获得商标法一定程度的保护，例如驰名商标制度的保护。一般而言，未注册商标的使用不得对抗注册商标，未注册商标一旦被他人注册便会被禁止使用。

我国商标采用自愿注册为主、强制注册为辅的原则。对于药品的商标注册问题的法律规定，1985 年实施的《药品管理法》规定，除中药材、中药饮片外，药品必须使用注册商标，未经核准注册的，不得在市场上销售。2001 年修改后的《药品管理法》则取消了这一强制性的规定。2006 年，国家食品药品监督管理局颁布的《药品说明书和标签管理规定》第 27 条规定：药品说明书和标签中禁止使用未经注册的商标以及其他未国家食品药品监督管理局批准的药品名称。《药品管理法》经历了一个从强制性规定药品必须注册商标，到取消强制注册商标，又到国家药监局禁止使用未经注册商标的变化，体现了国家即要加强药品的市场监管，又要尊重企业意愿的政策。

2. 商品商标和服务商标

根据使用对象的不同，商标可分为商品商标和服务商标。商品商标用来标志和识别商品，服务商标用来标志和识别服务。服务商标与传统意义上的商品商标一样，通常是由文字、图形等要素或其组合构成。服务商标即是某种服务项目的标志，也是代表服务项目提供者的标志，具有区别服务出处，表明服务质量的功能。

在药品商标领域中，通常会以药品的商品名作为其商品商标，有些商标同时又兼具服务性质，比如饮誉海内外的著名老字号"同仁堂"即是商品商标，同时也是服务商标。

3. 集体商标和证明商标

根据商标的特殊功能，商标可以划分为集体商标和证明商标。集体商标是指以工商业团体、协会或者其他组织名义注册、供该组织成员在工商业活动中使用，以表明使用者在该组织中的成员资格的标志。集体商标的对象可以是商品也可以是服务，集体商标的作用是向消费者表明使用该商标的集体组织成员所经营的商品或服务项目具有共同特点。比如黄连是湖北利川中药材的重要品种，"利川黄连"则被获准地理标志集体商标注册。集体商标权人为湖北利川市黄连协会。

证明商标是指由对某个商品或者服务有检测或监督能力的组织注册，而由注册人以外的人使用于商品或者服务，用以证明该商品或者服务的在原产地、原料、制造方法、质量或者其他特定品质的标志。如"纯羊毛标志"，"绿色食品标志"。

与商品商标和服务商品不同，证明商标的所有者与使用者相分离。此外，证明商标还不具有专用性，任何具备某一证明商标使用条件的企业都可以申请使用此种商标。比如"陇西黄芪"、"陇西白条党参"。只要是陇西地区生产的黄芪和党参都可以贯于这一商标，以证明该商药材的原产地。

4. 防御商标和联合商标

防御商标是指同一商标所有人把自己的商标同时注册在其他非同种或非类似的商品上的商标。根据《商标法》规定，注册商标只能禁止他人在商标权人核定使用的商品或服务上使用与自己商标相同或相似的标志，不能阻止他人在商标权人核定使用以外的商品或服务上使用与自同商标相同或相似的标志。例如，"海尔"商标在家用电器之外的其他商品，甚至所有类别商品上进行注册，这些注册在电器以外的商标就是防御商标。

联合商标是指同一企业在同一或类似商品上注册的两个或两个以上的近似商标。注册联合商标的目的，主要是商标所有人为了防止他人利用近似商标对自己的商品进行仿冒和影射。例如杭州娃哈哈集团就注册了"娃哈哈"、"哈娃哈""哈哈娃"等一系列商标。

### 三、药品商标的注册

商标注册是指商标使用人为了取得商标专用权，将其使用的商标向商标行政主管机关提出申请，商标行政主管机关经过审核登记备案的制度。通过注册取得商标专用权，授予申请人对申请的商标具有独占的、排他的私权。

（一）商标注册的条件

商标注册的条件概括起来有以下两点：

一是商标应由法定的构成要素组成。我国《商标法》第8条规定：任何能够将自然人、法人或者其他组织的商品与他人的商品区别开的可视性标志，包括文字、图形、字母、数字、三维标志和颜色组合，以及上述要素的组合，均可以作为商标申请注册。

二是商标应具有显著性。我国《商标法》第 9 条规定申请注册的商标，应当有显著特征，便于识别。有一些标志、标章因其不能使人识别不同商品或者服务，而不具有显著性，因而不能申请为注册商标。依我国《商标法》第 11 条规定，下列标志不具有显著性，不能作为商标获得注册：

1. 通用名称

限制通用名称作为商标注册，不仅是出于显著性的要求，而且为公共利益所需。在药品领域，药品的通用名是不能作为商标获得注册的，比如，阿莫西林已作为一线消炎药品的通用名，不能获是商标法的保护。

2. 描述性标志

和通用名称一样，描述性标志是公有公用的，如果允许进行商标注册，就会妨碍其他经营者用来说明自己的产品。比如单纯描述商品品质、主要原料、功能、用途、数量、形状或者商品的制造方式、时间、地点等标章。如"脑基因"，"人过中年""纳米"等，不具有显著性。

3. 其他缺乏显著性的标志

如纯粹的颜色组合，单纯的字母、数字，过长的商务口号、广告用语等。当然这些标志一旦经商业使用获得了"第二含义"，可允许注册。

近年来，许多制药企业为了使消费者在购买药品时能直接了解其产品的攻效，通常希望把药品的原料或药品的功能的直接表述注册为商标。例如用诸如"更年轻"和"鹿精合肾"等表示药品的质量、功能、用途申请注册商标，但这些均属于被禁止注册的范围。然而，如果所列标志经过使用取得显著特征，并便于识别，就可以作为商标注册，例如"亮嗓"等就属于这种特殊情况。

除上述之外，我国《商标法》第 10 条禁止性规定中涉及的国家、国际组织名称、徽记；官方标志以及违反公共秩序和社会伦理道德带有不良影响的标志，均不能作为商标注册使用。而这一般也被称为商标的消极性条件。

（二）商标的申请和注册

1. 商标的申请程序

申请注册商标，中国国内的自然人或法人可以直接向国家工商总局商标局提交《商标注册申请》等文件，也可以委托商标代理机构办理注册事项。申请人应当按规定的商品分类填报使用商标的商品类别和商品名称。如同一申请人就同一商标想在不同类别的商品上申请注册，则应当就不同类别分别提出申请。这就是"一件商标一份申请原则"。

《商标法》规定，一件商标只能注册成立一个商标权。如果两个或者两个以上的申请人，同时在相同或类似的商品或者服务上申请注册相同或者近似的商标，根据申请在先原则，初步审定并公告申请在先的商标；如果是同一天申请的，初步审定并公告使用在先的商标；如果无法确定谁使用在先或没有证据证明，则由双方当事人协商，协商不成的，双方抽签决定商标权的归属。

2. 商标审查程序

商标局对受理的商标注册申请，依照《商标法》及《商标法实施条例》的有关规定进行审查，审查分形式审查和实质审查。

形式审查是对商标注册申请材料的形式要件进行审查，经审查发现申请未完全符合规定的，申请人可以在规定的期限内依照补正程序予以补正。

实质审查是对商标注册条件的审查，即审查申请商标是否符合法律规定的条件。经实质审查合格后，商标局将予以初步审定并公告。实质审查后认为不合格的，商标局将予以驳回，并通知申请人。

3. 异议阶段

对初步审定的公告，自公告之日起 3 个月内，任何人均可以提出异议，提出意见，可以要求商标局撤销对该商标的初步审定，商标局收到异议后，将通知被异议人，并转送异议人的理由，被异议人进行答辩。商标局在听取异议人和被异议人陈述事实和理由后，经调查核实，作出裁定。

经商标局裁定驳回申请、不予公告的商标，商标注册申请人不服的，可以自收到通知书之日起 15 日内向商标评审委员会申请复审，由商标评审委员会作出裁定。当事人对商标评审委员会的裁定不服的，可以自收到通知之日起 30 日内向人民法院起诉。

4. 核准阶段

初审公告期届满，如果没有出现针对该注册申请异议的，或者出现异议，但经裁定异议不成立的，商标局予以核准注册，并予公告。

### 四、药品驰名商标的保护

（一）驰名商标的概念

驰名商标一般是指在市场上享有较高声誉，并为公众所知悉的商标。我国法律将驰名商标保护对象规定为两类商标，一是未在中国注册的驰名商标，二是已在中国注册的驰名商标。

1. 驰名商标的认定机构

我国目前对驰名商标的认定机构有两个：一是国家工商行政管理局商标局及其商标评审委员会；二是人民法院。

商标局和商标评审委员会依法行使商标注册、商标评审的职能，在商标确权或商标争议裁定过程中根据当事人的申请对所涉及的商标是否驰名作出认定。人民法院在审理商标纠纷案件中，根据当事人的申请对涉案商标是否驰名依法认定，属于查明案件事实。

驰名商标的认定应坚持"个案认定"的标准，在商标确权或者商标侵权纠纷发生时，当事人认为其商标构成驰名商标，并提出驰名商标的证据的，商标行政执法机关或者人民法院将依法作出认定。认定驰名商标是个案中查明事实、适用法律的前提，只有在案件需要并有当事人主张时，商标管理机关和人民法院才会先行作出认定。

2. 驰名商标的认定标准

驰名商标的认定标准应当依照有关法律、法规的规定确定。认定驰名商标应该考虑下列因素：①相关公众对该商标的知晓程度；②该商标使用的持续时间；③该商标的任何宣传工作的持续时间、程度和地理范围；④该商标作为驰名商标受保护的记录；⑤该商标驰名的其他因素。

（二）药品驰名商标

驰名商标的意义在于特殊保护，特殊即超越注册原则给予扩大保护。具体而言，已注册的驰名商标，保护范围扩大到不相同、不相类似的商品或服务上，实行跨类保护。未注册的驰名商标，不受注册原则的限制，未注册的同样给予保护，只是保护范围限定在相同或类似的商品上。从这个意义上来讲，驰名商标其意义在于以驰名为由为商标提供注册制度以外的特殊保护，以制止商标的不正当竞争行为。

在国际上，1925 年，在《巴黎公约》的海牙修订会议上，驰名商标被写进第 6 条之 2 款，其内容为，凡系被成员国认定为驰名商标的，不论在请求保护的成员国注册与否，他人抢先注册的应禁止注册，已经注册的应撤销注册，并禁止使用。这一规定的基本精神是，未经注册但享有知名度的商标应当和注册商标一样，具有禁止他人注册、使用的效力。

所以，制药企业应当注重对商品商标的注册工作，以商标制度来创制自身的品牌。

# 自学指导

【重点难点】

本书论述之医药知识产权保护体系以药品知识产权保护为主，一切涉及利用现代医学、药学理论方法和化学技术、生物学技术等现代科学技术手段发现或获得的物质的药品均可适用。

1. 知识产权保护形式：包括药品专利保护、商标保护、著作权保护和商业秘密保护。

2. 药品知识产权保护中，专利保护形式是最有利的保护，掌握药品专利"三性"要求：新颖性、创造性、实用性。此三性要求是专利申请可否获得授权的实质性条件。

3. 商标的分类，尤其是厘清证明商标和集体商标、防御商标和联合商标的关系。

4. 驰名商标的意义在于特殊保护，特殊即超越注册原则给予扩大保护。

【复习思考题】

1. 试述药品专利申请的三性要求？

2. 药品专利分为哪几种专利保护形式？

3. 证明商标与集体商标在药品中运用的区别与联系？

4. 驰名商标的认定标准？

5. 药品商品通用名与商标名的区别？

# 第十六章  国（境）外药品监督管理及法规

## 【目的要求】

1. 掌握港澳台药事管理组织机构以及体制。
2. 掌握美国、欧盟、日本药事管理组织机构以及体制。
3. 掌握美国药事管理法规内容。
4. 熟悉欧盟、日本药事管理法规内容。
5. 了解世界卫生组织、国际麻醉品管制局、国际药学联合会。
6. 熟悉国（境）外执业药师注册制度差异。

## 【自学时数】

4 学时。

### 1. 港澳台药事管理机构以及体制

香港药品监督管理主要由食物及卫生局下属的卫生署以及药剂业及毒药管理局、中医药管理委员会，药品检验由政府化验所负责。香港医院管理局下辖总药剂师办事处（总药办），统筹为医院及专科门诊药剂部门服务。澳门药事管理由卫生行政部门（卫生局）所属的药物事物厅负责。台湾的药事管理由卫生署药政局负责，药政局由 42 名成员组成 4 个处负责日常工作。台湾药品审评委员会是其最重要的咨询机构。

### 2. 国外药品监督管理体制及机构

美国药事管理机构为美国食品药品管理局。该机构隶属于美国卫生教育福利部，下设药品局、食品局、兽药局、放射卫生局、生物制品局、医疗器械及诊断用品局以及国家毒理研究中心、区域工作管理机构。药品局负责人用药品审批工作，设有 8 个处和若干科室。FDA 要求申请新药上市的公司必须提供证明其产品安全性和有效性的材料。对于突破性新药上市审批时间最多为 6 个月。美国药品的申请分类如下：①是研究性药品申请。②是新药申请。③是简易新药申请。

欧盟的药事机构包括成员国、欧洲委员会、欧盟医药产品评价机构如专利药品委员会。国家的法规机构，如荷兰药物评估委员会、欧洲委员会可以颁布对成员国具有约束力的条例、指令、决定等。指令对结果有约束力，但实现结果的方法仍留待各成员国自行确定。欧盟的申请程序分为 3 种：①中心程序；②互认程序和国家程序；③国家程序。

日本厚生省（卫生部）药务局主管药品监督管理工作。根据日本药事法的规定，药品和药事管理分为中央级、都道府县级（省级）和市、町、村级（类似我国县级）3 个层次。日本新药审批由审查课负责。新药审批程序：申请者首先填报新药申请书报给都道府县，再报至厚生省，最后药务局根据中央药事审议会的报告作出最后决定，报厚生省大臣审查批准。

3. 国外药事法规

美国 FDA 负责实施许多法令，但其中三个特别重要：一是《联邦食品、药品和化妆品法》（Food，Drug，and Cosmetic Act）；二是《公众健康服务法》（Public Health Service Act）；三是《正确包装和标签法》（Fair Packaging and LabelingAct）。

欧盟的药事法规大体由 3 个层面组成：第一层面是指法令（Directives）和法规（Regulations）；第二层面是指由欧盟委员会依据有关法令和法规而颁布实施的药品注册监督管理程序和 GMP 指南；第三个层面指由欧洲药品评价局（EMEA）颁布实施的一些技术指南和对一些法规条款所作出的解释。

日本议会批准颁布的关于药品管理的法律有《药事法》、《药剂师法》、《麻醉药品控制法》、《阿片法》、《大麻控制法》、《兴奋剂控制法》、《失血和献血控制法》等。

4. 世界卫生组织、国际麻醉品管制局、国际药学联合会

5. 国（境）外执业药师注册制度

国（境）外执业药师注册制度的法律规定的内容大致包括以下几个方面，分别为：年龄的规定、学历及其相关资格的规定、注册费用的规定、注册机构、注册培训再注册及注册的取消等。

# 第一节　港澳台药事管理

## 一、香港的药事管理

香港药事管理受殖民统治国家英国管理模式的影响较深，其管理模式仍沿袭英国管理制度。

（一）香港药事管理机构和药师

香港药品监督管理主要由食物及卫生局下属的卫生署以及药剂业及毒药管理局、中医药管理委员会，药品检验由政府化验所负责。香港医院管理局（简称医管局），该局为法定团体，独立行政机构，通过食物及卫生局向政府负责。医管局下辖总药剂师办事处（总药办），统筹为医院及专科门诊药剂部门服务。总药办的工作职责如下：

1. 制订医管局药剂服务工作方针。

2. 制定、监察及评估药剂科专业及管理方面的标准及指引。

3. 提倡有效、安全及符合经济效益地使用药物。

4. 发展及推行有效率的药物分发方法。

5. 确保药物的品质、标准及选购均达最高水平，并执行监察任务。

6. 向医管局总部及其管辖机构提供有关药剂事务的意见。

对于药学技术人员的管理，香港实施药剂师资格认定制度。香港本地人药学本科毕业经 1 年实习即可直接注册成为药剂师，非香港本地申请人应为在国外注册的药剂师，应有 1 年的实习履历和经验，并通过考试后，方可在香港以药师的身份执业。配药员需高中毕业且学习 3 年相关课程，并经配药岗位培训后，方可申请注册。

（二）香港中医药事管理

香港法例第549条《中医药条例》已于1999年7月14日由立法会通过。根据这项法例设立的中医药管理制度，既可保障公众健康，也确立了中医药的地位。香港中医药管理委员会（简称管委会）是根据《中医药条例》成立的法定组织，负责制定及执行中医药的管理措施。管委会下辖的中药组主要负责中药商、中药材及中成药的管理，而中药组又下辖3个小组：①中药管理小组，主要负责有关中成药注册及中药材管理；②中药业管理小组，主要负责有关中药商领牌的管理事宜；③中药业监管小组，主要负责监管中药商的执业操守。3个小组可就有关管理措施向中药组提出建议，并负责执行根据《中医药条例》授予的或中药组转授的其他职能，卫生署中医药事物部负责向管委会、中药组及其下辖各小组提供行政支援及推行有关的具体监管工作。

## 二、澳门的药事管理

澳门药事管理由卫生行政部门（卫生局）所属的药物事物厅负责。《澳门药业经营管制法》，明确了药品经营管理和药师资格制度。药物事务厅（葡文缩写为DAF）有权限：

a. 就制造、批发及供应药物与传统及常规药用产品，订定发给许可之质量标准及条件；

b. 向药物制造商、进口商及批发商以及药房发出准照；

c. 向中医医药场所发出准照；

d. 根据法律之规定，监察对药物与传统及常规药用产品之优质生产、分销及供应规则之遵守情况；

e. 查核药物与传统及常规药用产品之疗效、安全及质量是否符合标准，并将可能危害公共卫生之不当事情通知卫生当局；

f. 对上项所指之不当事情作出相应处罚；

g. 登记获许可在澳门销售之所有药物，并保持更新登记内之数据；

h. 评估药物登记之请求，并在接受有关请求后，将之呈交药物登记技术委员会，以便该委员会按照现行程序查核药物之疗效、安全及质量标准；

i. 收集、处理及公布关于澳门传统及常规药物之制造、进口、销售及使用之数据；

j. 收集关于进口药物在进口国之价格数据，并订定向公众出售获许可销售之药物之最高价格；

k. 确保对适用于药物广告之规则之遵守；

l. 促使进行药物质量之验证工作；

m. 订定并推行药物监测信息系统，并公布所得结果；

药物事务厅由下列两个处组成：稽查暨牌照处；药物监测暨管理处。稽查暨牌照处负责行使第一款a项至f项所指之权限。药物监测暨管理处负责行使第一款g项至m项所指之权限。此外新产品基于药物治疗及药物管理之原因而被列入或不被列入药物档案、药物名单及处方集时，均须听取药物事务厅意见。

在澳门，卫生局药物事务厅下设的稽查暨牌照处负责药剂师的监督管理工作。澳门的药学执业人员——药剂师和药房技术助理，主要分布在药厂、医院药房和社会药房，澳门本地人具有药剂学学士学位的，可直接到卫生行政部门办理药剂师注册，即可执业。药房技术助理需高中毕业，经澳门理工大学3年药学大专毕业方可申请注册。澳门的药剂师学会负责组织实施药剂师继教工作等。

澳门药事管理内容一般采取卫生局技术性指示的方式，由局长或主管局长签发，如技术性指标第 02/2004 号《中药及传统药物包装的标签规定》、技术性指示第 01/2003 号《含维生素/或矿物质口服制剂之分类标准》等。

### 三、台湾的药事管理

台湾药事管理制度较为完善，从药事管理机构、法规体系、药学执业人员管理到药品生产、经营、医院药学管理等均参照欧美发达国家或地区的管理模式，并与本土经验相结合，较为规范。

（一）台湾的药事管理机构

台湾的药事管理由卫生署药政局负责，药政局由 42 名成员组成 4 个处：①一处负责药品法的实施，包括药房法规、药师经营、药品广告。②二处负责与制药企业有关的事物和中药产品、医疗设备和化妆品的注册事务。③三处负责西药注册、批准和执照的换发。④四处负责放射药品和生物制品的注册、药品安全、GMP 大纲及投放市场后的监督。

药品审评委员会是其最重要的咨询机构，其成员是由从事基础或临床药理、药学科学、医学毒理、药政和公共卫生方面 24 名专家组成。台湾药事管理的法律法规主要包括《药事法》、《药师法》《药师法实施细则》、《药剂生资格及管理办法》

（二）台湾的药师公会

药师公会属药学行业组织，对药师执业的权利、利益等方面的维护起着很大作用。药师公会在药学界有相当权威性，可代表药学行业和政府协商，就有关事宜提出合理化建议，具有较大凝聚力。药师公会负责对药师的继续教育，继续教育有着严格的规定和要求。台湾药师需要参加业务过失保险。

# 第二节　国外药品监督管理体制及机构

### 一、美国药事管理

（一）美国药事管理机构设置与职能

美国药事管理机构为美国食品药品管理局。该机构隶属于美国卫生教育福利部，下设药品局、食品局、兽药局、放射卫生局、生物制品局、医疗器械及诊断用品局以及国家毒理研究中心、区域工作管理机构。药品局负责人用药品审批工作，设有 8 个处和若干科室。

为加强药品质量管理，美国食品药品管理局（以下简称 FDA）全国划分成 6 个大区：①太平洋区；②西南区；③中西区；④东北区；⑤中大西洋区；⑥东南区。每个区设立一个大区所下又设若干个地区所，负责本地区的食品、药品、化妆品、医疗器械、血库等进行监督检查工作。

FDA 对药品监督管理的职责主要为：新药审批注册，GMP、GLP 认证，药品生产企业登记注册及监督检查，药品进出口管理，对伪劣药品的调查取证、查封，及依法向法院起诉等。

（二）药品的审批与安全监管

FDA 要求申请新药上市的公司必须提供证明其产品安全性和有效性的材料。对于突破性新药上市审批时间最多为 6 个月。美国药品的申请分类如下：①是研究性药品申请；②是新药申请；③是简易新药申请。一个新药的发展和审评的平均周期为：临床前研究 1 年半，FDA 安全性审查 1 个月，三期临床试验 5 年，FDA 新药审评 2 年。申报的新药最后通过审评的仅为 1/4。新药获得专利 17 年后，其他药方可仿制，并须经仿制药品处同意，方可使用简易新药申请。

FDA 通过定期从生产企业、批发零售企业、进口商和其他渠道抽取样品，进行质量和安全检查，包括通过检查产品标签内容是否准确来控制药品质量，通过鼓励消费者个人或组织、医药卫生工作者和 FDA 监管的有关公司等，向 FDA 报告不良反应或其他质量问题。一般情况下，制药企业每两年受检一次。检查分为全面检查和简易检查，全面检查一般每 3～4 年进行 1 次。对药品经营单位和药房每年至少检查一次，使用简明检查表，并每年重新注册 1 次。对药师的注册，也是每年更新一次。

## 二、欧盟药事管理

（一）欧盟药事管理机构

欧盟的药事机构包括成员国、欧洲委员会、欧盟医药产品评价机构如专利药品委员会。国家的法规机构，如荷兰药物评估委员会、欧洲委员会可以颁布对成员国具有约束力的条例、指令、决定等。指令对结果有约束力，但实现结果的方法仍留待各成员国自行确定。

（二）药品管理程序

欧盟的申请程序分为 3 种，如下：

1. 中心程序，是指向一个欧盟中央注册机构做一次申请，便允许在欧盟各处销售的申请程序。

2. 互认程序和国家程序，是指在一个国家内得到批准，在其余国家中互相认可或承认。

3. 国家程序，仅对已得到国家批准的产品做变更时才适用该程序。该程序需分别向每个国家行政管理机构提出申请，显然，国家程序的适用范围窄，使用起来受到限制。申请程序也较为复杂。

（三）非处方药管理

欧洲处方药与非处方药管理时间较长，分类管理的概念、方法、原则均有较细致的规定。

欧盟药品法令建议：在无医学监督时服用可能有危险、常被滥用、含有新化合物或非口服药，应按处方药管理，所有其余药品应为非处方药。欧盟药品分类还包括药品与其他类药品的分类，如维生素和矿物制剂可分类为药品、食品添加剂或者两者皆是，草药和同种疗法药品被认为是单独一类药品，使用不同的标准和法规。

## 三、日本药事管理

（一）日本药事管理机构

日本厚生省（卫生部）药务局主管药品监督管理工作。根据日本药事法的规定，药品和药事管理分为中央级、都道府县级（省级）和市、町、村级（类似我国县级）3 个层次。厚生省药务局内设计划课、经济课、安全课、检查指导课、麻醉药品课、审查课 7 个课（类似于我国政府机构中的处）。地方各都道府县设有卫生局（类似我国卫生厅），卫生局机关设有药务主管课。在其辖区内设有保健所，保健所设有药事监视员。日本的药品质量监督检验机构为厚生省的卫生试验所和都道府县的卫生研究所，属事业性检验机构。日本药事管理权集中于中央政府厚生省药务局，地方政府只有贯彻执行权。日本的药品标准为《日本药局方》，由厚生省颁布。

**（二）日本新药审批程序**

日本非常重视新药审批和上市后新药的副作用研究及药效再评价工作，新药审批由审查课负责。日本新药的概念：新药应包括全新化学品，第一次作药用的物质，及给药途径有所改变的药品，剂量有所改变的药品，具有新适应证的药品，以及国外药典收载而日本未生产过的药品。

新药审批程序：申请者首先填报新药申请书报给都道府县，再报至厚生省，最后药务局根据中央药事审议会的报告作出最后决定，报厚生省大臣审查批准。

# 第三节　国外药事法规

## 一、美国药事法规

FDA 的权力来自美国国会为健康和人类服务部（Department of Health and Human Services，HHS）通过的法律。美国 FDA 负责实施许多法令，但其中三个特别重要：一是《联邦食品、药品和化妆品法》（Food，Drug，and Cosmetic Act）；二是《公众健康服务法》（Public Health Service Act）；三是《正确包装和标签法》（Fair Packaging and Labeling Act）。

**（一）《联邦食品、药品和化妆品法》**

FDA 工作量的 90% 左右，是实施《联邦食品、药品和化妆品法》。该法及其修正案对食品（包括食品添加剂）、色素添加剂、人用和兽用药品（包括加入药品的动物饲料）、医疗器械和化妆品做了规定。2011 年 1 月 4 日，美国总统奥巴马总统签署了《FDA 食品安全现代化法》。该法对 1938 年通过的《联邦食品、药品及化妆品法》进行了大规模修订，可以说是过去 70 多年来美国在食品安全监管体系领域改革力度最大的一次。

该法所明确禁止的违法行为有两种：掺假（adulteration）行为和冒牌（mis－branding）行为。该法规定了禁止违反新药条例和对某些食品的紧急许可控制。对违法行为，《联邦食品、药品和化妆品法》有三种法定制裁措施：

1. 查扣违法物品。

2. FDA 还可以建议对违法的责任人或/和责任单位进行刑事诉讼。

3. 该法提供的禁令权，联邦地区法院依此禁止或阻止违法产品装运进行州与州之间的贸易。

**（二）《公众健康服务法》**

该法有三个部分是由 FDA 实施的。

1.《联邦法典》第 42 篇第 262～263 节如疫苗、血清和血液等生物制品的州与州之间销售由这一法律管理。

2.《联邦法典》第 42 篇第 264 节在《公众健康服务法》的此部分，FDA 保证消毒过的牛奶和贝壳类海鲜的安全；食品服务业的卫生；以及用于州与州之间的船、火车、飞机和公共汽车上旅行者的食品、水和卫生设备的卫生。

3.《联邦法典》第 42 篇第 263b～263n 节《健康和安全的辐射控制法》（Radi－ation Control for Health and Safety Act）此部分保护公众免受诸如彩色电视机、微波炉和 X 射线等电子产品的不必要的射线辐射。

（三）《正确包装和标签法》

该法对进口食品包装上需要标注的内容及内容放置位置作了极为详细的规定。《营养标记和教育法》对食品标记作了很大的改变，主要是关于营养成分的标记、营养成分含量和对健康的说明等。另外，近年来还有不少法律法规对包装标记作出了新的要求。处方药的标识由《联邦食品、药品和化妆品法》管理。

## 二、欧盟药事法规

制药工业在许多领域都与欧盟的法律有关，有一批法规直接关系到人用药的开发、制造、供应和销售。欧盟的药事法规大体由 3 个层面组成：

第一层面是指法令（Directives）和法规（Regulations），由欧盟议会和欧盟理事会颁布实施，少部分由欧盟委员会颁布实施。法令是欧盟用于建立统一药事法规的法律框架，各成员国需要立法将其转化为国内法实施。

第二层面是指由欧盟委员会依据有关法令和法规而颁布实施的药品注册监督管理程序和 GMP 指南。

第三个层面指由欧洲药品评价局（EMEA）颁布实施的一些技术指南和对一些法规条款所作出的解释。

统一管理欧盟医药产品的欧盟药事法规主要包括以下几个方面的内容：

第 1 卷　立法、条件和指令

第 2 卷　申请者注意事项

2a 上市授权申请、变更、咨询程序

2b 上市授权申请结构和内容

2c 法规指导原则

第 3 卷　实施质量、安全和有效性研究的指导原则

第 4 卷　GMP

第 5～8 卷　兽药指导原则

第 9 卷　药物警戒

2001 年，欧洲议会及其理事会颁布了《关于人用药品的欧洲议会及其理事会指令》，2001/83/EC（以下简称 2001/83 指令）。2001/83 指令正文由十四章构成，分别为定义、适用范围、上市许可、生产和进口、标识和说明书、药品的分类、药品批发、广告（包括子章：信息和广告）、药品监测、人类血液和血浆制品的特殊规定、监督和处罚、执行委员会、通则、附则。其内容涵盖了药品生产流通中的各个环节，对整个欧洲药品生产流通市场中的各种行为进行了要求与规范。2003 年 1 月 27 日，欧盟理事会就人类血液及血液制品的收集、检验、处理、储藏和分销中的安全和质量标准出台了指令 2002/98/EC，对指令

2001/83 指令中原有的条款进行了修订。2004 年 3 月 31 日，欧盟理事会颁布实施了指令 2004/27/EC，对 2001/83 指令就诸如罕见病用药、试验伦理要求、药品不良反应监测等多个方面进行了补充和修订。

此外，2004 年 3 月 31 日，欧盟理事会对指令 2001/83 指令中关于共同体内原有的人用药品规定中的传统草药部分进行了修订，颁布实施了指令 2004/24/EC，即"欧盟草药药品法案"。同时，欧盟通过并实施了《欧盟传统植物药注册程序指令》(简称 2004/24/DE)，这是对 2001/83 指令的进一步修订。

### 三、日本药事法规

在日本，药品管理法律法规主要分为三类：由日本议会批准通过的称法律；由日本政府内阁批准通过的称政令或法令；由厚生省大臣批准通过的称告示或省令。日本议会批准颁布的关于药品管理的法律有《药事法》、《药剂师法》、《麻醉药品控制法》、《阿片法》、《大麻控制法》、《兴奋剂控制法》、《失血和献血控制法》等。

（一）日本现行新药事法

2005 年 4 月 1 日起，日本开始正式实施新的《药事法》，新的日本《药事法》的主要内容包括以下几方面：

1. 任何人如果要生产（进口）药品等，必须获得生产（进口）许可，以及该物品的生产商（进口商）执照。人用药品等的生产（进口）许可及执照向厚生省申请，而动物用的相应物品的生产（进口）许可及执照则需向日本农、林、渔业部申请。新药在被批准生产、进口 6 年后，生产商、进口商应申请对新药进行重新审查；其他药品应申请对疗效再评价。

2. 任何人如果想设立一个药房或销售药品，都应获得所在地地方政府颁发的许可证。

3. 应制定日本药典的药品标准以及相关标准（如生物制品的最低要求），禁止销售掺假药、冒牌药、未批准药、未分析的药，以及禁止夸张宣传药品。

4. 药品等的安全供应是通过以下做法达到的：厚生省指定对某些药的全国分析，现场视察，命令测试，命令销毁、撤回，命令改进、改正，取消许可及许可证，严格执行处罚条款。

5. 制定有关临床试验条例，包括对临床试验负责人的要求。

6. 制定对罕见疾病药品的研究开发条例。

## 第四节　世界卫生组织、国际麻醉品管制局、国际药学联合会

### 一、世界卫生组织

世界卫生组织（简称"世卫组织"，World Health Organization，WHO），是联合国属下的专门机构，国际最大的公共卫生组织，总部设于瑞士日内瓦。世界卫生组织的宗旨是使全世界人民获得尽可能高水平的健康。该组织给健康下的定义为"身体、精神及社会生活中的完美状态"。世卫组织的主要职能包括：促进流行病和地方病的防治；提供和改进公共卫生、疾病医疗和有关事项的教学与训练；推动确定生物制品的国际标准。截至 2011 年 8 月，

世卫组织共有 193 个成员国。

世卫组织是联合国系统内卫生问题的指导和协调机构。它负责对全球卫生事务提供领导，拟定卫生研究议程，制定规范和标准，阐明以证据为基础的政策方案，向各国提供技术支持，以及监测和评估卫生趋势。

### 二、国际麻醉品管制局

国际麻醉品管制局（INCB）是根据 1961 年公约于 1968 年建立，是独立的、半司法性质的国际麻醉品管制机关。其宗旨为促进联合国有关毒品公约的履行，促使各国遵守各项条约的有关条款，并为缔约国在此方面的努力提供协助。

INCB 独立于各成员国政府及联合国，由 13 名经社会选出的、以个人身份任职的专家组成，其中 3 名专家由世界卫生组织推荐的人选中选出，10 名专家由各成员国推荐的人选中选出。成员每任 5 年，可连选连任。

INCB 的职能由相关毒品公约规定（即 1961 年公约（包括 1972 年议定书）、1971 年公约和 1988 年公约），执行两类职能：①对于合法制造、贸易及销售的药品，确保其用途仅为医用和科学研究，并防止流入非法渠道；②对于非法制造和贩运的毒品，找出国内、国际社会管制链中的薄弱环节，并寻求解决方法。此外，INCB 还负责评估可被用于非法制造毒品的化学品（前体）是否应列入国际管制范围。

### 三、国际药学联合会

国际药学联合会（International Pharmaceutical Federation，IPF）是在 1865 年德国召开欧洲药学大会的基础上成立的，一个以欧洲为主的非政府药学组织，1912 年在荷兰海牙注册。在经历近一个世纪的发展，IPF 已经成为一个拥有 85 个国家和地区的 100 多个药学团体组成的世界性药学组织，会员人数已达 50 余万。中国药学会 1947 年加入 IPF，1992 年 9 月经中国科协呈国家科委批准重返 IPF。IPF 每年举办一次理事大会和世界药学大会。IPF 下属有两个委员会：药学实践委员会（Board of Pharmaceutical Practice，BPP）和药学科学委员会（Board of Pharmaceutical Sciences，BPS），军事与急救药学委员会（Military and Emergency Section，MES）属于 BPP 九个分委会中的一个。

# 第五节 国（境）外执业药师注册制度

药师的注册值得几乎为各国的相关法律规定所确定，作为执业药师管理法制化的核心内容之一，药师的注册规定也为各国立法者所确立。就我们目前掌握的资料而言，各国有关药师注册制度的法律规定的内容大致包括以下几个方面，分别为：年龄的规定、学历及其相关资格的规定、注册费用的规定、注册机构、注册培训再注册及注册的取消等。

### 一、注册执业药师的基本条件规定

执业药师候选人应具有良好的道德和职业情操，身体健康，无犯罪和违法行为。美国药师相关法律规定的予以注册的年龄多数为 21 周岁，也有个别规定为 18 周岁（如南达科他州），这一点也多与美国各州的民事法律的规定相吻合，毕业于美国认可的高等药学院校，具有学士（B.S.）以上学位，并经过专业培训；英国规定为 21 周岁已取得英国大学药学相关学位或受到英国国家学术委员会药学方面奖励的人，或已取得适当学位的人（对此类人员须经过非常严格考试，实际上很少），并经过专业培训；其他欧洲国家有的规定为成年人，有的则未做具体规定；日本要求注册者必须是成年人，关于学历及相关资格的注册要求，日本规定为普通大学药学院或药科大学修完正规课程的毕业生，国外药学院校毕业生或具备外国药剂师资格者须经厚生省认定考试资格，然后参加药剂师考试合格后方可申请注册。

我国台湾地区规定执业药师注册必须为成年人，且须有公、私立专科以上学历，或在台湾承认的国外专科以上学校修习药学，实习成绩优良并有毕业证书，或在国外取得药师证书并经承认（仍需考试）。香港在注册的资格上要求执业药师持有香港大学药学专业文凭，系英国皇家药学会注册药师或有英联邦药学研究院证书，目前已被视为在英皇家药学会注册并已完成了培训和研究课程和通过考试，如无上述文凭，但有其他的大学专业文凭，且能通过考试并有证据表明其药学专业经 318 验及技能者亦可申请注册；在澳门特别行政区只有具备下列全部条件，方可开展药剂师的活动：在葡国大学取得药剂学学士学位，或具有法律认可的药剂学专业学历；具备健康、生理及心理条件执行此项专业者；在本地区居住；并无从事与药剂专业有抵触的活动；并无因违犯公共卫生的罪行而被判罪且判决执行者。

## 二、注册费用及注册机构

美国规定注册费用不需考试者交 115 美元（为执照工本费），需考试者交考试费和执照工本费，合计为 175 美元，如需复试，则再交 85 美元，这是多数州。少数州的规定有例外，如纽约州要交 270 美元，南达科他州则仅需交 35 美元；美国主管执业药师注册的机构一般为各州的药房理事会，在检查注册申请时，至少有三位理事会成员。

欧洲国家执业药师注册一般都要支付一定的费用。主管执业药师注册的机构也不相同，法国规定为国家药学委员会和药师公会，英国有专门的注册委员会、立陶宛有卫生部的药政部门负责。

日本执业药师注册需要缴纳一定的费用但未明确法定数额。日本由厚生省负责日本执业药师注册。

港澳台三地药师注册均需要缴纳一定的费用。香港注册主管机构为药学会下设的专门委员会（有政府相关部门的官员参加），台湾则为各地政府卫生主管机构，台湾地区的中药执业资格的取得方式比较特殊，台湾地区药师法规定，药师资格为一个统一的资格，要获得中药执业资格，仅须在原药师资格条件加上若干中药相关条件即可，而不另行设定中药执业药师资格及不同的注册。澳门地区执业药师注册由卫生司负责。

## 三、注册前培训与实习、再注册及注册取消

西方国家普遍严格要求药师有注册前培训与实习经历。在具体实施方面，美国规定在已注册的药学院攻读药学学位的学生，完成第 2 年学业后即可向药房理事会提出作为见习药师的申请，发给见习证书（有效期 6 年）。见习应在具有开业执照的药房并在符合要求的药师指导下进行。

英国则实行 52 周培训班。在培训前，受训者须至少在医院药学部或相似的机构工作 1 年，并且被召至皇家药学会，由注册委员会进行面试以确定能否进行注册前培训。注册前

培训须在注册委员会认可的机构（包括药房、医院药学部、制药工业机构）中进行。这些机构须有足够的出版物、药典、参考书等资料，给每个培训者指定 1 名导师，该导师必须是注册药师并从事药房相关工作不少于 3 年时间。培训期为 52 周，受训者每周工作不少于 35 小时。受训者若请病假或由于其他原因请假超过 1 周，导师应通知注册主管人员。导师应与受训者一样专职工作于同一药房，并且有足够时间与受训者交谈。皇家药学会还举行学习日（study days），一般为期 3 天。学习日的主题为所在机构不能开设的有关培训课程，以满足各人需要。培训期间，导师应对受训人进行客观公正评价。要求导师在受训人培训进行 13 周、26 周、39 周后，各完成 1 份评价表并签名，送至皇家药学会。当收到令人满意的 3 张评价表时，皇家药学会将寄给受训者一张注册药师申请表。52 周培训的目的是培训受训人对所学知识的实际应用和责任感，使之对药师有一个正确的评价或认识，而且通过与公众和与患者交流，培养其为患者提供合理用药和促进健康的建议的能力、作出职业化决定和提高自身实践的能力以及使之对皇家学会及其他药学组织的发展、结构作用有所了解。在这方面我国目前暂无具体要求，但对不同学历的人员需有一定工作经历。

关于再注册与注册取消的问题，美国的执业药师相关法律规定了每三年注册一次，而没有采取年度注册的办法。美国的药师法中还对注册申请者提出了一些要求，如品行良好（此点由具声望的市民证明）、无吸烟及酗酒记录、一定的经验要求和法定的实习期限，应是美国公民或在美国有合法永久居住权的外国人。获得的注册证书的放置也有规定要求。

欧盟的再注册与年审也几乎是各国共同规定的内容，但年限不一，法国为每年一次的再注册，其余未见明确的时限规定，各国也都规定了相应的，注册的取消即为违法的处罚措施之一。

在再注册方面，日本要求为每隔两年再注册一次，再注册主要考核继续教育和执业状况。与此同时，取消注册作为严格执行的手段之一，有执业过错者及丧事完全民事行为能力者（禁置产人）、吸毒者、有犯罪记录者、道德败坏者、违法执业者、违法取得执业资格者，做了再注册取消的规定。在注册合格的要求上，要求是申请执业者有良好的执业道德、身体健康、无犯罪和违法行为。

港澳台地区对于再注册均有规定，但间隔时间不详。注册的取消也均作了规定，主要亦用作违纪的处罚，具体规定与日本相似。

# 自学指导

## 【重点难点】

香港药品监督管理主要由食物及卫生局下属的卫生署以及药剂业及毒药管理局、中医药管理委员会，药品检验由政府化验所负责。香港医院管理局下辖总药剂师办事处（总药办），统筹为医院及专科门诊药剂部门服务。澳门药事管理由卫生行政部门（卫生局）所属的药物事物厅负责。台湾的药事管理由卫生署药政局负责，药政局由 42 名成员组成 4 个处负责日常工作。台湾药品审评委员会是其最重要的咨询机构。

美国药事管理机构为美国食品药品管理局。该机构隶属于美国卫生教育福利部，下设药品局、食品局、兽药局、放射卫生局、生物制品局、医疗器械及诊断用品局以及国家毒理研究中心、区域工作管理机构。欧盟的药事机构包括成员国、欧洲委员会、欧盟医药产品评价机构如专利药品委员会。国家的法规机构，如荷兰药物评估委员会、欧洲委员会可以颁布对成员国具有约束力的条例、指令、决定等。指令对结果有约束力，但实现结果的方法仍留待各成员国自行确定。日本厚生省（卫生部）药务局主管药品监督管理工作。根据日本药事法的规定，药品和药事管理分为中央级、都道府县级（省级）和市、町、村级（类似我国县级）3 个层次。

美国 FDA 负责实施许多法令，主要有 3 个：①《联邦食品、药品和化妆品法》；②《公众健康服务法》；③《正确包装和标签法》。欧盟的药事法规大体由 3 个层面组成：第一层面是指法令（Directives）和法规（Regulations）；第二层面是指由欧盟委员会依据有关法令和法规而颁布实施的药品注册监督管理程序和 GMP 指南；第三个层面指由欧洲药品评价局（EMEA）颁布实施的一些技术指南和对一些法规条款所作出的解释。日本议会批准颁布的关于药品管理的法律有《药事法》、《药剂师法》、《麻醉药品控制法》、《阿片法》、《大麻控制法》、《兴奋剂控制法》、《失血和献血控制法》等。

世界卫生组织（World Health Organization，WHO），是联合国属下的专门机构，国际最大的公共卫生组织；国际麻醉品管制局（INCB）是根据 1961 年公约于 1968 年建立，是独立的、半司法性质的国际麻醉品管制机关；国际药学联合会是一个拥有 85 个国家和地区的 100 多个药学团体组成的世界性药学组织，会员人数已达 50 余万。中国药学会 1947 年加入 FIP，1992 年 9 月经中国科协呈国家科委批准重返 FIP。

国（境）外执业药师注册制度的法律规定的内容大致包括以下几个方面，分别为：年龄的规定、学历及其相关资格的规定、注册费用的规定、注册机构、注册培训再注册及注册的取消等。

【复习思考题】

1. 试述港澳台地区药事管理组织机构以及体系。
2. 简述美国药事管理机构设置与职能。
3. 简述世界卫生组织、国际麻醉品管制局、国际药学联合会的机构职能。
4. 试比较国（境）外执业药师注册制度的异同。

全国中医药行业高等中医药院校成人教育规划教材（专科）

# 《药事管理与法规》教学大纲

# 前　　言

　　药事管理与法规是药学专业的必修课程之一，对于从事药品生产经营具有重要的意义。通过本课程的教学，使学生掌握药事管理与法规的基本理论和运用等基本知识，为学习后续课程和将来从事药学工作奠定基础。

　　本课程将在介绍药品、药师、药学服务等药事管理一般理论的基础上着重阐述我国药事管理与药事法体系，基本药物制度，药品生产、经营，医疗机构药事管理，药物研究与注册，药品说明书、标签、广告、价格管理，特殊药品的管理，中药管理，药品知识产权保护，国（境）外药品监督管理等，尤为强调药业道德的养成知识及体现于教材中的药事法的公平服务理念知识。在内容上力求使学生了解药事活动的基本规律，熟悉药事管理的体制及组织机构，掌握药事管理的基本理论、方法和技术，掌握我国药品管理法律、法规，使之具备研究该学科的初步能力，进行学术交流的初步能力，自觉执行药事法规的能力，进而提高药事组织管理能力和水平，并能运用药事管理知识指导实践工作，分析解决实际问题。

　　药事管理与法规理论课时为 36 学时，自学课时共计 43 学时。由于课堂教学学时所限，有关药事管理实习等内容，各院校可酌情安排，但均不包括在 36 学时之内。

# 教学目的要求和内容

## 第一章 绪 论

【目的要求】

1. 掌握药事管理的涵义；药事管理学的内容；药事管理学的研究步骤；药事管理学的研究方法。

2. 熟悉药事管理的主要内容；药事管理学的概念。

3. 了解药学及药学的社会功能；药事管理的发展；药事管理学的创建；药事管理学的基础理论。

【教学内容】

1. 药学及其形成。

2. 药学的社会功能。

3. 药学事业。

4. 药事管理的涵义。

5. 药事管理的内容。

6. 药事管理学的内容。

7. 药事管理学的研究内容。

## 第二章 药品、药师与药学服务

【目的要求】

1. 掌握药品的定义、分类。

2. 熟悉药师的分类、药师的社会功能和职业道德准则。

3. 熟悉执业药师制度的主要内容。

4. 熟悉药学服务的具体要求。

5. 了解药品的来源和发展，了解药学服务的形成和发展。

【教学内容】

1. 药品的定义、药品的分类。

2. 药师的定义、分类。

    3. 药师的社会功能和职业道德准则。

    4. 执业药师制度的主要内容。

    5. 药学服务的基本要素及特点。

    6. 药学服务的具体要求。

    7. 药学服务的内容。

    8. 实施药学服务的步骤。

# 第三章　药事组织

## 【目的要求】

    1. 掌握药事组织、药事管理体制的定义。

    2. 熟悉药事组织的类型。

    3. 熟悉我国的药品监督管理体系。

    4. 了解药品监督管理机构和药品检验机构的职责。

## 【教学内容】

    1. 药事组织：药事组织的含义和类型。

    2. 药品监督管理组织：我国的药品监督管理组织体系及其主要部门的职能；药品检验机构的设置和职责范围。

    3. 药品生产经营组织。

    4. 药学教育、科研组织和社会团体。

# 第四章　药事管理法律体系

## 【目的要求】

    1. 掌握药事管理法的渊源，效力等级和使用原则；掌握《药品管理法》的基本内容。

    2. 熟悉药事管理法的概念和药事管理法律体系的基本内容。

    3. 了解《药品管理法》的立法历程及药事法律关系。

## 【教学内容】

    药事管理法律体系及《药品管理法》。

# 第五章　国家药物政策与相关制度

## 【目的要求】

    1. 掌握国家药物政策的含义及其构成。

2. 掌握国家基本药物的含义及其遴选原则；了解国家基本药品目录的发展及调整过程。

3. 掌握医疗保障制度的含义及《药品目录》的分类；熟悉城镇职工基本医疗保险、城镇居民基本医疗保险及新农合的基本内容；熟悉《药品目录》的调整要求及费用支付原则。

4. 掌握药品分类管理的含义，熟悉药品分类管理的基本内容，了解药品分类管理的产生与发展。

5. 掌握国家储备药品的含义，熟悉药品储备制度的基本内容。

【教学内容】

1. 掌握国家药物政策的含义及其构成要素。

2. 了解国家药物政策的产生及发展概况。

3. 掌握国家基本药物的含义及其遴选原则。

4. 了解国家基本药品目录的发展及调整过程。

5. 掌握医疗保障制度的含义及《药品目录》的分类。

6. 熟悉城镇职工基本医疗保险、城镇居民基本医疗保险及新农合的基本内容。

7. 熟悉《药品目录》的调整要求及费用支付原则。

8. 掌握药品分类管理的含义。

9. 熟悉药品分类管理的基本内容。

10. 了解药品分类管理的产生与发展。

11. 掌握国家储备药品的含义。

12. 熟悉药品储备制度的基本内容。

# 第六章　新药研究与药品注册管理

【目的要求】

1. 掌握新药的概念、熟悉新药的分类；熟悉新药专利保护的形式；掌握药品技术转让的概念及相关要求。

2. 掌握药物临床试验不同阶段的目的和方法；熟悉药物非临床研究的主要工作内容、药物临床试验质量管理规范的组成内容。

3. 掌握药品注册的概念及注册申请的分类、新药申报与审批的程序、适用于申请特殊审批的情形、进口药品注册审批的程序、药品批准文号的管理。

4. 熟悉新药监测期的管理、仿制药品注册管理、补充申请注册管理、再注册申请的管理。

【教学内容】

新药概念、分类；新药知识产权管理；新药研发过程及质量管理；药品注册申请的类别、申报与审批程序、新药监测期管理、药品批准文号管理等。

# 第七章　药品生产管理

## 【目的要求】

1. 掌握我国药品生产质量管理规范（GMP）的基本思想、主要内容以及 GMP 认证管理的规定和内容。

2. 熟悉 GMP 认证管理的要点；实施 GMP 的重要意义；GMP 与 ISO 9000 族的区别。

3. 了解药品生产管理的特点、药品生产企业的概念、性质及特点。

## 【教学内容】

药品质量管理的发展和 GMP 规范及其认证。

# 第八章　药品流通管理

## 【目的要求】

1. 掌握药品流通管理办法中的重要条款；GSP 的基本精神；互联网药品交易服务定义；药品促销道德准则的目的；商业贿赂的概念。

2. 熟悉药品生产，经营企业购销药品应遵守的规定，医疗机构购进，储存药品的规定。

3. 熟悉 GSP 规定的管理职责和制度，人员和培训，设施与设备，药品经营过程质量管理，GSP 认证。

4. 了解各类互联网药品交易服务应具备的条件，《互联网药品交易服务机构资格证书》的申报、审批程序及有效期；药品促销的国际伦理标准。

## 【教学内容】

1. 药品流通管理办法：药品流通管理的重要条款，如购销药品规定、储存制度、现货销售制度。

2. 药品经营质量管理规范：GSP 的基本精神，管理职责，人员和培训，设施要求，过程质量管理，GSP 认证。

3. 药品互联网交易：《互联网药品交易服务机构资格证书》的申报及审批程序。

4. 商业贿赂：概念及其处罚规定。

# 第九章　医疗机构药事管理

## 【目的要求】

1. 掌握医疗机构药事管理与药物治疗学委员会（组）的设置、人员组成及任职条件；

掌握医疗机构药学技术人员的工作职责；掌握处方管理制度的主要内容；掌握医疗机构制剂许可、注册和使用管理。

2. 熟悉医疗机构药事管理的概念及内容；熟悉医疗机构药事管理与药物治疗学委员会（组）的职责；熟悉医疗机构药学部门的设置和人员配备；熟悉调剂业务管理的主要内容；熟悉药品采购的渠道和方式；熟悉药品购进验收和出、入库的规定；熟悉药品库存管理的主要规定；熟悉医疗机构制剂质量管理。

3. 了解我国医疗机构药学服务模式的发展阶段；了解临床药学管理的内容。

【教学内容】

1. 医疗机构药事管理的概念和内容。

2. 医疗机构药事管理与药物治疗学委员会（组）和药学部门的设置、人员组成或配置、职责。

3. 处方的概念与内容；处方管理制度，包括处方权限、处方书写、处方限量、处方审查、处方有效时间、处方区分与保管、处方点评等。

4. 药品调剂的概念、分类、操作流程与步骤，以及临床静脉用药集中调配管理。

5. 医疗机构药品采购计划、采购渠道与方式，购进药品的验收与入库。

6. 医疗机构药品仓库的条件及库存管理制度。

7. 医疗机构制剂许可、注册、质量和使用管理。

8. 临床药学管理的实施及其主要内容。

# 第十章　药包材、药品标识物管理

【目的要求】

1. 掌握药包材标准、药包材注册的概念；掌握不予以药包材再注册的情形；掌握特殊管理药品、非处方药及外用药的专用标识；掌握药品标签名称的书写印制要求。

2. 熟悉药包材的生产申请与注册、进口药包材的注册程序；熟悉药包材的复验；熟悉说明书的格式要求；熟悉有关非处方药品专有标识的规定；熟悉药品包装标签的内容要求；熟悉中药材、中药饮片的标签要求。

3. 了解药包材补充申请的流程；了解药品说明书基本要求及药品包装标签的内容要求。

【教学内容】

1. 药包材的标准。

2. 药包材的注册。

3. 药包材的监督与管理。

4. 药品标识物的基本要求。

5. 药品说明书管理。

6. 药品标签管理。

# 第十一章 药品价格和广告的管理

## 【目的要求】

1. 掌握药品价格制定的原则。
2. 掌握药品价格管理形式。
3. 掌握药品价格的监测。
4. 掌握药品广告审查办法和审查发布标准的主要内容。

## 【教学内容】

1. 价格管理基本方法。
2. 药品价格制定的原则和依据。
3. 药品价格管理形式。
4. 药品价格的监测。
5. 药品价格的监督管理。
6. 药品广告概述。
7. 药品广告审查办法。
8. 药品广告发布标准。

# 第十二章 药品上市后再评价与不良反应监测

## 【目的要求】

1. 掌握药品上市后再评价的含义和药品上市后再评价的内容。
2. 掌握药品不良反应用语的含义和监测的主管机关，熟悉药品不良反应监测的要求，了解违反药品不良反应监测的法律责任。
3. 掌握药品召回和安全隐患的含义，熟悉药品召回分类和药品召回分级，了解药品召回管理的内容和时限要求，了解违反药品召回管理规定的法律责任。

## 【教学内容】

1. 药品上市后再评价的含义。
2. 药品上市后再评价的内容。
3. 药品上市后再评价的意义。
4. 药品不良反应用语的含义，药品不良反应监测的主管机关。
5. 药品不良反应监测的要求。
6. 药品不良反应涉及的法律责任。
7. 药品召回的含义，安全隐患的含义。

8. 药品召回管理的要点。

9. 药品召回涉及的法律责任。

# 第十三章　特殊药品管理

## 【目的要求】

1. 掌握特殊管理药品的定义和分类；掌握麻醉药品、精神药品、医疗用毒性药品、放射性药品的定义。

2. 熟悉麻醉药品、精神药品、医疗用毒性药品、放射性药品的分类。

3. 了解特殊管理药品的监督管理部门及监管措施。

## 【教学内容】

1. 麻醉药品和精神药品。

2. 医疗用毒性药品和放射性药品。

# 第十四章　中药管理

## 【目的要求】

1. 了解中药的概念及作用。

2. 了解《中药品种保护条例》的适用范围、熟悉申请中药品种保护的程序，掌握中药保护品种的范围、等级划分制度以及保护措施。

3. 了解《野生药材资源保护管理条例》的制定目的、原则以及国家重点保护的野生药材名录，熟悉野生药材资源保护管理的具体办法，掌握野生药材物种的分级管理制度。

4. 熟悉 GAP 的主要内容。

## 【教学内容】

1. 中药的概念与作用。

2. 《中药品种保护条例》的主要内容。

3. 《野生药材资源保护管理条例》的主要内容。

# 第十五章　医药知识产权保护

## 【目的要求】

1. 掌握授予药品专利权的实质性条件，药品专利申请的程序，药品商标的分类。

2. 掌握专利保护和商标保护的期限。

3. 熟悉药品知识产权保护的几种形式、驰名商标的认定标准。

4. 了解药品专利保护的范围。

## 【教学内容】

1. 药品知识产权保护体系。

2. 中药知识产权保护形式。

3. 药品专利申请的条件和程序。

4. 国际专利申请程序。

5. 商标分类和注册。

6. 驰名商标。

# 第十六章　国（境）外药品监督管理及法规

## 【目的要求】

1. 掌握港澳台药事管理组织机构以及体制。

2. 掌握美国、欧盟、日本药事管理组织机构以及体制。

3. 掌握美国药事管理法规内容。

4. 熟悉欧盟、日本药事管理法规内容。

5. 了解世界卫生组织、国际麻醉品管制局、国际药学联合会。

6. 熟悉国（境）外执业药师注册制度差异。

## 【教学内容】

1. 港澳台药事管理组织机构。

2. 港澳台药事管理体制。

3. 美国药品监督管理体制及机构。

4. 欧盟、日本药品监督管理体制及机构。

5. 美国药事法规。

6. 欧盟、日本药事法规。

7. 世界卫生组织、国际麻醉品管制局、国际药学联合会。

8. 国（境）外执业药师注册制度。

## 课时分配表

| 教学内容 | 面授学时 | 自学课时 |
| --- | --- | --- |
| 第一章　绪论 | 2 | 2 |
| 第二章　药品、药师与药学服务 | 2 | 2 |
| 第三章　药事组织 | 2 | 1 |
| 第四章　药事管理法律体系 | 2 | 6 |
| 第五章　国家药物政策与相关制度 | 2 | 2 |
| 第六章　新药研究与药品注册管理 | 2 | 2 |
| 第七章　药品生产管理 | 4 | 6 |
| 第八章　药品流通管理 | 4 | 1 |
| 第九章　医疗机构药事管理 | 2 | 2 |
| 第十章　药包材、药品标识物管理 | 2 | 2 |
| 第十一章　药品价格和广告的管理 | 2 | 2 |
| 第十二章　药品上市后再评价与不良反应监测 | 2 | 4 |
| 第十三章　特殊药品管理 | 2 | 1 |
| 第十四章　中药管理 | 2 | 1 |
| 第十五章　医药知识产权保护 | 2 | 5 |
| 第十六章　国（境）外药品监督管理及法规 | 2 | 4 |
| 合计 | 36 | 43 |

**图书在版编目（ＣＩＰ）数据**

药事管理与法规 / 田侃 主编. -- 长沙 ：湖南科学
技术出版社，2012.12
全国中医药行业高等中医药院校成人教育规划教材.
（专科）
ISBN 978-7-5357-7186-5
Ⅰ．①药… Ⅱ．①田… Ⅲ．①药政管理－中医学院－
教材②药事法规－中医学院－教材 Ⅳ．①R95
中国版本图书馆 CIP 数据核字(2012)第 054198 号

全国中医药行业高等中医药院校成人教育规划教材（专科）

**药事管理与法规**

指　　导：国家中医药管理局人事教育司
组织编写：全国中医药成人教育学会、湖南科学技术出版社
主编单位：南京中医药大学
主　　编：田　侃
主　　审：邵　蓉
责任编辑：石　洪　邹海心
文字编辑：鲍晓昕
出版发行：湖南科学技术出版社
社　　址：长沙市湘雅路 276 号
　　　　　http://www.hnstp.com
邮购联系：本社直销科　0731-84375808
印　　刷：湖南省誉成广告印务有限公司
　　　　　（印装质量问题请直接与本厂联系）
厂　　址：长沙市环保中路 188 号国际企业中心
邮　　编：410116
出版日期：2017 年 1 月第 1 版第 4 次
开　　本：787mm×1092mm　1/16
印　　张：15
字　　数：378000
书　　号：ISBN 978-7-5357-7186-5
定　　价：30.00 元